在本书出版的漫长等待中，敬爱的范少光教授离去了……

范教授是一位温文尔雅、知识渊博的长者，教书育人是他一生最快乐的使命。作为我国著名的生理学家，他在八十岁高龄时仍痴迷于自己所献身的事业，并希望给后人留下宝贵的精神财富。

借此书的出版，表达对范老师的深深怀念，希望他的在天之灵能得到些许安慰。

愿范老师天堂快乐！

2017 年 7 月 16 日

U0333595

中国医药卫生事业发展基金会资助

高血压与靶器官损害

Hypertension and Target Organ Damage

主　　编：范少光　刘梅林

副 主 编：范大立

编　　委：（按姓氏笔画排序）

付志方　冯雪茹　刘梅林　孙永安

张　晶　陈亚红　陈夏欢　范　琰

范大立　范少光　周伟炜　周福德

主编助理：陈亚红　张　晶

科学技术文献出版社
SCIENTIFIC AND TECHNICAL DOCUMENTATION PRESS
·北京·

图书在版编目（CIP）数据

高血压与靶器官损害 / 范少光，刘梅林主编. —北京：科学技术文献出版社，2017. 10（2019.1重印）
ISBN 978-7-5189-3254-2

Ⅰ. ①高…　Ⅱ. ①范…　②刘…　Ⅲ. ①高血压—治疗　Ⅳ. ① R544.105

中国版本图书馆 CIP 数据核字（2017）第 213834 号

高血压与靶器官损害

策划编辑：赵春月　责任编辑：巨娟梅　赵春月　责任校对：文　浩　责任出版：张志平

出 版 者　科学技术文献出版社
地　　址　北京市复兴路15号　邮编 100038
编 务 部（010）58882938，58882087（传真）
发 行 部（010）58882868，58882870（传真）
邮 购 部（010）58882873
官方网址　www.stdp.com.cn
发 行 者　科学技术文献出版社发行　全国各地新华书店经销
印 刷 者　北京虎彩文化传播有限公司
版　　次　2017 年 10 月第 1 版　2019 年 1 月第 2 次印刷
开　　本　787 × 1092　1/16
字　　数　343千
印　　张　19.25　插页 2 面
书　　号　ISBN 978-7-5189-3254-2
定　　价　88.00元

版权所有　违法必究

购买本社图书，凡字迹不清、缺页、倒页、脱页者，本社发行部负责调换

前　言
Foreword

我国高血压患者已超过2亿人，而目前高血压患病率、知晓率、治疗率和控制率均处于较低水平。高血压是心脑血管疾病的独立危险因素，主要危害是心、脑、肾、血管等靶器官的损害。与西方国家不同，我国高血压引发卒中的比例远高于欧美国家，为社会及家庭均带来沉重的负担。高血压是由于血压升高带来的一系列临床综合征。高血压导致微动脉及大动脉损害，引发一系列的病理生理改变进而发生靶器官损害。人类对于高血压的认识随着研究的进展而不断深入。近年各国陆续发表了多个高血压诊治的临床指南，旨在通过血压的控制减轻靶器官的损害，降低心脑血管事件及死亡率。

本书内容主要分为基础与临床两个部分：基础部分通过数十年文献的复习，阐述了人们对高血压的认识过程、病理生理改变、高血压靶器官损害–心力衰竭的病理生理学机制等；临床部分主要包括高血压临床研究与指南的进展及高血压相关的冠心病、卒中、外周动脉疾病、肾损害的临床诊治策略等。本书从独特的视角对高血压的流行病学特点、相关靶器官损害的发生机制、临床特点及诊疗原则进行了系统论述，内容丰富。

主编范少光教授曾担任北京医科大学（现北京大学医学部）基础医学院院长，从事生理学教学50余年，深受学生欢迎，在心血管生理领域做了深入的研究。80岁高龄的范教授集几十年的知识并大量研读文献，历经数年完成了高血压基础部分的撰写。本书的其他编者均为经验丰富的临床医师，其中，范大立主任现任美国加州大学戴维斯医学中心教授，是美国华裔心脏协会（CNAHA）前任主席。

健康所系，性命相托。随着人口老龄化进程的加快，心脑血管疾病的防治形势越来越严峻。愿本书能为高血压的基础与临床研究、教学及临床工作提供参考和帮助，为高血压防治工作做出贡献。

不当之处恳请读者批评指正。

刘梅林

目　录
Contents

第一章

正常血压

什么是人体的正常血压？这一问题似乎并不难回答。随机测定一定数量正常成人的动脉血压，将他们的收缩压和舒张压进行统计学分析，求得收缩压和舒张压的平均值和变动范围，就可以界定正常成人的血压范围。但什么是“正常人”？一般的概念是没有任何疾病的成人属于正常成人。但成人中有一个不小的群体患有“原发性高血压”。疾病初期，患者可以没有任何症状，也没有器官损伤，唯一的表现是动脉血压增高。原发性高血压的发病人数随年龄的增长而增加；患者的血压也随年龄的增长而升高。如果将这一群体的血压划归正常人群，“正常血压”数值将明显升高，而且会得出这样的结论：正常人的血压随年龄的增长而升高。因此在理论上，确定正常血压范围时应当排除这一人群。但没有办法在原发性高血压的初期将这一部分人排除出去。究竟用什么标准才能科学地界定正常成人的血压范围，不仅是一个生理学问题，也是一个临床问题。

人们对动脉血压的认识是变化和发展的。1887 年袖带测定血压的仪器被发明出来，这一简单而准确的仪器，大大促进了人们对人体动脉血压的研究。100 多年来，这一仪器在数量巨大的人群中被使用，并被广泛的研究。随着研究的进展，“正常血压”这一概念也在不断修正和变化。概念上的变化反映医学科学的进步。对“正常血压”这一问题的研究和讨论，不仅是一个学术问题，还是一个社会问题。因为正常血压范围涉及高血压的定义、高血压的预防和治疗。统计结果显示，全世界高血压患者的总数超过 10 亿；因高血压并发症死亡的人数每年超过 710 万。在我国，高血压的发病率为 18.8%，在老年人中比例更高（49.1%）。如果通过广泛的社会宣传和教育，提高民众对高血压的认识，加强对高血压的预防和治疗，就可以在整个社会减少高血压的发生。早期的治疗可以明显减少高血压的并发症，降低死亡率，从而显著提高全社会的健康水平和生活质量。这方面的成效在有些国家已有明确的统计报告，令人信服。本章一方面在学术上进行讨论，另一方面也想通过讨论，引起大家对这一问题的重视。下面简要介绍一些有关动脉血压的基本知识和理论。

第一节 动脉血压

一、动脉血压的形成

人体的血液循环分体循环和肺循环两部分。平时所说的动脉血压是指体循环中的动脉血压。在心脏收缩和舒张过程中，心脏收缩时的最高血压称为收缩压，心脏舒张时的最低血压称为舒张压。收缩压和舒张压之差是心动周期中血压的波动范围，称为脉压。在一个心动周期中各瞬间动脉血压的平均值称为平均动脉压。由于在一个心动周期中，心脏舒张的时间较长，因此平均动脉压大约是舒张压 +1/3 脉压。收缩压、舒张压、脉压和平均动脉压是动脉血压中的 4 个重要参数，都以毫米汞柱（mmHg）表示。

动脉血压的高低取决于心排血量和外周阻力，是心排血量和外周阻力的乘积。

$$P=QR$$

等式中的 P 为平均动脉压；Q 为每搏心排血量；R 为外周阻力。

心脏收缩时形成一定的压力，将血液推向动脉，因此收缩压的形成不难理解。舒张压的形成是心脏在舒张时，主动脉瓣关闭后，大动脉的弹性回缩，将心脏收缩时储存在大动脉管壁中的能量释放出来的结果。这一压力成为心脏在休息时（舒张期）血液继续流动的动力，使血液在整个心动周期之中由间断流动变成连续流动，有利于身体的新陈代谢。因此舒张压的形成至少有 3 个不可缺少的条件：心脏的收缩、动脉瓣的关闭和大动脉的弹性。

血压的正常范围是界定高血压的标准，自然成为生理学和临床医学的关注焦点。为了研究血压与高血压的发生、并发症、死亡率等的关系，目前已经对几十万乃至上百万人进行了长达十几年乃至数十年的跟踪调查（clinic trial）。

二、动脉血压的测定

1. *直接测定法*　这种测定方法是将动物的大动脉（例如颈动脉）直接放血，观察血液向上喷射的高度。1733 年，一位英国牧师（Stephen Hales）使用一根铜管，插进一头卧位母马后肢靠近腹部的动脉之中，并与另外一根铜管和玻璃管相连接，测量到血液喷射的垂直高度在左心室以上 8 英尺 3 英寸（约 2.58m）的位置。这可能是人类第一次获得的动脉血压数据。

2. *间接测定法*　在使用袖带测血压之前，人们只知道用触摸脉搏的方法测定动脉血压。1876 年一位维也纳医生（Von Basch），首先使用袖带测定人体上臂的动脉血压。这种方法的原理是增加袖带中的气压直至切断动脉血流，使脉搏消失；然后再降低袖带中的压力，当脉搏再次出现时，袖带的压力即代表动脉的收缩压。因此，当时只能测定收缩压。过了将近 30 年（1904 年），一位俄国内科医生（Korockoff），将听诊器应用于动脉血压的测定中。使用这种方法可以在一次测定中，同时获得收缩压和舒张压 2 个数值。又经过将近 10 年（1914 年），这种方法在美国才得到广泛应用。Macwilliam 等发表的一篇有关听诊法测定血压的综述，详细描述了这种测定血压的方法，并用图解说明产生舒张压的原因。从文章中的一幅照片（图 1-1）可以看到当时测定血压的情景，与现在测定血压的方法没有本质的差别。

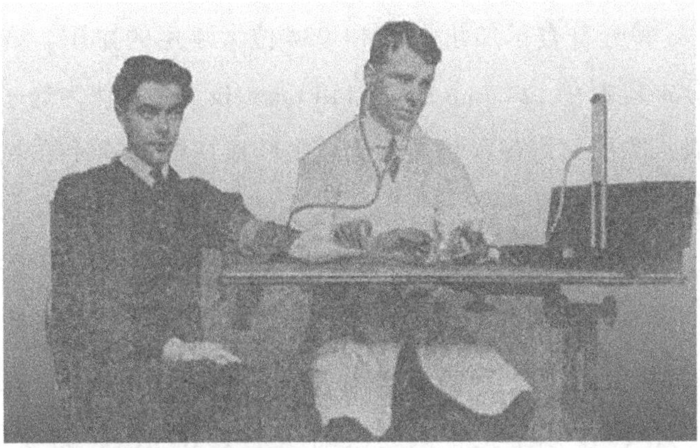

注：引自 Macwilliam JA，Melvin GS.Systolic and diastolic blood pressure estimation，with special reference to the auditory method.Br Med J，1914，1（2778）：693-697.

图 1-1　早年人体动脉血压的测定

第二节　早年对正常血压的认识

一、早年人们对正常血压的认识

1. *有关正常血压范围的报道*　早年由于只知道测定收缩压的方法，因此只有收缩压的数据。1907 年，Janeway 在纽约发表了他和他父亲的一篇专著，主张中年人的血压不应超过 145mmHg，中年以后的血压不应超过 160mmHg，超过这一标准被视为病理表现。1909 年 Brunton 主张收缩压标准：年轻男性为 100 ～ 120mmHg，中年人为 125 ～ 135mmHg，60 岁以上为 145 ～ 150mmHg；女性较男性低 10 ～ 20mmHg。

1914 年 Macwilliam 和 Melvin 报道了他们测定正常青年人血压的范围。平均舒张压为 65mmHg，正常范围是 50 ～ 80mmHg；平均脉压是 46mmHg。从他们报道的脉压数据推算，正常血压的范围是 96 ～ 126/50 ～ 80mmHg。文章没有报道这些资料的详细统计结果。这是能查到的既有收缩压又有舒张压的最早资料。

1915 年 Janeway 在一篇有关血压的综述中，谈到了他对正常血压范围的看法。他同意 Cook 和 Brunton 的意见，认为中年人的收缩压超过 135mmHg、中年以后收缩压超过 145 ～ 150mmHg 属于病理性高血压。收缩压的下限，女性为 100mmHg，男性为 105 ～ 110mmHg。由于当时 Janeway 在美国心血管临床医学领域中有很高的威望，曾任美国临床研究学会（American Society for Clinical Investigation，ASCI）主席（1912 年），他的主张受到广泛重视，影响很大。

1923 年 Alvarez 曾经普查了加州大学 14 934 位大学生的血压。结果发现男学生和女学生的收缩压分别集中在 124.7mmHg 和 114.6mmHg。他们认为这一数值代表了血压的标准值。在当时，除了人寿保险公司有比较大的血压样本统计结果之外，Alvarez 报道的样本量，也是相当可观的。

1925 年前后，正常成人的血压受到人寿保险公司的关注，因为投保人的血压与他们的寿命有密切关系，从而影响投保金额。很多人寿保险公司纷纷发表统计报告。这些报告的样本量都比较大，容易被公众接受。例如 Fisher 有一份对 65 000 人进行研究的报道认为，16 岁以下正常人的收缩压是 131mmHg；65 岁以上的收缩压是 151mmHg。另外一份对 150 000 位正常男性的调查结果认为，40 岁以下的收缩压不应超过 140mmHg。还有的报道认为收缩压应当是 150mmHg，也有认为是 170mmHg。

2.“基础血压”概念的提出 由于动脉血压的变化比较大，这种变化不仅表现在人与人之间，也表现在同一个人不同时间段的血压变化。对血压的这种变化，曾经出现过不同的观点。当时有人认为，影响人体血压的因素很多，如情绪、体力活动、进食、体位等，因此提出“基础血压”的概念（在讨论正常血压范围时，首先要确定测定条件，否则不好比较）。他们认为人体的动脉血压，类似人体的能量代谢率，受很多因素的影响。为了比较能量代谢率的高低，提出了“基础代谢率”这一概念。对于人体的血压，他们认为也应当有“基础血压”。在测定“基础血压”时，固定影响人体血压的各种因素，包括情绪、体力活动、进食、体位等。在这样的条件下测得的血压称为“基础血压（basal blood pressure）”，用此标准替代正常血压范围。

这一建议后来并没有得到大家的认可，原因是多方面的。众所周知，影响动脉血压的因素不仅多，而且个体对同样影响因素的敏感程度差异大。例如同样是安静状态，受试者的不同思维活动和情绪变化都可能对血压有不同的影响。此外，血压变化的速度可以很快，幅度也可以很大，而变化的持续时间有时又很短。而且，血压每天周期性的变化常因人而异，并不规律。想用短时间内测定的血压数值（取样）来推断血压变化的长期规律，可能是不现实的。而基础代谢率则不同，它的变化速度很慢，变化常常以天、周或月为单位进行计算。因此，用短时间的取样方法，基本可以反映基础代谢率变化的总体水平。这种“先天不足”，可能是人们淡忘基础血压的主要原因。

3. **血压升高是心血管疾病独立的危险因素** 血压升高以后可以产生很多并发症，这些并发症的发生率，以及由此导致的死亡率是随血压的升高而增加的。目前认为动脉血压升高本身就可以造成上述后果，它可以作为心血管疾病独立的危险因素发挥作用。这一观点在当时并没有得到大家的公认。对单纯动脉血压升高可否危害人体的健康并成为一种疾病，还未达成共识。原发性高血压病的早期，除了动脉血压升高，患者没有器官的损害，也没有任何其他症状。当时虽然有了原发性高血压病的诊断，但有些临床医师认为这类患者中，大多数是神经、精神因素影响血压的结果，认为临床上诊断为原发性高血压的这类患者，情绪的波动很大，其中大部分是一类敏感的、神经质患者，并且认为这些人全天的大部分时间内，血压都是正常的，并没有心血管疾病。很多临床医师从他们各自的临床实践中看到，原发性高血压患者中，很多人高血压持续多年，但对健康并没有造成大的影响，因此认为血压升高并不是一种危害健康的疾病。在制定正常血压范围时，如果将原发性高血压患者也算作正常人，将会拉高正常血压值。事实上，直到20世纪50年代，人们对血压升高是一种独立的危险因素，仍然没有得到应有的重视。因此，正常血压范围是偏高的。

4. **早年对高血压的诊断** 在理论上，临床诊断高血压，必定要有一个正常血压范围，超过这一范围的血压称之为高血压。实际上，当时虽然没有统一的或公认的正常血压范围，但临床上仍然有高血压的诊断。究竟多高的血压才算“高血压”？实际上，当时只诊断了一些血压很高的患者（如收缩压在170～200mmHg或更高），而忽视了一些血压较低的患者（如收缩压在150mmHg以下的高血压患者）。

二、一份十分超前的研究报道

1939年，Robinson 和 Brucer 等发表了一篇研究报道，将正常血压划定在120/80mmHg以下，并且认为正常血压不随年龄的增长而升高。近80年前的这一结论与现在的认识是一致的，但在当时未得到公认。相反，在随后的几十年中，占主导地位的看法是将正常血压范围划定在更高的水平，而且认为正常血压会随年龄的增长而升高。

Robinson 和 Brucer 的结论为什么会如此超前?

他们对近1万人的群体进行了血压的测定和分析研究，并对其中的500人进行了5～10年的随访。这在当时，无论是调查人数、随访人数和随访时间都是很少有的。最为重要的一点是，他们以140/90mmHg作为血压的分界线，将高于这一水平的受试者分离出去，然后分析剩余受试者的血压状况，并结合他们的随访结果从中得出结论。当时为什么会想到使用140/90mmHg这一分界线？从发表的资料看，首先他们从统计学上分析了总群体的血压分布状况，计算了群体血压分布的平均值、中位数和众数等重要参数。其次，他们对受试者进行随访，观察不同血压段受试者的血压变化，观察血压变化和死亡率的关系等。有了这些资料，再分析不同血压段受试者的血压变化，发现如果将总体数据中最高一层血压的受试者去除，然后观察年龄和血压之间的关系，即年龄-血压曲线。发现原来在总群体中，随年龄增长血压也有随之升高的趋势，随着最高一层血压受试者被排除，这种关系越来越不明显。收缩压在140mmHg这一水平时，血压在各个年龄段几乎不变，即平均血压并没有随年龄增长而升高（图1-2）。

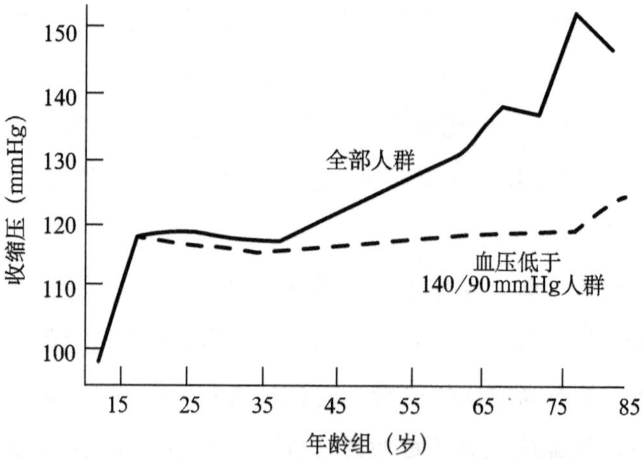

注：本图总样本数为7478例男性，随年龄增长，收缩压也随之升高。然而，将明显高血压受试者（血压超过140/90mmHg）排除以后，余下的6485人的平均收缩压并没有随年龄增长而升高。

图1-2　高血压对血压曲线的影响

此外，他们从随访的资料中看到，收缩压高于 140mmHg 的受试者死亡率明显升高。最后，他们也参照了当时一些专家的意见，这些专家主张以 140/90mmHg 作为正常血压的最高值。因此，该作者确定这条分界线的根据是统计结果、随访结果和专家经验这三方面的资料。使用上述标准排除一部分受试者后的群体，男性排除了 13.3%，保留了 6458 人；女性排除了 11.5%，保留了 3015 人。通过对这一群体的研究，他们得出了 23 条结论。我们从列出的以下项中可以看到当时的观点。

（1）男性和女性正常收缩压的范围是 90 ～ 120mmHg。

（2）男性和女性正常舒张压的范围是 60 ～ 80mmHg。

（3）一个正常成人，从青春期开始的整个一生，这一血压保持不变；只是在 20 岁时血压有轻微升高。

（4）正常血压并不随年龄增长而升高。但高血压前期和高血压患者的血压却随年龄增加而升高。

（5）低血压不是病，他们的血压是正常的。如果没有其他的临床症状，偶尔血压在 80/50mmHg 以下没有问题。

（6）通常被称为低血压的一些症状，在任何血压水平都可能发生，不是特有的。

比较这份报告和现今发表的研究报道，结论居然如此相同！当然，现今的报道，在人群数量、随访时间、观察指标、危险因素的分析、临床高血压的治疗效果等方面，都远远超过当时的报道，是在更高层次、更充实的资料基础和更广的范围上得出的结论，其可信程度（证据）远远超过当时。但回顾这份报告，对他们当时的远见卓识还是十分钦佩的。

第三节 正常血压范围的错定

一、时代背景

前已述及，早年没有一个权威组织制定正常血压范围，也没有一个约定俗成的正常血压范围，但高血压是客观存在的疾病。因此，临床医师在诊断高血压时会有各自的标准。以收缩压为例，很多人主张 140mmHg 或 150mmHg，也有将 160mmHg 作为正常收缩压的上限。1949 年 Perera 和 Atchley 主张正常成人的血压范围应当是 160 ～ 180/90 ～ 100mmHg。1948 年 East 和 Bain 曾经使用 160mmHg 作为收缩压的上限；

1948 年 Evans 以 180mmHg 和 110mmHg 作为收缩压和舒张压的上限。由此可见，当时的标准差别很大。

实际上，这种分歧来自一个认识问题，即血压升高是否会损害人体健康。如果这个问题得不到解决，不可能对正常血压范围达成共识。在当时，对这个问题的分歧主要表现在以下两点上：

1. 对原发性高血压的认识 前面谈到，一些原发性高血压患者，除了动脉血压升高，早期没有任何其他症状。这究竟是不是疾病？Bechgaard 的文章报道了他的研究结果。他随访了 1000 例收缩压超过 180mmHg，舒张压超过 100mmHg 的患者，随访时间为 4 ～ 11 年，其中有的血压高达 240/130mmHg。他的报道称，其中一半人的健康是良好的；在他们观察期内 1/4 受试者没有症状。Blood 和 Perera 认为“原发性高血压患者”可以存活很长时间，10 年、20 年甚至几十年，而且生活质量会很好。Burgess 等随访（至少 8 年）了 100 位血压在 180/100mmHg 或更高的患者，他的结论是，即使是严重的高血压，如果患者的高血压已经存在 8 年或更长，也并不一定会产生心或肾的并发症。他认为严重高血压并不预示他们有不好的预后。既然血压升高对人体没有伤害，这种血压可能就是正常的。

从文献报道看，在过去正常血压的调查报告中，作者已经注意到了他们的“正常人”受试者中存在一个较大比例的高血压受试者。例如 Alvarez 在 1923 年对 6000 名大学入学新生的体格检查中，发现这些年轻、健康的男学生中有 22% 的学生收缩压高于 140mmHg。Diehl 等测量了美国明尼苏达大学（University of Minnesota）1922—1924 年入学的健康新生（5122 位）的收缩压，在 1922 年入学的学生超过 140mmHg 的比例是 16.2%，在 1923 年和 1924 年这两年入学的学生中，超过 140mmHg 的比例为 9%。Diehl 等认为在正常青年人中有如此高比例的高血压受试者，原因可能是血压正常标准有问题。1943 年 Master 等在中年以上的人群中进行了血压的调查，他报告了 15 000 余人（男 8483，女 6366），年龄在 40 岁以上的血压调查结果，以≥ 150/90mmHg 为界限，发现 41% 的男性和 51% 的女性血压高于此水平，50 岁或以上的人群中超过此界限的比例为 50%（男）和 62%（女），60 岁及以上的比例为 60%（男）和 70%（女），70 岁及以上的比例为 66%（男）和 74%（女）。他们认为这样高比例的高血压受试者，是由于规定的正常血压范围过低造成的。

2. 年龄和动脉血压之间的关系 很多人随着年龄增长动脉血压升高，这是一种疾病吗？1928 年，Saller 等的一份研究报道认为，血压随年龄增长这一现象，应当看成和其他老化现象类似（如头发、牙齿、眼睛、性欲等），是人体老化的表现，不应当看成是疾病。这种看法在当时可能是很普遍的。因为在后来的文献中有人将正常血压范围简单计算为：年龄 +100mmHg，可见当时不少人认为不同年龄应当有不同的正常血压范围。

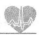

综上所述，当时的主流认识是，需要提高正常血压范围的上限，制定一个新的、统一的正常血压范围。

二、正常血压范围的界定

界定正常血压范围有两种方法，一种是统计学方法，分析正常人血压的分布状况，从而界定正常血压范围。另一种方法是从血压升高产生的后果，即观察高血压的并发症和死亡率，找到对健康影响最小的血压水平，从而界定正常血压范围。

20 世纪 50 年代，Master 等采用第一种方法，对一个相当大的群体做正常血压的调查并制定出正常血压范围。采用第一种方法的原因是，他们认为第二种方法需要随访数量很大的正常和高血压人群，跟踪很多年直到去世，这是个工作量巨大、开销很大且极难完成的工作。甚至在技术上，如判断受试者的死亡原因，是否由血压升高所致，也是非常困难的。他们测定了年龄在 16 ～ 65 岁的健康人群（74 000 人）的动脉血压。由于血压会随年龄的增长而升高，因此将人群分成不同的年龄段。从 16 ～ 19 岁每 1 岁为一段，共 4 段；20 ～ 64 岁每 5 岁为一段，共 9 段，分别分析人群中血压的分布状态，求出均值和标准差。根据标准差的涵盖范围，制定了不同年龄段男性和女性的正常血压范围和诊断高血压的标准。例如 40 ～ 44 岁男性和女性的收缩压正常范围分别是 110 ～ 150mmHg 和 105 ～ 150mmHg；诊断高血压的最低限，男女均为 165mmHg。60 ～ 64 岁正常收缩压范围分别是 115 ～ 170mmHg 和 115 ～ 175mmHg；诊断高血压的最低限，男女均为 190mmHg。

由于当时认为血压随年龄增长而升高是一种正常现象，因此各年龄段都有各自的正常血压范围。为了便于记忆，1937 年 Kylin 曾经提出过一种简便的方法确定收缩压的正常值：年龄 +100mmHg。例如 60 岁的人，正常收缩压为 100+60=160mmHg。这一计算方法被使用多年后，逐渐被摒弃，而后又再次成为一个约定俗成的法则，流行多年。国内 20 世纪 50 年代学习生理学时，曾经有这一计算方法。

制定出新的正常血压范围后，Master 等信心满满地在文章中指出，“目前，不仅仅是临床医师，一些普通人对血压的高低变得十分敏感。在临床上，每一位临床医师看到过很多患者，由于这些患者患有轻度的高血压，从而变得十分焦虑。现今新标准出台后，将会减轻他们的负担，因为他们的血压有可能在正常范围，对他们的生命不会造成影响。此外，他们所使用的降压药物也将不再需要。这些新标准将会在工矿企业、军事医学、人寿保险业等行业产生广泛的影响。一些所谓的高血压患者，他们由于高血压而失去工作，现在将有机会重新成为有收入的雇员。这对个人是有利的，对社会也是有利的。在军事领域，应用这一新标准，一些过去不能入伍的人将能够重新入伍，这将改善我们的人力资源。”

三、错定正常动脉血压值的原因分析

当年界定的正常血压范围与目前的标准有很大的差别。分析其中的原因，有可能从中找到一些规律，从而提高人们的认识。

（1）从表现上看，当时没有认识到血压作为一个独立的危险因素在损害人体的健康，即只要血压升高，它本身就能对身体造成损害。原发性高血压早期虽然还没有明显的器质性损害，但它对身体的损害已经开始，日积月累，最后一定会造成器质性损害，这就是高血压晚期的一系列表现。如果不将原发性高血压患者从正常人群之中分离出来，这一群体将不是一个正常群体。

（2）从科学水平上看，血压升高是心血管疾病独立的危险因素，这一认识在很大程度上来自高血压的治疗进展。患者经过治疗后血压降低，他们的并发症和死亡率明显降低。这种“干预（intervention）”能收到明显的效果。这种治疗效果，在科学上看到了血压升高与并发症、死亡率之间的因果关系，是很有说服力的。要达到干预的效果，必须要有有效的降压药物。当时临床上还没有十分有效的降压药。因此，由于科学水平和医疗水平的限制，当时很难看到高血压危害的独立性质。

（3）从认识上看，当时循证医学的概念还没受到应有的重视。当时对医师个人经验的局限性还缺乏足够认识。从文献报道看，当时很多医师的确看到一些高血压患者在相对较长时间内健康没有受到明显的影响。常常将他们各自的个人经验当成是科学规律。没有充分认识根据个人经验得出的结论有可能是片面的、不正确的。而循证医学强调的是正确的科学研究即证据（evidence）。这种认识上的缺陷，可能也是错定正常血压范围的原因之一。

（4）在研究方法上，Master 等采用的是单纯统计学方法，而没有采用他们称之为“费时、费钱和难以实现”的流行病学方法。回顾这段认识过程，可以看到当年的科学水平和认知水平都与现在的水平有很大的差距。但有意思的是，同样的条件下，Robinson 和

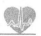

Brucer 早于 Master 十多年，却能够得出非常接近现今的结论。在感到惊异之余，还能从中得到哪些启示？

第四节 从临床得到的启示

一、问题的提出

前述 20 世纪 50 年代初提出的正常血压范围，在当时受到大家的高度重视，成为比较公认的正常血压标准。随着时间的推移，对这一标准的异议也逐渐增多。例如 WHO 于 1958 年 10 月 13—18 日在瑞士日内瓦召开了一次心血管疾病和高血压专家委员会，讨论由心血管疾病引发的公众健康问题，并讨论了高血压和冠状动脉粥样硬化性心脏病（简称：冠心病）的分类和诊断标准等问题。会后的报告认为，从人群的血压分布图看，血压的频数分布图不属于正态分布，而是向右偏移。没有看到正常人群和高血压人群之间的明显界限。建议将 140/90mmHg 作为正常血压的上限，低于此限属于正常血压。高于 160/95mmHg 作为不正常血压（高血压）。1963 年的会议重申了上述观点。

美国退伍军人管理委员会降压药物治疗协作研究组（Veterans Administration Cooperative Study Group on Antihypertensive Agents）所做的研究起着关键作用。在后来的文献中常常引用这些报告，并以“VA”代表他们的研究组。这里引用他们 1967 年和 1970 年的两份报告。这两份报告对推动人们转变观念，重新认识正常血压范围，具有承前启后的关键作用。在 1967 年的报告中，他们采用双盲法研究并不十分严重的共 143 例男性高血压患者。患者的舒张压为 115 ～ 129mmHg。随机分成两组：主动治疗组和对照组。主动治疗组使用的药物是氢氯噻嗪 + 利血平 + 肼屈嗪（hydro-chloro-thiazide+reserpine+hydralazine hydrochloride）；对照组不予治疗，仅使用安慰剂（placebo）。试验开始于 1964 年 4 月，终止于 1966 年 12 月，终止的时间比预定的研究时间提前了。这是因为在观察期间，不予治疗的对照组和主动治疗组相比，患者的健康状况明显恶化。对照组有 27 例产生了严重的并发症，包括视网膜疾病、充血性心力衰竭、脑出血、心肌梗死以及严重的血压升高等；而主动治疗组出现上述表现的只有 2 例。对照组有 4 例死亡，主动治疗组为 0。这样明显的治疗效果，试验者相信治疗高血压是积极有效的。既然已经证明了治疗的效果，而对不予治疗的对照组患者继续放弃治疗，将违背医疗道德。因此，在观察了 2 年 8 个月后，对照组患者也进行了治疗。对患者的观察继续到1967年5月，共5年。

对于轻度高血压患者，高血压治疗是否有效，在当时还没有完全解决。美国的这一协作研究组，随后的研究是针对这一问题而设计的。他们选择了平均舒张压为90～114mmHg的380例男性高血压患者，随机分成两组，一组为主动高血压治疗组，一组为服用对照药片组（与前述的报告相同），随访时间为5年。1970年报道了他们的研究结果，380例中有98例发生了并发症，其中76例（39.2%）发生在对照组，22例（11.8%）发生在主动高血压治疗组。有78例患者产生了高血压并发症所引起的器官损伤，56例（28.9%）发生在对照组，22例（11.8%）发生在主动高血压治疗组。44例患者由心血管并发症导致死亡，发生在对照组为35例（18.0%），发生在主动高血压治疗组为9例（4.8%）。

以上两份报道，分别观察了不同程度的高血压患者降压的效果。这是第一次在双盲和严格对照的条件下，采用“干预”的方法，从患者的并发症和死亡率两方面进行的研究，观察到了高血压治疗的明显效果。他们观察的病例数并不多，观察的时间也不长，但治疗效果却很显著，很有说服力。尽管当时没有着重分析血压本身和治疗效果之间的关系，但高血压的治疗效果是明显的。使人们从临床降低血压的结果中看到了高血压对健康的损害，而且提示，即使动脉血压升高不多，也是有害的。这些研究结果严重冲击了20世纪50年代初期界定的正常血压范围。

究竟什么是人的正常血压范围，这一问题重新受到大家的重视。

二、临床上血压升高对健康的损害

从人体生理学看，血压是推动血液向前流动的动力，是人体生存不可缺少的条件。临床上将血压作为生命的五个特征之一。由此可见，无论基础研究还是临床研究，都要十分重视动脉血压。血压升高可以诱发动脉粥样硬化性心脏病等，通过动脉粥样硬化损害血管内膜的完整性，形成斑块，在身体各个部位造成血栓或出血。特别是人体的重要器官如心、脑和肾。这些器官的并发症可以直接引起死亡。因此，从高血压患者产生并发症和死亡率观察动脉血压对健康的危害，是认识正常血压范围的一个重要途径。近几十年来，人们通过大量的流行病学调查，积累了大量的资料。从这些研究中可以看到，血压升高是诱发心血管疾病的最为重要的危险因素。

动脉血压升高作为一种独立的危险因素，可以直接损伤身体。这里仅从临床后果上简要分析血压升高对身体造成的危害。正是这些临床后果提高了人们对血压升高的认识，促使人们重新制定新的正常血压范围。下一节将从机制上作进一步的分析和讨论。

第五节　正常血压范围的制定

一、正常血压范围的制定过程

在美国，2003 年高血压预防、诊断、评估和治疗国家联合委员会发表了他们的第七次报告（The Seventh Report of the Joint National Committee on Prevention，Detection，Evaluationand Treatment of High Blood Pressure，JNC7），报告中制定了新的正常动脉血压范围并对高血压进行了重新分型，这种分型一直沿用至今。报告的制定基于两方面的背景：一是当时美国国内高血压患者的状况；二是当时对高血压的最新研究进展。目的是希望通过制定新的高血压治疗规范，进一步降低美国公众高血压的发病率和死亡率。

JNC7 第一次将报告分成两种版本：简易版和完全版。简易版较为通俗，完全版有详细的论述，提供了基本的科学依据、理论说明，并有图、表以及参考文献。从当时美国的国内情况看，他们认为过去对高血压患者的处理已经取得了很大的成绩，但是还有很多不尽如人意的地方。例如报告谈到公众对高血压的了解比例，已由 1976—1980 年的 51% 上升到 1999—2000 年的 70%。接受治疗的比例由 31% 上升到 59%。高血压患者血压控制＜140/90mmHg 的比例，由 10% 上升到 34%。30 年中由高血压诱发的并发症和死亡率分别降低了 60% 和 50%。但是，仍有 30% 的高血压患者并不知道自己已经患有高血压；40% 的高血压患者没有接受治疗；2/3 的患者血压没有下降到 140/90mmHg 以下等。他们认为有必要制定一份有理有据的报告，供公众阅读和对医师进行指导，最终帮助患者将血压降低到满意的水平。

关于高血压的科学研究背景和进展情况，他们在起草第七次报告前，组织了 4 个专业委员会，收集了大量有关动脉血压的基础和临床研究资料，作为制定这份报告的科学依据。这些资料也同时公布在网上，供公众阅读。JNC7 是一份具有丰厚科学基础的报告。

前面谈到，可以从人群概率和临床后果两种不同方法界定正常血压范围。20 世纪 50 年代采用第一种方法，错定了动脉血压的正常范围。采用第二种方法需要大量的流行病学调查资料，这一条件当时已经成熟。JNC7 报告引用了 386 篇参考文献，17 幅图片和 31 张表。从基础到临床论述了制定正常血压和处理高血压的依据，说服力很强。

本文仅介绍其中的 3 张图（图 1-3 ～图 1-5）和 2 张表（表 1-1、表 1-2），并简要说明他们制定正常血压范围的根据。

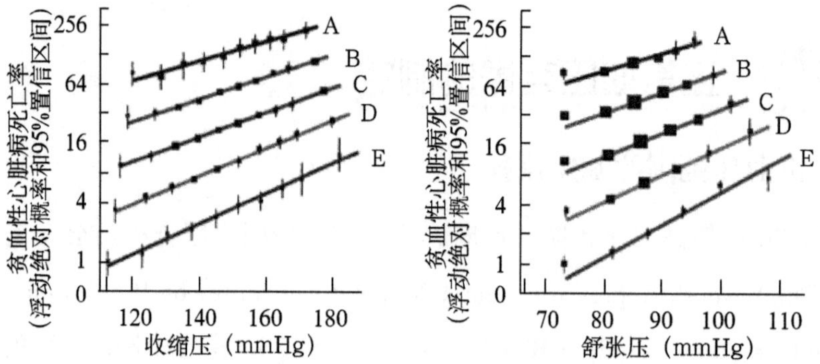

注：图中以每十年为一年龄段，观察动脉血压与年龄之间的关系。结果表明，无论哪一年龄段，无论收缩压还是舒张压，随年龄的增长，死亡率都明显增加。A：80 ～ 89 岁；B：70 ～ 79 岁；C：60 ～ 69 岁；D：50 ～ 59；E：40 ～ 79 岁。

图 1-3　贫血性心脏病死亡率与动脉血压的关系

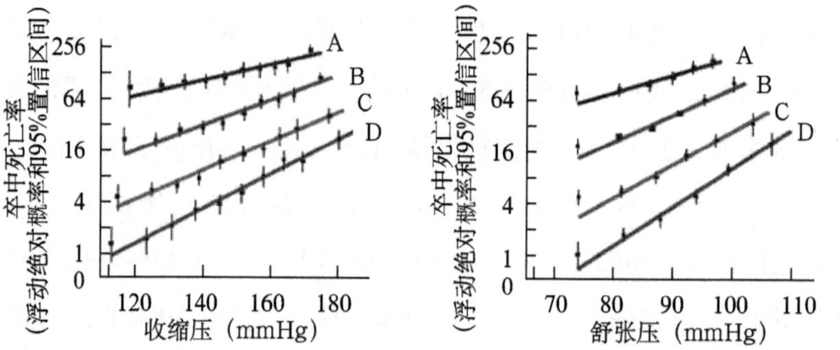

注：图中以每十年为一年龄段，观察动脉血压与年龄之间的关系。结果表明，无论哪一年龄段，无论收缩压还是舒张压，随着年龄的增长，卒中死亡率都明显增加。A：80 ～ 89 岁；B：70 ～ 79 岁；C：60 ～ 69 岁；D：50 ～ 59。

图 1-4　卒中死亡率与动脉血压的关系

图 1-3 和图 1-4 分别说明动脉血压升高造成的危害。这两张图来自 2002 年发表在《柳叶刀》（Lancet）上的一篇文章，数据来自对 100 多万人的荟萃分析（meta-analyse）。结果表明，由贫血性心脏病和卒中造成的死亡率与血压呈直线升高关系。直线的起始点在收缩压为 115mmHg、舒张压为 75mmHg 处。这种关系存在于所有年龄段（40 ～ 89 岁）。从曲线可以计算出，收缩压每升高 20mmHg，或舒张压升高 10mmHg，心（缺血性心脏病）、脑（卒中）并发症的死亡率升高 1 倍。

图 1-3 和图 1-4 分析了动脉血压升高对人体的直接损害。由于从概率统计的结果只能看到动脉血压与并发症、死亡率的相关关系，无法看到这种关系是平行关系还是因果关系。本文以前引用了“VA”的研究（见“从临床得到的启示”一节）证明，使用降压药可以明显降低患者的并发症和死亡率，已经从“干预”的角度看到了它们之间的因果关系。JNC7 报告中的图（图 1-5）是从另一个角度，即从流行病学的调查中，进一步分析动脉血压和并发症之间的因果关系。

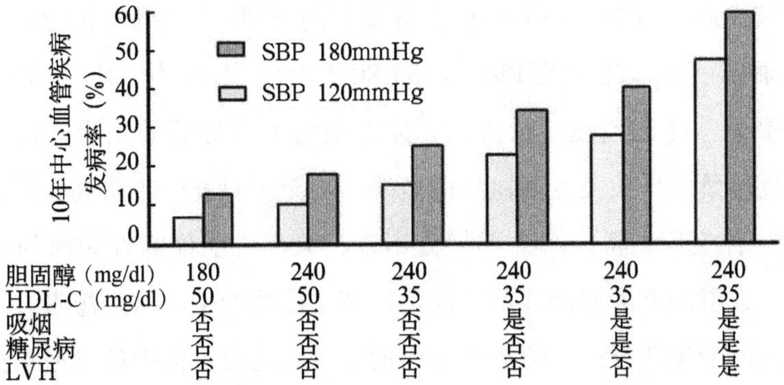

注：SBP：收缩压；HDL-C：高密度脂蛋白胆固醇；LVH：左心室肥厚。结果表明，仅仅收缩压升高就能使心血管并发症的发生率升高［引自：Anderson KM，Wilson PW，Odell PM，et al.An updated coronary risk profile. A statement for health professionals.Circulation，1991，83（1）：356-362.］。

图 1-5 在其他危险因素相同条件下，10 年中心血管疾病的发病率（%）与动脉血压之间的关系

在这份资料中，固定了 5 种非血压的危险因素，观察收缩压从 120mmHg 上升到 180mmHg 时心血管疾病的发生率。在排除其他非高血压因素的影响后，血压升高仍然可以提高心血管疾病并发症的发生率，说明了高血压引发心血管并发症的“独立”性质。例如，图 1-5 的最左侧两根柱子，患者的胆固醇水平为 180mg/dl、高密度脂蛋白胆固醇（HDL-C）为 50mg/dl，患者不吸烟，无糖尿病，无左心室肥厚。在这样的条件下，血压从 120mmHg（空心柱）上升至 180mmHg 时（实心柱），10 年心血管疾病的发生率明显升高。说明心血管疾病发生率的升高与上述非高血压因素无关。再看最右侧的两根柱子，患者在其他 5 种危险因素都存在的条件下，即固定了其他 5 种因素的条件下，仍然看到血压升高后心血管疾病发生率明显升高，说明高血压损害身体的“独立”性质。

JNC7 报告以研究结果为依据，说明动脉血压越高，对人体的直接伤害越大。由此，对人体的动脉血压做了如下的分类（表 1-1）。这里主要有 2 点与以前的分类不同。一是增加了“高血压前期”一类，二是将高血压 3 级合并为 2 级。

表 1-1 动脉血压分类

血压分类	收缩压（mmHg）	舒张压（mmHg）
正常	＜ 120	＜ 80
高血压前期	120 ～ 139	80 ～ 89
高血压 1 级	140 ～ 159	90 ～ 99
高血压 2 级	≥ 160	≥ 100

对于增加“高血压前期”一类，报告有如下的说明：“本报告认为，应当增加一个血压类别：高血压前期，范围是 120 ～ 139/80 ～ 90mmHg。增加这一类别的优势是，这一部分人需要及早考虑改变生活方式，使之成为一种健康的生活方式，防止高血压的发生，降低随年龄的增长发生高血压的概率，甚至可以完全预防高血压的发生。高血压前期并不是一种疾病，将这一人群划分出来，只是说明他们发展成为高血压的概率更高。希望这一人群能够采取措施预防或延缓高血压的产生。这类患者并不需要药物治疗，只需要通过改变生活方式来防止高血压的发生。这类人群中的糖尿病患者或肾病患者在改变生活方式后不能使血压降到 130/80mmHg 以下时，应当考虑药物治疗。”

关于对高血压分类的修改，即将高血压 2 级和 3 级合并为 2 级，原因是对 2 级和 3 级患者的治疗方式没有区别。报告中对高血压的治疗提供了详细的说明和推荐，本文不做详细介绍。

二、有关界定正常血压范围中的几个问题

（一）有关 J- 型曲线的争论

正常的血压范围定义为收缩压和舒张压分别在 120mmHg 和 80mmHg 以下。是不是血压越低越好？究竟血压降低有没有一个底线（或拐点），超过这一底线，更低的血压是否将损害健康？在学术界，这一问题一直有争论。血压过低导致组织供血不足，对人体是不利的。因此，很多临床流行病学的研究，试图从高血压与心、脑、肾并发症发病率的关系中，从血压与患者死亡率的关系中等，寻找一个最安全的血压水平。高于这一水平，患者上述风险会升高；而低于这一水平，血压也对机体不利。如果能找到这一水平，不仅对临床治疗高血压有很重要的指导意义；从生理学的角度看，这一水平还应当就是正常血压范围。

关于 J- 型曲线（J-shaped）一直存在争论（图 1-6），专家有正反两方面的意见。

支持存在 J- 型曲线这一观点的代表是 Cruickshank 等，他们于 1987 年发表了研究结果，一组对 686 例患者进行了 12 年的随访，另一组对 939 例患者进行了 10 年的随访。研究显示，高血压患者可能存在一种 J- 型曲线关系：收缩压低于 140 ～ 150mmHg，舒张压低于 85mmHg，对人体是不利的，特别对老年患者不利。收缩压和舒张压的这一水平被称之为“J 点”。降低血压使之低于这一水平，不但不能进一步降低患者心血管并发症发生率和死亡率，反而会升高。他们明确反对“血压越低越好”这种理论。

在 1989 年美国的圆桌讨论会中，Cruickshank 从理论上阐述了 J- 型曲线的可能性。认为身体的三大重要器官——心、脑和肾的血流灌注都有一个“自动调节机制”。当动脉血压开始降低时，器官中的小动脉会自动舒张，以保证对组织的血流量。在一段血压范围内，尽管动脉血压在继续降低，由于小动脉的舒张，进入组织的血流量不会受到影响。当血压进一步降低时，会达到一个最低点，超过这一点，血压的降低会引起组织的供血不足，造成组织缺氧，他将上述临界点称之为“血流储备自动调节的边缘状态（the edge of autoregulatory reserve）”。认为超过这一边缘，不仅造成组织的缺血，还会增加并发症的发生率，提高死亡率。Cruickshank 引用了 1978 年 Anderson 发表的文章，根据 Framingham 研究发表的资料进一步统计分析得出结论，将舒张压控制低于 85 ～ 90mmHg 时，由心肌梗死造成的死亡发生率反而升高，形成一条 J- 型曲线（图 1-6）。Cruickshank 的结束语是：“我的结论是，尽管对于大多数患者，降低舒张压是有利的；但是对于一些冠状动脉血流储备很低的患者，如果舒张压不适当地降低，对患者是不利的。”

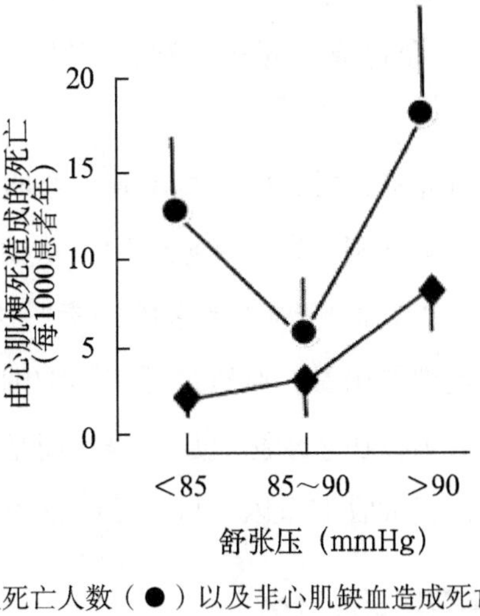

注：由心肌梗死造成心肌缺血死亡人数（●）以及非心肌缺血造成死亡人数（◆）与控制舒张压高低之间的关系。图中竖线表示均值标准误。

图 1-6　J- 型曲线

Hanson 对 Cruickshank 的 J- 型曲线提出疑问，不承认存在 J- 型曲线。他认为 Cruickshank 引用的样本数量太少，例如心肌缺血组的 3 个点，分别为 10 例、4 例和 11 例。用这样的数据做出的结果很难有说服力。Hanson 自己的研究报道群体为 36 万，观察冠状动脉疾病死亡率（2000 例）和血压之间的关系。舒张压从＜ 80mmHg 开始一直是一条直线，在 85 ～ 90mmHg 并没有看到 J- 型曲线。他们对一组患者加强治疗，将舒张压降到 80mmHg 以下，这一组由于冠心病死亡的病例是 247 例；而普通治疗人群（高于 80mmHg）中则是 300 例。Hanson 认为这些数据都远远大于 Cruickshank 提供的数据，应当更加可靠。

追踪当时的文献，这一问题的提出来源于 Framingham Heart Study 20 世纪 70 年代的资料。随后几十年中，他们一直有研究报道涉及这一问题。1991 年，他们发表了一篇文章，重申了 J- 型曲线（或 U- 型曲线）的存在。他们强调这种现象只存在于曾经发生过心肌梗死的患者之中。在随访中发现，这些患者如果舒张压下降过多，再次发生心肌缺血的概率升高。如果受试者没有心肌梗死的病史，则看不到这种现象。

近年来仍然有支持 J- 型曲线的报道，说明还存在不同看法。分析这一争论可以看出，分歧主要来自不同的研究结果。尽管这一问题目前已经不是大家讨论的热点，但仍然受到不少人的关注。原因是这一问题涉及一个重要的理论问题，究竟是否存在一个最佳血压水平：高于或低于这一水平的血压对机体都是不利的。这也是本文关注的问题：什么是正常血压水平。受到关注的另外一个原因是，它涉及临床降压治疗目标：是不是血压越低越好？也就是在治疗高血压患者时，医师究竟希望将患者的血压控制在什么水平。2010 年，Zanchetti 对这一争论有一评述文章，回顾和综述了几十年来对这一问题的争论。

从目前大量流行病学的研究资料看，的确找不到一个明确的拐点（血压值）：高于拐点和低于拐点的血压对机体都不利。这一现象说明，从动脉血压本身来看，血压越低对身体的“破坏作用”越小（“高血压-独立的危险因素”这一问题还将讨论），这里不存在一个拐点。但从血压的生理作用看，血压过低将影响细胞和组织的代谢需求，对身体是不利的。因此，这一拐点不存在于动脉血压本身，而是由机体综合功能决定的。因此，在公布正常血压范围时，正常收缩压以“低于 120mmHg”表示。

（二）正常血压是否随年龄增长而升高

在使用袖带测定血压以后，人们很快就发现，随年龄的增长，动脉血压也升高。这里有两个问题需要解决，一是这一现象是否确实存在；二是这一现象的产生是正常的生理现象还是疾病的反应。Framingham Heart Study 对这一现象有长期系统的研究。他们研究的优势是，对同一个群体，经过几十年的随访，既能从横向（总体）也能从纵向（随访）两方面进行分析，而且随访时间很长。因此，所得结果容易被大家接受并加以引用。

1. **血压随年龄的增长而升高**　1978 年 Framingham Heart Study 有一个比较完整的报告，整个研究开始于 1949 年，群体的总人数（样本量）为 5209 人，年龄 30 ～ 62 岁，随访 20 年。结果表明，大多数居民随年龄的增长血压升高。由于他们有随访的资料，因此可以从群体和横向方面做统计（图 1–7）。

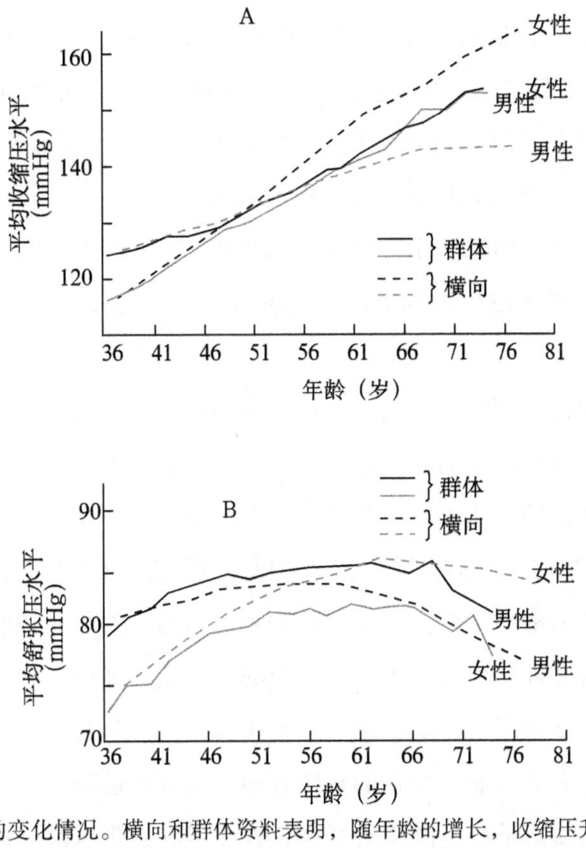

注：A 表明收缩压的变化情况。横向和群体资料表明，随年龄的增长，收缩压升高。B 表明舒张压的变化情况。在 50 岁之前舒张压随年龄增长而升高，在这之后有一个转折，舒张压开始下降。图中的群体资料表明，男性和女性的舒张压变化是平行的，女性的舒张压一直都低于男性。但横向的资料表明，开始女性的舒张压低于同年龄的男性，但在 50 岁以后舒张压明显上升并超过男性。该作者表示，在一个群体之中，群体和横向的结果不同，原因还不清楚。

图 1–7　动脉血压随年龄增加而升高

20年后，1997年Framingham Heart Study又发表了一份报告，这份报告的特点是，他们对居民中没有接受降压治疗的人群进行研究，观察他们随年龄增长血压变化的情况。这样可以在排除降压治疗的条件下观察人群中血压的变化，使结果更接近本来的状态，这一资料的获得基于他们的研究背景。由于他们的研究开始较早（1948年），在这之后很长一段时间人们才具有治疗中度和轻度高血压的有效方法。在1980年以前，Framingham Heart Study的这一群体（中度和轻度高血压患者），只有很少一部分接受过降压治疗。而且，过去在统计时这些人也被排除在外。对这一群体的研究结果表明，血压随年龄增加而升高的趋势与以前的结果类似。

2011年美国心脏病学会发表的资料（2005—2008年）表明，美国民众中20～34岁年龄段高血压患者（包括血压高于140/90mmHg者）占人口的11.1%（男）和6.8%（女）；而年龄在75岁以上高血压患者的比例分别上升到66.7%和78.5%，说明大多数老年人都有高血压。JNC7报告引用了2002年发表在《美国医学协会杂志》（The Journal of the American Medical Association，JAMA）上，由Framingham Heart Study发表的一篇流行病学报道，结果显示，55～65岁血压正常者在随后的生存年限内有90%会发展成为高血压患者（终生发病概率，lifetime risk）。在这期间，与年轻人相比，发生心血管并发症的概率升高了3～4倍。

2.原因分析　为什么随年龄增长，人体的血压会升高？可以从两个层次上分析血压升高的原因。一是从血压形成的基本原理上分析；二是分析哪些疾病促成了这些变化。

（1）动脉管壁弹性的变化：在“动脉血压的形成”一节中已经讨论了平均动脉压的形成。平均动脉压（P）是每搏心排血量（Q）和外周阻力（R）乘积（P=QR）。换句话说，平均动脉压只受2个因素的影响：心排血量和外周阻力。如果分析收缩压、舒张压和脉压时，除了心排血量和外周阻力之外，还涉及动脉管壁的弹性。在这些因素中，外周阻力和动脉管壁弹性这2个因素，随年龄增长有很大变化。从动脉血压变化的特点看，随年龄增长血压也随之升高是血压变化的总体规律。在这一过程之中，不同年龄段收缩压和舒张压有不同的表现。早年，随年龄增长，收缩压和舒张压都升高，其中收缩压升高更明显，而且一直保持升高趋势。年龄到达50多岁时，舒张压开始下降。最后，收缩压升高，舒张压下降，脉压加大，发展成为一种单纯收缩压升高的高血压类型。

Smulyan等在一篇评论中从疾病的角度分析了不同类型高血压患者的血流动力学变化。他们认为，如果主动脉和大动脉的僵硬度（stiffness）升高，外周阻力不变，可以产生单纯收缩期高血压（ISH）。如果大动脉的僵硬度升高，而外周阻力也升高，可以引起收缩压和舒张压同时升高。如果动脉僵硬度正常或降低，而外周阻力升高，则产生单纯舒张期高血压（IDH）。从上述分析看，血压随年龄增加而升高的早期，收缩压和舒张压同时升高的原因，可能是大动脉的僵硬度增加和外周阻力升高两者共同作用引起的。后期的舒张压降低和脉压增大可能主要来自动脉管壁僵硬度继续增加。因此，分析动脉血压形成的因素，后期老年人收缩压升高、舒张压降低和脉压加大可能主要由大动脉的僵硬度增加造成。

上面是从血流动力学推测老年人血压变化的可能原因。近年来对动脉管壁弹性的作用，从基础和临床两方面进行了广泛的研究，并取得了很大的进展，实验研究结果是支持上述结论的。这些进展为收缩压和舒张压形成的机制提供了新的解释。（详见第二章：原发性高血压）。

（2）与疾病的关系：上述老年人血流动力学的变化，在很大程度上是由疾病引起的。动脉粥样硬化和原发性高血压是最常见的老年病。前者主要引起动脉管壁的僵硬度增加；后者除了引起外周阻力增加，还可以引起动脉纤维化，增加动脉管壁的僵硬度。下面着重分析这两种病对心血管的影响。

1）动脉粥样硬化：前已述及，老年人血压升高的血流动力学机制之一是动脉管壁僵硬度增加。在老年人中动脉粥样硬化的发病率是非常高的。在美国，年龄在 40 岁以上的人群中，有 2/3 的男性和 1/2 以上的女性患有动脉粥样硬化。全部死亡率中有 60% 以上来自动脉粥样硬化引起的心脏病。而且统计结果表明，年龄每增长 10 岁，动脉粥样硬化的发生概率增加 60%。

这些资料表明，在老年人中动脉粥样硬化非常普遍。动脉粥样硬化最重要的病理变化是对动脉管壁结构的损害，从血管的功能看，它增加了动脉管壁的僵硬度，降低了顺应性。

因此可以认为，老年人动脉管壁的这种变化，对动脉血压的影响起着至关重要的作用。除了动脉粥样硬化，是否还有其他原因造成动脉僵硬度增加？ Le Couteur 等的研究表明，血管老化也起着重要的作用。血管老化可以增加动脉的僵硬度这种单纯血管老化与动脉粥样硬化的早期表现是类似的。产生老化的一种原因是血管在脉压的作用下在大动脉有弛-张变化，这种变化可以产生疲劳性折损，久而久之，可以造成动脉管壁的硬化。此外，血管老化本身也可以提高患者产生动脉粥样硬化的敏感性。因此老年人血压升高不止有动脉粥样硬化一种原因，血管老化也是原因之一。

如果血管老化可以增加动脉的僵硬度，从而影响动脉血压，从这一观点出发，是否可以认为，有些老年人动脉血压的升高不是疾病而是人体老化的一种表现？如果将人的老化看成是个体发育的一个阶段而不是疾病，在理论上又回到了以前讨论的一个问题：动脉血压随年龄增长是否属于“正常”？实际上，这一问题可能仅仅是一个理论问题，没有实际价值。因为无论什么原因造成的血压升高，都能增加心血管疾病的发生率和提高由此而产生的死亡率，都必须进行有效的治疗。此外，过去认为人的老化是不可抗拒的，因此对血管老化持消极态度。现在看来，通过改变生活方式，增加体育锻炼，控制能量摄入以及药物治疗等途径，在老年人中形成一种“成功的老年生活方式”，可以明显延缓血管的老化。

2）原发性高血压：从病因的角度，可以将高血压分成两大类，一类属于继发性高血压，一类属于原发性高血压。

继发性高血压，从名称上可以看出，它的血压升高是某种疾病的一个症状。常见的疾病包括：嗜铬细胞瘤、肾动脉疾病和原发性醛固酮增多症。高血压患者中有5% ～ 10% 属于这一类。这类疾病引起血压升高的原因是明确的，和年龄没有关系。其余的 90% ～ 95% 都属于原发性高血压，之所以称之为“原发”，是因为引起高血压的原因至今并不十分清楚。由于绝大多数高血压患者都属于原发性高血压，因此分析原发性高血压的发病机制，可以看到随年龄增长血压升高的特点。

（三）对血压不同成分的认识

过去在临床上特别强调舒张压的重要性。不少文献报道只有舒张压而没有收缩压的数据。JNC7 报告指出，很多家庭医师（大约 3/4）对血压在 140 ～ 159mmHg 的老年患者没有进行降压治疗。没有将收缩压＜ 140mmHg 作为他们的治疗目标。从阅读早年有关血压的文献中，可以看到人们对收缩压、舒张压和脉压的认识也是发展的，也有一个认识过程。

1. **收缩压和舒张压**　在 20 世纪 60 ～ 70 年代以前有关高血压的文献中，很多只有舒张压而没有收缩压的数据。当时人们非常强调舒张压的作用。这一观点究竟从何而来？ Turnbull 在一篇文章中谈到了它的来源：“1927 年，Cecil 主编的一本医学院内科教科书中写道‘与收缩压相比，舒张压更为重要。’一个人如果他的舒张压保持在相对低的水平，尽管他的收缩压比较高，此人患心功能不全和卒中的可能性要小得多。”这一观点在学术界延续了近半个世纪。从文献上看，这种观点的提出往往是凭个人的临床经验，缺乏有力的试验根据和流行病学调查结果。Kannel 等根据 Framingham Heart

Study 的资料指出，“临床上一直流行着一种说法，认为高血压的心血管后果主要来自舒张压，而收缩压是无害的，这种说法需要重新认识。”并且指出，“我们需要用流行病学的方法找到它们之间的关系，而不能凭个人直观下结论”。Kanne 在 11 995 年的报道从根本上纠正了这一错误观点，他们根据 20 年的随访结果，对舒张压≤ 95mmHg，而收缩压升高的患者，做了收缩压和心血管并发症发生率之间相关性的分析，发现无论男性还是女性，随着收缩压升高，心血管并发症的发生率都随之升高，明确证明了收缩压升高对身体的损害作用（图 1-8，表 1-2）。

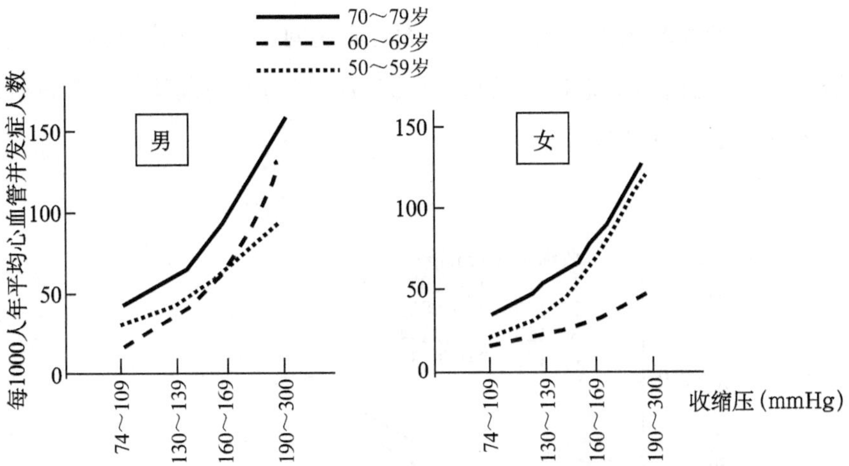

注：患者舒张压≤ 95mmHg，收缩压与患者心血管并发症发生率之间的关系。

图 1-8　Framingham Heart Study20 年随访结果

表 1-2　收缩期高血压患者的总体死亡率和由心血管并发症引起的死亡率

死亡率	男性		女性	
	发生率	比值	发生率	比值
全部死亡率	56/1000 人	2.0	29.3/1000 人	2.0
心血管并发症死亡率	29.5/1000 人	1.8	24.2/1000 人	4.7

注：“Framingham 研究”20 年随访结果，包括 55 ～ 74 岁男性和女性。

还有一些报道，例如 Framingham Heart Study1980 年和 1988 年也都根据他们长时间的随访（28 年）结果，得出了类似的结论。

以上结果从不同角度证明，收缩压和舒张压的升高对身体都产生不利的影响，特别是收缩压的升高可能更具破坏性。

近年来对老年人的随访发现，中老年以后舒张压会随年龄的增加而降低，而且证明舒张压越低，产生心血管并发症的概率越高。因此舒张压和心血管并发症之间的关系，不同年龄有不同的作用，不是一成不变的。

2. 脉压 脉压（PP）是收缩压和舒张压之差，是测定动脉血压时计算出来的一个数据，表明在一个心动周期中，动脉血压的波动幅度。对脉压的临床意义也有一个认识过程。Framingham Heart Study1999 年发表了一份研究报告，分析了脉压在预测患者发生冠心病并发症中的作用。他们统计了 1924 位 50 ～ 79 岁的受试者（平均年龄 61.2 岁），这些受试者没有冠心病的临床症状。通过 20 年的随访，观察脉压和冠心病发病之间的关系，发现在相同的收缩压水平上，脉压越大冠心病的发病率越高，两者有明显的正相关关系（图 1-9）。他们的结论是，以脉压预测冠心病的发病危险性，胜过收缩压和舒张压，是一个更好的预测参数。

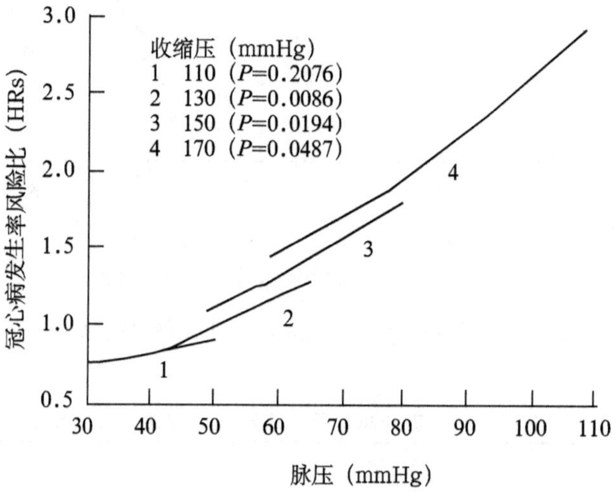

注：冠心病发生率的风险比，在不同收缩压的条件下，决定于 PP 值。图中是将收缩压为 130mmHg 和 PP 为 50mmHg 时的冠心病的 HRs 定为 1，分别与收缩压为 110mmHg、130mmHg、150mmHg 和 170mmHg 的 HRs 相比较。

图 1-9 收缩压和脉压（PP）对冠心病发病率风险比（CHD hazard ratiao，HRs）的作用

动脉管壁的弹性是形成脉压的关键因素。脉搏波的传导速度（pulse wave velocity，PWV）可以作为一个指标，反映动脉管壁弹性的大小。Framingham Heart Study 2010 年以主动脉脉搏波传导速度为指标，测定主动脉的僵硬度，观察动脉管壁硬度与心血管并发症之间的关系，证明主动脉管壁的硬度越大，发生第一次心血管并发症的概率越高，脉压增加可以来自动脉管壁弹性降低。因此脉搏波传导速度增加和脉压加大是从两个不同角度说明动脉管壁弹性与心血管并发症之间的关系。但脉压升高本身也可以作为一种因素对身体造成损害，增加心血管并发症的发生率。究竟脉压作为一种危险因素引发心血管并发症，还是作为动脉管壁僵硬度的一个指标（参数）预测心血管并发症的发生率，目前还没有一致的意见。

参考文献

[1] Adamson JD.Basal Blood Pressure.Canadian Medical Association Journal，1925，15（11）：1112.

[2] Alvarez WC.Blood pressures in fifteen thousand university freshmen.Arch Intern Med，1923，32（1）：17–30.

[3] Anderson TW. Re-examination of some of the Framingham blood-pressure data.Lancet，1978，312（8100）：1139–1141.

[4] Bangalore S，Messerli FH，Wun CC，et al.J-curve revisited：An analysis of blood pressure and cardiovascular events in the Treating to New Targets（TNT）Trial.Eur Heart J，2010，31（23）：2897–2908.

[5] Blood DW，Perera GA.Hypertensive vascular disease；duration of life in a selected series.American Journal of Medicine，1948，4（1）：83–88.

[6] Brunner EJ，Shipley MJ，Witte DR，et al.Arterial stiffness，physical function，and functional limitation：the Whitehall II Study.Hypertension，2011，57（5）：1003–1009.

[7] Burgess AM.Excessive hypertension of long duration.N Engl J Med，1948，239（3）：75–79.

[8] Lenfant C，Chobanian AV，Jones DW，et al.Seventh report of the Joint National Committee on the Prevention，Detection，Evaluation，and Treatment of High Blood Pressure（JNC 7）：resetting the hypertension sails.Hypertension，2003，41（6）：1178–1179.

[9] Cruickshank JM，Pennert K，Sörman AE，et al.Low mortality from all causes，including myocardial infarction，in well-controlled hypertensives treated with a beta-blocker plus other antihypertensives.Journal of Hypertension，1987，5（4）：489–98.

[10] D'Agostino RB, Belanger AJ, Kannel WB, et al. Relation of low diastolic blood pressure to coronary heart disease death in presence of myocardial infarction: the Framingham Study.BMJ, 1991, 303 (6799): 385.

[11] Dawber TR, Meadors GF, Jr MF. Epidemiological approaches to heart disease: the Framingham Study.American Journal of Public Health & the Nations Health, 1951, 41 (3): 279.

[12] Diehl HS, Sutherland KH.Systolic blood pressures in young men.Archives of Internal Medicine, 1925 (2): 151–173.

[13] Franklin SS, Gustin W 4th, Wong ND, et al.Hemodynamic patterns of age-related changes in blood pressure. The Framingham Heart Study.Circulation, 1997, 96 (1): 308–315.

[14] Franklin SS, Khan SA, Wong ND, et al.Is pulse pressure useful in predicting risk for coronary heart Disease?The Framingham heart study.Circulation, 1999, 100 (4): 354–360.

[15] Janeway TC. A clinical study of hypertensive cardiovascular disease.Archives of Internal Medicine, 1913, (6): 755–798.

[16] Jones DW, Hall JE.Seventh report of the Joint National Committee on Prevention, Detection, Evaluation, and Treatment of High Blood Pressure and evidence from new hypertension trials.Hypertension, 2004, 43 (1): 1–3.

[17] Kampus P, Kals J, Ristimäe T, et al.Augmentation index and carotid intima-media thickness are differently related to age, C-reactive protein and oxidized low-density lipoprotein.J Hypertens, 2007, 25 (4): 819–825.

[18] Kannel WB, Dawber TR, Mcgee DL.Perspectives on systolic hypertension. The Framingham study.Circulation, 1980, 61 (6): 1179.

[19] Kannel WB, Gordan T.Evaluation of cardiovascular risk in the elderly: the Framingham study.Bulletin of the New York Academy of Medicine, 1978, 54 (6): 573.

[20] Kannel WB, Schwartz MJ, Mcnamara PM.Blood Pressure and Risk of Coronary Heart Disease: The Framingham Study.Chest, 1969, 56 (1): 43.

[21] Kannel WB.Framingham study insights into hypertensive risk of cardiovascular

disease.Hypertension Research Official Journal of the Japanese Society of Hypertension，1995，18（3）：181.

[22] Lewington S，Clarke R，Qizilbash N，et al.Age-specific relevance of usual blood pressure to vascular mortality：a meta-analysis of individual data for one million adults in 61 prospective studies.Lancet，2002，360（9349）：1903–1913.

[23] Martin M，Browner W，Hulley S，et al.Serum cholesterol， blood pressure，and mortality：implications from a cohort of 361 662 men.Lancet，1986，2（8513）：933.

[24] Master AM，Marks HH，Dack S.HYPERTENSION IN PEOPLE OVER FORTY. Journal of the American Medical Association，1943，121（121）：1251–1256.

[25] Master AM，Goldstein I，Walters MB. New and old definitions of normal blood pressure： clinical significance of the newly established limits.Bulletin of the New York Academy of Medicine，1951，27（7）：452.

[26] Mitchell GF，Hwang SJ，Vasan RS，et al.Arterial stiffness and cardiovascular events：the Framingham Heart Study.Circulation，2010，121（4）：505–511.

[27] Mulvany MJ.Small artery remodelling in hypertension： causes， consequences and therapeutic implications.Med Biol Eng Comput，2008，46（5）：461–467.

[28] Robinson JG，Fox KM，Bullano MF，et al.Atherosclerosis profile and incidence of cardiovascular events: a population-based survey.BMC Cardiovasc Disord，2009，9（1）：46.

[29] Robinson SC，Brucer M. Range of normal blood pressure. Archives of Internal Medicine，1939，62（3）：409–444.

[30] Diehl HS，Sutherland KH. Systolic blood pressures in young men.Archives of Internal Medicine， 1925，（2）：151–173.

[31] Franklin SS，Th GW，Wong ND，et al.Hemodynamic patterns of age-related changes in blood pressure. The Framingham Heart Study.Circulation，1997，96（1）：308–315.

[32] Franklin SS，Khan SA，Wong ND，et al.Is pulse pressure useful in predicting risk for coronary heart Disease? The Framingham heart study.Circulation，1999，100（4）：354.

[33] Smulyan H, Safar ME. Systolic blood pressure revisited.Journal of the American College of Cardiology, 1997, 29 (7): 1407.

[34] Turnbull F, Kengne AP, MacMahon S.Blood pressure and cardiovascular disease: tracing the steps from Framingham.Prog Cardiovasc Dis, 2010, 53 (1): 39-44.

[35] Vasan RS, Beiser A, Seshadri S, et al.Residual lifetime risk for developing hypertension in middle-aged women and men: The Framingham Heart Study.JAMA, 2002, 287 (8): 1003-1010.

[36] Listed N.Effects of treatment on morbidity in hypertension.II.Results in patients with diastolic blood pressure averaging 90 through 114 mm Hg.Jama the Journal of the American Medical Association, 1970, 213 (7): 1143.

[37] Wilking SV, Belanger A, Kannel WB, et al. Determinants of isolated systolic hypertension.Jama the Journal of the American Medical Association, 1988, 260(23): 3451.

[38] Zanchetti A, Amery A, Berglund G, et al. How much should blood pressure be lowered? The problem of the J-shaped curve.Journal of Hypertension Supplement Official Journal of the International Society of Hypertension, 1989, 7 (6): 338-348.

[39] Zanchetti A.Blood pressure targets of antihypertensive treatment: up and down the J-shaped curve.Eur Heart J, 2010, 31 (23): 2837-2840.

[40] Jones DW, Hall JE.Seventh report of the Joint National Committee on Prevention, Detection, Evaluation, and Treatment of High Blood Pressure and evidence from new hypertension trials.Hypertension, 2004, 43 (1): 1-3.

[41] Lewington S, Clarke R, Qizilbash N, et al.Age-specific relevance of usual blood pressure to vascular mortality: a meta-analysis of individual data for one million adults in 61 prospective studies.Lancet, 2002, 360 (9349): 1903-1913.

[42] Mulvany MJ.Small artery remodelling in hypertension: causes, consequences and therapeutic implications.Med Biol Eng Comput, 2008, 46 (5): 461-467.

[43] Vasan RS, Beiser A, Seshadri S, et al.Residual lifetime risk for developing hypertension in middle-aged women and men: The Framingham Heart Study.JAMA, 2002, 287 (8): 1003-1010.

[44] Wilking SV, Belanger A, Kannel WB, et al. Determinants of isolated systolic hypertension.Jama the Journal of the American Medical Association, 1988, 260(23): 3451.

[45] Zanchetti A.Blood pressure targets of antihypertensive treatment: up and down the J-shaped curve.Eur Heart J, 2010, 31(23): 2837-2840.

（范少光　范大立）

第二章

原发性高血压

从前面的讨论中可以看到，10 多年来，人们对动脉血压的认识是在不断变化和发展的。这条认识的道路并不平坦，其中一个主要的认识障碍是对原发性高血压认识不足。的确，原发性高血压的早期，动脉血压升高常常是患者唯一的临床表现，很容易将这部分患者囊括在“正常血压”人群之中，从而提高了正常动脉血压的范围。随着人们对原发性高血压认识的提高，在行动上采取措施降低动脉血压，已经可以看到它的明显社会效益。

尽管在社会效益上有很大的进展，但对原发性高血压的很多问题还没有解决，由高血压诱发的并发症和由此而提高的死亡率，常常使临床医师束手无策。其中一个重要的原因是人们对原发性高血压的病理、生理学（发病机制）还有很多不了解，在临床上无法采取针对性很强的治疗措施。因此，不少人主张加强对原发性高血压的病理、生理学的研究，希望从它的发病机制上找到新的思路，从而推动对原发性高血压的预防和治疗。

下面主要从两方面讨论原发性高血压的病理、生理学问题：原发性高血压的发病机制和高血压损伤机体的病理、生理学机制。

第一节　高血压是心血管疾病独立的危险因素

一、血压升高是一种连续的、递增的和独立的危险因素

血压升高是一种连续的、递增的和独立的危险因素，这是高血压损害机体的 3 个主要方面。下面主要从这 3 个特点，分析高血压损害机体的途径。

1. 连续性　在前面“有关 J- 型曲线的争论”一节中已经讨论过这一问题。早年

的报道多从舒张压看到血压升高的连续性质。例如，20 多年前 Hanson 的大样本临床群体流行病学调查结果表明，舒张压从小于 80mmHg 开始升高，冠心病死亡率随之升高。这种关系是连续的，舒张压在 85 ～ 90mmHg 并没有看到“J 点（拐点）”。近年 Jackson 等也报道了他们的大样本流行病学调查结果，报道中既有舒张压也有收缩压，在 110 ～ 170/70 ～ 105mmHg 的范围内，血压与心血管并发症之间存在一种正相关关系，这种关系是连续的，再次证明了以前的结果。尽管目前对是否存在“拐点”还有不同的看法，但否定拐点的结论来自非常大样本的流行病学调查，已经成为一种主流认识。由于这种关系是从很低的血压（110/70mmHg）开始，证明在正常血压和高血压之间不存在一条分界线。

由于正常血压和高血压之间没有明确界限，多年来人们对高血压和正常血压之间的临界血压段（120 ～ 139mmHg 或更高）有不同的命名。1940 年称为“高血压过渡期（transient hypertension）”；1970 年称为“边缘高血压期（borderline hypertension）”；1990 年称为“正常血压高限（high-normal blood pressure）”；2003 年称为“高血压前期（prehypertension）”。由于对血压的分类和命名都是人为的，不同的命名说明对这一段血压的生理学和临床意义有不同的认识。究竟这一段血压属于“正常”还是“高血压”一直不明确。这从一个侧面说明正常血压和高血压之间是没有界限的。高血压对人体的损伤，从血压很低到很高都一直存在，是一个连续的过程。

2. 递增性 递增性是指不同的血压水平对诱发心血管并发症的作用强度不同。血压越高，诱发心血管并发症的强度越大。1992 年美国的一份报告对 316 099 人进行 12 年的随访，报告指出，在收缩压高于 110mmHg 的人群中，动脉血压与心血管并发症的死亡率之间有一个非常明显的递增性的正相关关系（图 2–1）。从图中的曲线可以看到，血压越高曲线的斜率越大，说明由心血管并发症的死亡率越高，呈现一种递增的特点。

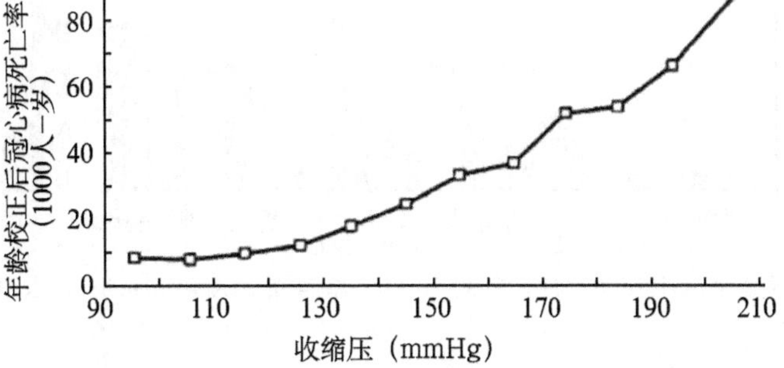

图 2–1 收缩压和冠心病死亡率的正相关关系（男性）

3. 独立性 是指动脉血压升高本身就可以对机体的健康造成损害。在生理学中，动脉血压是维持机体正常生理功能最重要的条件。血压过低可引起组织供血不足，严重时引起细胞死亡。因此，保持血压稳定是内环境稳定（稳态，homeostasis）的一个重要指标。在临床上，血压是五个生命指标之一，受到高度重视。但血压增高又可以引发各种心血管并发症，成为最重要的危险因素之一。全世界每年有成千上万例患者死于由高血压引发的并发症，所以血压不能太高也不能太低。这里首先要解决的一个问题是，证明血压升高本身对身体具有伤害作用，即血压升高是一种“独立”的危险因子。

20 世纪 60 年代，由美国退伍军人管理委员会降压药物治疗协作研究组支持的研究，已经说明高血压治疗具有明确的疗效，这一点前面曾经讨论了。高血压治疗是一种阻断高血压升高的手段，用这种“干预（intervention）”的研究方法，可以从一个方面证明高血压损害机体的独立性质。

在“正常血压范围的错定”一节中，引用了 2003 年美国高血压协会的第七次报告中的一份资料，说明动脉血压升高，作为一种独立的危险因素损害机体的健康。这是一种“排除”方法证明高血压损害机体的独立性质，这里不再赘述。

2005 年，Jackson 等的资料在很大范围内观察了不同血压水平和心血管并发症发生率之间的关系。他们将收缩压 110 ～ 180mmHg 的范围分成了 8 个等级，扩大了血压范围。从他们的结果至少可以看到以下 3 个特点：①血压升高本身对人体的损害作用，即它的“独立”性质。图 2-2 中的结果表明，在 6 种危险因素相同的条件下，动脉血压的升高都能引起心血管并发症发生率升高，说明了血压升高对人体的损害并不依附于其他

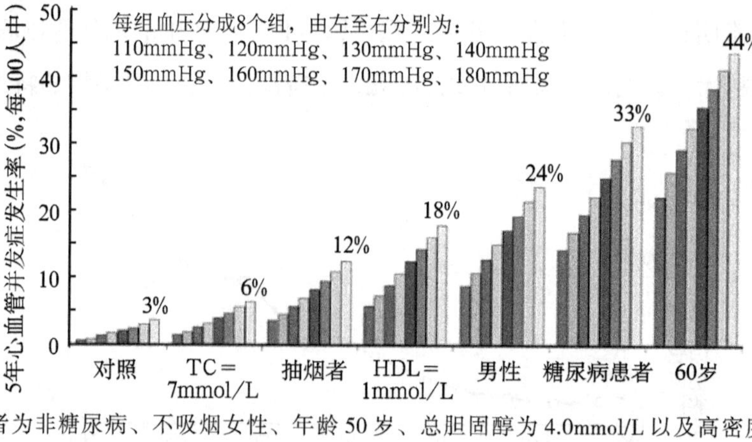

注：对照者为非糖尿病、不吸烟女性、年龄 50 岁、总胆固醇为 4.0mmol/L 以及高密度脂蛋白胆固醇（HDL-C）为 1.6mmol/L。

图 2-2　不同危险因素同时存在的条件下，不同收缩压与心血管并发症之间的关系

的危险因素，表现出了它的“独立”性质。②说明血压升高的另一特性——连续性。在这一血压等级中，血压升高引发心血管并发症发生率的升高都是连续的，没有看到有拐点或J-型曲线。③图中还可以看到，在不同危险因素并存的条件下，血压升高造成心血管并发症发生率升高的幅度各有不同，说明不同危险因素之间不仅有协同作用，而且协同的效果是不相同的。

血压升高可以促进心血管并发症的产生，而且血压越高这种促进作用越强。这一结论已经有很大的样本（几十万人）和很长时间随访（几十年）的流行病学调查的支持。这些资料同时也证明，血压是作为一种独立的危险因素发挥作用，而且发现血压从很低的水平（例如，110/70mmHg或更低）开始就具有这种促进作用。这一现象给人们提出了一个值得思考的问题：正常血压对人体的健康也具有伤害作用！如果血压有这种特性，其他的生理指标，如血糖、血脂、血钙、体温、呼吸、胃肠运动等，是否也有这种特性？如果这是一条基本规律：机体在进行正常生理或生命活动时，这些活动本身就在不断地伤害自身，最后走向自我毁灭——死亡。各种具有生命特性的个体，由生到死，是个体发育不可抗拒的规律。为什么这一规律不可抗拒？根据上述正常血压对人体具有伤害作用这一现象，是否可以做进一步的推想：生就意味着死。众所周知，维持一定水平的动脉血压是维持人体生命的必要条件之一。而机体在维持动脉血压稳定和进行生命活动的同时，又在不断地伤害自身。这也许就是为什么个体发育由生到死是不可抗拒的原因之一，此外，这也是血管老化的原因之一，是人体衰老的一个缩影，是衰老的机制之一。

临床上还可以从血压的高低来预测患者心血管并发症的发生率，从定量的角度分析高血压对身体的危害。由于高血压对人体的危害主要是它所引发的各种并发症，如心肌梗死、卒中、肾衰竭等。因此，临床上常常用患者心血管并发症的发生率估计患者病情的严重程度，也用这一标准衡量治疗效果。近10多年来，很多临床医师主张根据患者5年或10年的“绝对并发症发生率（absolute cardiovascular risk）”处理患者存在的各种危险因素，而不是孤立地处理这些危险因素，从而实现治疗的个性化。为此，多年来建立了很多预测患者心血管并发症发生率的计算方法。所有这些方法中，都毫无例外地将血压这一数据作为一个独立的危险因素，以此来计算心血管并发症的发生率。He等的一篇综述中，将收缩压和心血管并发症之间的定量关系做了以下的总结：收缩压每降低12～13mmHg（在4年的随访结果），冠心病的发生率降低21%，卒中降低37%，心血管疾病死亡率降低25%，全部死亡率降低13%。随着科学的进步，对各种危险因素有了更为深入地认识，预测的准确率有很大提高。这些预测方法是从定量的角度，分析各种危险因素与心血管并发症之间的关系。血压作为一种独立的危险因素进行了量化处理，因此，从定量的角度再次看到了高血压这一危险因素的独立性质。

二、危险因素的相互作用

高血压既是一个独立的危险因素，又可以和其他危险因素共同作用，引发多种心血管并发症。Framingham Heart Study 在这方面做出了重要的贡献，他们认为，心血管并发症的产生是多种危险因素协同作用的结果，任何一个单独的危险因素不可能引发心血管并发症。这是一种观念的转变，是指导思想上的重要进步。

对于高血压患者，同样的血压水平，但有不同的其他危险因素存在，或同时存在器官受损时，心血管并发症的发生率会有很大的差别。例如，一个 50 岁的妇女，她的血胆固醇为 4.0mmol/L，高密度脂蛋白胆固醇（HDL-C）为 1.6mmol/L，动脉收缩压为 130mmHg，预测她的 5 年心血管并发症发生率为 1%。同样是妇女，有同样的血压，但是吸烟，血胆固醇上升为 7.0mmol/L，而 HDL-C 下降为 1.0mmol/L，她的 5 年并发症发生率为 10%。如果患者再有糖尿病，她的 5 年并发症发生率为 20%。这一临床研究说明，分析患者产生并发症的危险性是观察各种因素的综合作用，与单纯观察一个指标的变化相比，能更全面反映患者的临床状况。因此，临床上逐渐推行的原则是，根据心血管并发症发生率的大小，决定治疗方案，而不是单纯根据患者血压的高低。例如，对待上述病例，临床医师对第一种患者的收缩压（130mmHg）可能不会采用强的降压措施，而对第三类患者有可能采用较强的降压药物使其血压降到 130mmHg 以下。

Schmieder 总结了 1996—2010 年的有关资料，以列表的方式说明不同血压水平与不同危险因素共存时，心血管并发症的危险性（概率）（表 2-1、表 2-2）。从他们的总结中可以看到心血管并发症的产生是多种危险因素共同作用的结果。例如，表 2-1 中的第 3 列，动脉血压为 130 ～ 139/85 ～ 89mmHg，如果没有其他的危险因素存在，患者产生心血管并发症的发生率（危险性）属于平均范围（平均危险），10 年内心血管并发症的发生率＜ 10%。同样的血压范围，有 3 个或 3 个以上的危险因素并存，或有终末器官损伤、糖尿病或代谢综合征时，他们产生心血管并发症发生率的级别升高到“高度危险”，10 年发生心血管并发症的概率升高到 30%；10 年内由心血管并发症导致的死亡率达到 8%。如果患者再有心血管并发症或肾损伤的临床表现，他们再发生心血管并发症概率的级别进一步升高到“极高危险”，10 年发生心血管并发症的概率升高到＞ 30%；10

表 2-1　心血管并发症发生率（危险性）与动脉血压之间的关系

其他危险因素和器官受损情况	血压：120 ～ 129/80 ～ 84mmHg	血压：130 ～ 139/85 ～ 89mmHg	血压：140 ～ 159/90 ～ 99mmHg	血压：160 ～ 179/106 ～ 109mmHg	血压：≥ 180/110mmHg
无危险因素	平均危险	平均危险	低度危险	中度危险	高度危险
增加 1 或 2 项危险因素	低度危险	低度危险	中度危险	中度危险	极高危险
3 个或 3 个以上的危险因素、终末器官损伤、糖尿病或代谢综合征	中度危险	高度危险	高度危险	高度危险	极高危险
有心血管并发症或肾损伤的临床表现	极高危险	极高危险	极高危险	极高危险	极高危险

表 2-2　Framingham heart study 分级标准

10 年内心血管并发症情况	平均危险性	低度危险	中度危险	高度危险	极高危险
心血管并发症的发生率（%）	＜ 10	10 ～ 15	15 ～ 20	20 ～ 30	＞ 30
心血管并发症导致的死亡率（%）		＜ 4	4 ～ 5	5 ～ 8	＞ 8

年内由心血管并发症导致的死亡率＞ 8%，这说明危险因素之间是有相互作用的。

三、血压升高对心血管系统的损伤

血液在血管中流动的动力，来自心脏的收缩。由动脉经毛细血管流向静脉，再回到心脏。在形态学上，动脉管壁较厚，静脉血管较薄，这种形态学上的差别，是机体对血管内压力的一种生理适应性的反应。

早年对血管形态学的研究已经发现，血管内压力升高，可以引起血管壁增厚。血管壁的厚度（w）与管腔的半径（ri）比值（w/ri）可以作为血管形态学变化的定量指标。Folkow 在 1982 年的综述中列举了很多有关的实例。其中一个极端的例子是：长颈鹿站立时有 18 ～ 20 英尺高（5.5 ～ 6.1m），它由头到足的距离所造成的血压差可达 400mmHg。这种血管内压力的差别，对头颈部和足趾部的动脉有不同的作用，产生了形态学上的巨大差别。下肢动脉管壁的 w/ri 值远远大于头颈部（图 2-3）。

文中还列举了一些其他的实例，例如，人类在胎儿时，肺循环的压力较高，肺动脉

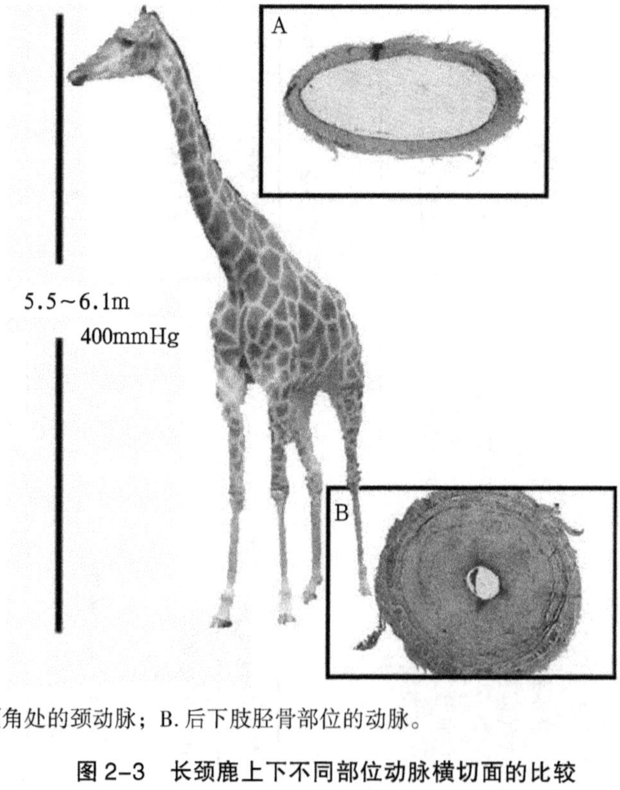

注：A. 接近下颌角处的颈动脉；B. 后下肢胫骨部位的动脉。

图 2-3　长颈鹿上下不同部位动脉横切面的比较

中层也较厚，出生后由于婴儿的自主呼吸，肺动脉的压力迅速降低，肺动脉的厚度也相应减小。人类婴儿时期，上肢和足静脉的 w/ri 比值是相似的，随着年龄的增长，体位变成直立以后，下肢的 w/ri 增加。如果成人的这种常态姿势改变成平卧，一段时间后，上下肢静脉的这种形态学差别又消失。临床上发生动脉阻塞时，阻塞部位以后的动脉到微动脉这一段血管的压力减小，这些部位的血管壁变薄。在外科，将一条静脉用作动脉的旁路（bypass），由于管腔内的压力升高，这一段静脉管壁会快速增厚。这些实例说明血管内压力的变化会在血管形态上反映出来。

上面谈到血管内血压升高后，对血管产生的影响。从生理学的角度看，可以认为这是一种生理适应过程。如果动脉血压继续升高并持续存在，这种生理过程可以转变为病理过程。生理和病理之间并没有一条明确的界线。

动脉血压升高可以产生多种多样的并发症，通过这些并发症对机体健康造成严重的损害，最终可以导致死亡。由于全身所有器官都需要血流供应，因此，心血管系统受到损害可以影响全身各个器官和组织。从发病率看，最容易受到损害而产生疾病的器官有：阻塞性和出血性卒中、视网膜病变、冠心病、心肌梗死、心力衰竭、蛋白尿、肾衰竭及血管性疾病（包括由动脉粥样硬化引发的动脉血管狭窄和动脉瘤）等。尽管高血压并发症的表现种类很多，但这些损伤都来自高血压对心血管系统本身的损伤。下面从微动脉、大动脉和心脏这三个方面讨论高血压的损伤作用。

1. 对微动脉的损伤 动脉血压的升高对微血管的损伤有不同的表现形式，功能和形态学的变化都与血管内压力的高低有关。近年来在人体上进行的一些研究更接近人类高血压的表现，很有说服力。Rizzoni 等在受试者臀部或前腹部做脂肪活体取样，进行了多项功能和形态学的研究，他们测定血管壁的壁-腔比例（M/L）；使用微小肌动扫描仪观察血管的功能变化；通过随访比较这些指标的变化；分析这些变化与心血管并发症之间的关系等。研究对象包括正常血压受试者 23 位和患者 128 例。患者中有 59 例原发性高血压，17 例嗜铬细胞瘤，20 例原发性醛固酮增高症，12 例肾性高血压，20 例 2 型糖尿病（非胰岛素依赖的糖尿病）。在平均随访 5.4 年以后，重复上述检查。结果表明，其中有 37 例患者发生了心血管并发症。在心血管并发症的受试者中，他们的皮下小动脉内径变小，M/L 增大。统计的结果表明，在心血管并发症的高危人群中，小动脉的结构改变与心血管并发症的发生率有明显的相关关系。他们认为，微循环中血管结构的变化，可能是高血压引起缺血性心脏病、心力衰竭、卒中和肾衰竭的结构基础。

Sierra 等近年对高血压患者大脑白质中小动脉的研究和 Harazny 等对视网膜上血管

进行的研究认为，高脉压和脉动性血流传向远端器官（大脑和眼），损伤了他们的微血管。对血管的这种损伤，可能是引发脑和眼产生并发症的重要原因。

为什么血管内的压力会引起血管形态学发生变化？微循环中血压的脉动本身可能就是损伤微血管的一个重要原因（图 2-4）。

脉压增加后首先影响到具有高血流灌注的器官，例如，脑和肾。由于硬化的动脉缺乏缓冲能力，吸收脉压能量的能力降低，增大了脉压直接对微循环的冲击作用。这种机

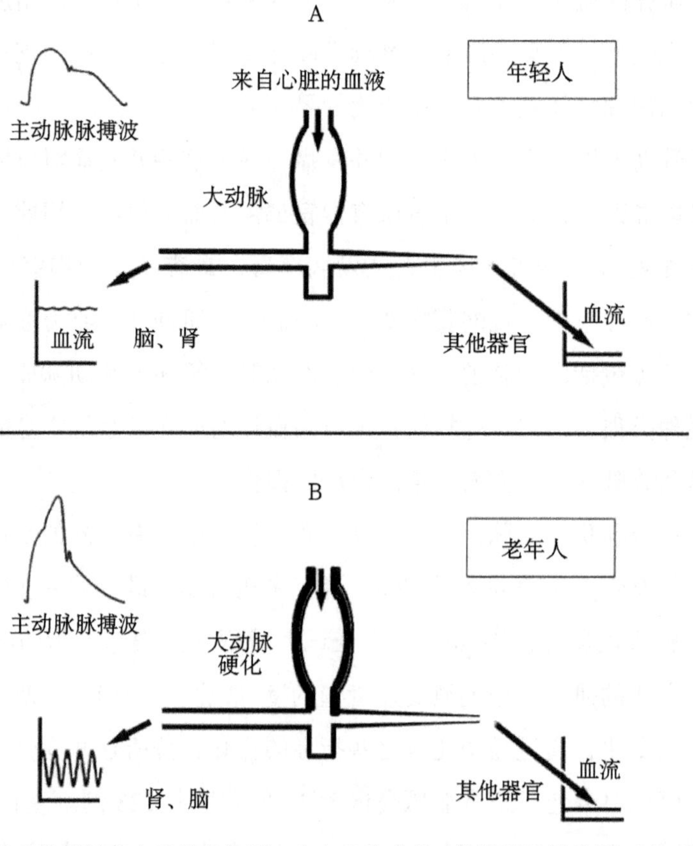

注：A. 代表年轻人的脉搏波和大动脉的作用。左上角为升主动脉脉搏波模式图。由于年轻人大动脉的僵硬度低或顺应性高，动脉的伸展性很好，对血管内压力具有很好的缓冲作用，吸收了大部分由脉压造成的脉动作用。血液流到普通的器官，由于血流经过较细的动脉后，到达器官时脉压引起的血压波动已经很小（右下）。但一些血流供应很丰富的器官（如脑和肾等），血压的脉动作用还可以表现出来（左下）。B. 代表老年人的脉搏波和大动脉的作用。左上角代表老年人升主动脉脉搏波模式图。他们的动脉僵硬度增加，几乎丧失了对脉动的缓冲作用，这种脉动作用可以直接到达血流丰富的器官（左下），对这些器官造成损伤。而对一些血流不太丰富的其他器官影响较小（右下）。

图 2-4　主动脉硬化和微血管血流之间的关系

械性损伤可以造成血管的微小出血、内皮剥离和凝血性阻塞等。这些结果发生在脑可以导致慢性获得性进行性智能障碍综合征（痴呆）和卒中，发生在肾可以导致肾小球功能损伤。有关损伤的病理、生理学机制，特别是有关的神经体液调节和细胞外间质蛋白变化的原因还不十分了解。

2. 对大动脉的损害　动脉血压升高对大动脉的损伤，主要是引起动脉管壁纤维化，增加动脉壁的厚度和增加动脉的僵硬度，引起动脉硬化。硬化后的主动脉，在血流动力学上会明显影响收缩压、舒张压和脉压。

（1）大动脉管壁的弹性对收缩压、舒张压、脉压及平均血压的作用：动脉硬化后，在血流动力学上会有很大的变化，从而影响收缩压、舒张压和脉压。为了方便讨论，首先对有关的基本理论做一简要讨论。如果以一个心动周期为单位，观察动脉血压的变化，可以用平均血压表示。这4个数据中，收缩压、舒张压和脉压表示动脉血压在一个心动周期中的变化过程。平均血压表示动脉血压的持续作用。动脉管壁弹性对收缩压和舒张压的影响，近年来有很多新的发现，这些发现为收缩压和舒张压形成的机制提供了新的解释。

动脉管壁的弹性有多种方法表示，包括弹性（elasticity）、顺应性（compliance）和僵硬度（stiffness）等。动脉顺应性是指血管壁的缓冲能力，是动脉血管壁的内在弹性特性。顺应性可以用单位血压变化所引起的动脉容量变化（或血管横断面积的变化）表示（dV/dP）。从dV/dP可以看到，顺应性越大，表示血管中很小的压力变化就可以引起较大的血管容量改变，可以比作一块口香糖，用很小的力量就可以拉长它；相反，如果血管内的压力变化很大才能引起同样的血管容量变化，说明血管的顺应性降低，血管僵硬度增高，可以比作一根弹性很好的橡皮筋，需要用很大的力量才能拉长。因此，血管弹性是顺应性的倒数：弹性=1/顺应性。与僵硬度相对应的是物体的柔韧性。柔韧性越大，僵硬度越小；相反，柔韧性越小，僵硬度越大。很多文献直接使用动脉僵硬度表示动脉硬化的程度。弹性、顺应性和僵硬度是从不同角度表示动脉管壁的这种物理性质。

心脏的射血是间断的，心脏舒张时血液继续向前流动的动力来自大动脉管壁的弹性回缩作用，这种工作方式被称为Windkessel模式。Laurent等在一篇综述中将这种方式比作救火系统的射水装置（图2-5）。

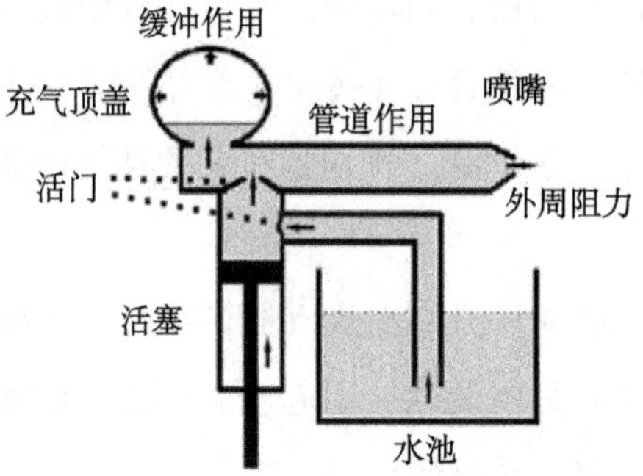

注：活塞向上推动，将水经过管道上的瓣膜推向充气顶盖和管道，并经喷嘴将水射出。当活塞向下运动时，将水由水池抽吸上来，经瓣膜进入活塞内。由于管道上的瓣膜关闭，管道中的水无法反流进入活塞。此时充气顶盖发挥它的缓冲作用，将水继续推向管道，经喷嘴射出。图中的活塞类似心脏，充气顶盖类似大动脉，管道类似动脉血管，喷嘴类似外周阻力。

图 2-5 救火器工作原理图解

图中的活塞、活门、充气顶盖、管道和喷嘴的作用非常类似人体中的心脏、瓣膜、大动脉、动脉系统和外周阻力。当活塞向上推进时，一方面将水经喷嘴射出，另一方面压缩充气顶盖。当活塞向下回位时，由于活门关闭，水无法回流。此时充气顶盖回缩，将储存的能量释放出来，继续射水。如此循环往复，心脏的射血类似这种工作原理。当心脏收缩时，左心室将血液射入大动脉，产生了收缩压，其中一部分能量扩张了动脉管壁。当心脏舒张时，由于主动脉瓣的关闭，血液不能反流进入心脏，动脉管壁的回缩将储存的能量释放出来，继续推动血液向前流动，使血流在心脏舒张期不致中断，形成舒张压。当然，还有很少一部分能量以热的形式散发出去。

心脏的这种工作方式与射水系统不同的是，在射水系统，充气顶盖的缓冲作用和管道系统的导水作用是分开的。而循环系统中的管道作用和缓冲作用都由动脉完成。这种差别使血液在循环系统中的流动具有不同的特点：①动脉是一个分支系统，随血液向前流动，管径不断减小。②动脉管壁在结构上不是均质的，大动脉管壁，肌肉相对少，顺应性好（扩张性强），或僵硬度较小。随着动脉口径减小，管壁的肌肉成分增加，僵硬度增加，顺应性减小。③动脉口径越小、外周阻力越大。④动脉中脉压的波动会沿着动脉管壁向前扩散或向前传导，而且这种传导速度在不同的动脉段是不相同的。⑤当脉搏波到达动脉分支和遇到阻力时，会产生反射波，反射波的传导方向相反，由外周向心脏传导，这种反射波对收缩压和舒张压都有明显的影响。

人体心血管系统的这些特点，主要是从两方面影响动脉血压，一是大动脉的缓冲作用，二是脉搏波的反射作用。

1）动脉的缓冲作用：前面谈到动脉的 Windkessel 效应就是动脉的缓冲作用。大动脉管壁的弹性缓冲作用，将心脏收缩时射出的一部分血液储存起来，在心脏舒张时再输送出去，使血液变为连续的流动。动脉管壁的弹性不是一成不变的，随着年龄的增长或疾病的发生，动脉管壁弹性可以产生很大的变化，进而影响动脉的缓冲作用，影响动脉血压。

对于年轻人的心脏，在一定（相同）的外周阻力和心率的条件下，由于大动脉的顺应性好（僵硬度小）。从顺应性的定义（dV/dP）可以看出，顺应性好的动脉（年轻人），当心脏收缩时射出相同的每搏量（dV），在动脉中形成的压力（dP）是低的，即同样的每搏量在动脉造成的收缩压是低的。由于动脉顺应性好，储备心脏收缩能量的能力强。当心脏舒张时，释放这种能量的结果，是在舒张期输出更多的血量，提高了舒张压。因此，对于年轻人，他们的收缩压降低，舒张压较高，脉压较小。而对于老年人，通常都有动脉硬化，动脉管壁的僵硬度增加，顺应性降低，动脉血管不容易扩张。心脏以相同（与年轻人相同）的收缩力量，无法射出与年轻人相同的心排血量。此时心脏的后负荷增加，后负荷增加的初期，心脏以原来的收缩强度，无法射出和以前相同的每搏排血量，从而引起每搏排血量降低。每搏排血量的降低，表示心脏在舒张期有更多的血液滞留在心室，在下一次收缩开始之前，心室舒张末期的容积增大，心室肌肉的初长增加。根据 Starling 定律，心室肌肉的收缩力量会增加，这是心肌本身的一种自动调节。此外，每搏量的降低意味提供各组织器官的血量减少，供给器官和组织的氧气和营养减少，体内的内环境发生变化。机体对此做出的反应是启动机体原本存在的神经和体液调节机制，例如，通过增加交感神经的紧张性，通过增加儿茶酚胺的释放等，加强心脏的收缩能力，恢复并保持每搏量不变，以维持机体的内环境稳定，这是通过全身的调节而实现的变化。心脏收缩力加强必然引起收缩压升高。从生理学效应看，心脏加强收缩代偿了动脉硬化造成的心排血量不足。由于大动脉硬化，僵硬度升高，在心脏收缩时储备心脏收缩能量的能力降低。在心脏舒张时，大动脉的回缩力量减少，输送的血量减少，造成舒张压降低，脉压加大。因此，大动脉硬化后通过动脉管壁的弹性变化，可以引起收缩压升高、舒张压降低和脉压加大。

2）脉搏波的反射作用：心动周期中，血压的周期性升高和降低，对动脉管壁产生的弛-张作用就是一种波动（脉搏波）。脉搏波可以沿动脉管壁向外周扩散（传导）。平时在桡动脉摸到的脉搏，就是脉搏波由主动脉向桡动脉扩散的结果。脉搏波在扩散过程中遇到阻力可以产生反射，形成反射波。反射波同样也可以扩散，其扩散方向与脉搏波的传导方向是相反的，由外周向心脏扩散。从动脉的形态结构看，以下的结构特点是引起脉搏波反射的基础：动脉的分支、动脉口径变小和动脉管壁的弹性产生变化（动脉硬化）。上述正反两种波动在同一条动脉中传导，它们相遇时会产生相互作用。这种相互作用决定于反射波产生的位置，反射波的幅度和回传的速度。人的大动脉管壁（例如，主动脉）有很厚的弹力层，平滑肌相对较少，顺应性高，僵硬度小。随着动脉口径的减小，管壁上的平滑肌相对增加，顺应性降低，僵硬度增加。因此，动脉管壁的弹性不均一，有梯度。动脉的僵硬度随动脉口径减小而加大，这是正常人动脉管壁弹性变化的特点。

随着年龄的增长，会产生动脉硬化，影响动脉管壁的弹性：僵硬度增大，顺应性减小。这些变化通过对脉搏波的反射作用，影响收缩压和舒张压。下面从分析一组血压曲线可以看到反射波对血压的影响（图 2-6）。

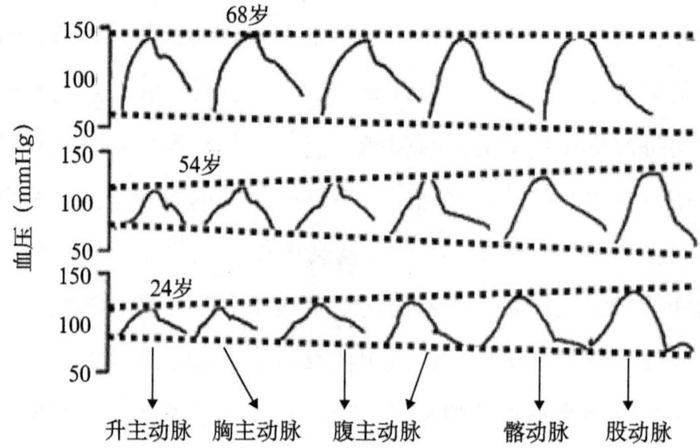

注：受试者的年龄分别为：68 岁、54 岁、24 岁。最年轻者在传导过程中脉压增加 60%；最年长者的脉压几乎没有增加。他们的平均动脉压没有变化，但随着传导向前进行，收缩压升高，舒张压降低。

图 2-6　3 个不同年龄成人的脉搏波在动脉中的传导

图 2-6 第 3 排是年轻人的动脉血压。由于动脉的僵硬度小，顺应性好，可以缓冲心脏收缩时的血压，使收缩压降低。而在心脏舒张时，动脉管壁弹性回缩好，回缩强劲有力，从而提高舒张压，两者共同作用使脉压降低。此外，血管僵硬度小，脉搏波在动脉管壁上的传导速度（PWV）不快，反射波返回的速度也不快，这些作用表现在大动脉（如主动脉，图 2-6 第 3 排左侧），使主动脉中的收缩压降低，舒张压升高，脉

压降低。表现在较小的动脉（如股动脉，图 2-6 第 3 排右侧），由于动脉管壁的肌层加厚，弹性较小，缓冲作用降低。又由于此处距离产生反射波的位置较近，反射波会落在收缩期，提高收缩压。这两种作用都提高了收缩压，使脉压加大。这种现象被称为“放大现象（amplification phenomenon）”。老年人（图 2-6 第 1 排）常常有动脉硬化，使大动脉的僵硬度增加，顺应性降低，而对中小动脉，由于它们的肌层较厚，硬化程度不如大动脉。当血管壁的僵硬度增加时，在血流动力学上有两种作用，一是在心脏收缩时的缓冲作用减小；二是传导脉搏波的速度（PWV）加快。缓冲作用减小表现在主动脉（图 2-6 第 1 排左侧），可以引起收缩压升高和舒张压降低。脉搏波的传导速度增加，不仅提高脉搏波的正向波（脉搏波）传导速度，也提高反向波（反射波）传导速度。在主动脉部位，反射波落在收缩期。这两种作用都使收缩压升高，脉压加大（图 2-6 第 1 排左侧）。

进一步比较第 3 排曲线（年轻人）和第 1 排曲线（老年人），可以看到他们各自的特点。年轻人（第 3 排）的曲线有以下 3 个特点：①收缩压后高（较小的动脉收缩压升高）前低（主动脉收缩压降低）；②舒张压前高（主动脉舒张压升高）后低（较小的动脉舒张压降低）；③脉压小。从这一分析可以看到，收缩压在较小的动脉反而高于主动脉。对这种现象的解释是，管径较小但肌肉比较丰富的较小动脉，管壁的僵硬度相对较大（顺应性小），从而产生两种作用：一是在收缩期缓冲动脉压的能力较小，因此有提高收缩压的作用；二是由于比较接近产生反射波的部位，反射波返回时正好落在收缩期，具有提高收缩压的作用。比较前后的平均压（图上没有显示），还是前高后低，这种压力差推动血液向前流动。再看老年人的第 1 排曲线，也有以下 3 个特点：①收缩压前升，后也略升，前后相差不大；②舒张压前降后也降；③脉压加大。对这种现象的解释是，由于主动脉僵硬度增加，缓冲作用减小，这种变化在主动脉可以提高收缩压，降低舒张压。在肌肉丰富的较小动脉僵硬度变化不大，因此，在较小动脉，收缩压变化不大或略有升高。反射波的作用变化很大，老年人由于传播速度加大，返回到主动脉时正好落在收缩期，因此加大了收缩压。在肌肉丰富的较小动脉，硬度略有升高，因此会使收缩压略有升高，舒张压略有降低，脉压略有加大。

由以上讨论可见，大动脉管壁的硬化在血流动力学上可以引起收缩压升高、舒张压降低和脉压增大。这些变化长期作用于人体是高血压损害人体健康的一个重要方面。

3）动脉管壁硬度的测定：由于动脉管壁弹性可以明显影响动脉血压，因此，测定动脉管壁的弹性成为大家的一个关注点。在 2007 年欧洲高血压患者治疗手册中，将动脉管壁弹性作为鉴定高血压是否引起终末器官损伤的一个参考指标，说明对动脉管壁弹性的研究已从理论研究逐渐过渡到临床应用。

用不同的方法可以测定动脉管壁的弹性，最简单的方法是测定患者的脉压。前面已经谈到，动脉硬化后，动脉管壁僵硬度增加可以升高收缩压和降低舒张压，增加脉压。因此，脉压可以间接反映动脉硬化的程度：脉压越大说明动脉管壁的僵硬度越大。有文献报道，在临床上可以将脉压作为预测冠心病发生率的一个指标。

由于有一些影响脉压的因素与动脉硬化没有关系，例如，心率、动脉瓣的功能、心排血量等，因此，使用脉压表示动脉管壁的硬度并不十分准确。测定近心动脉 PWV 可以更准确反映动脉管壁的僵硬度。动脉管壁僵硬度越大，传导速度越快；僵硬度越小，传导速度越慢。2004 年 Framingham heart study 发表了一篇对正常人群中心大动脉和外周动脉 PWV 的研究报告，研究对象是健康人群，这些人没有心血管疾病的临床表现，没有高血压、糖尿病、肥胖及血脂异常，12 个月内没有吸烟，属于发生心血管疾病的低风险人群。他们的近心动脉脉搏波的传导速度为 4 ～ 6m/s，而外周富有肌肉的动脉增加到 8 ～ 10m/s，说明近心大动脉的僵硬度大于外周较小的动脉，提示正常人动脉系统的弹性不是均一的，存在梯度。这种梯度的形成来自大动脉和较小动脉结构的不同。

Laurent 等比较了不同测定动脉管壁弹性的方法，认为测定颈动脉-股动脉之间的 PWV 是最好的方法，称为动脉管壁僵硬度的“黄金测定”：2007 年欧洲高血压患者治疗手册中，建议以 PWV 作为动脉弹性的参考指标，鉴定高血压是否引起终末器官的损伤。2010 年《欧洲心脏病学杂志》发表了对正常人 PWV 的测定结果（表 2-3）。

表 2-3　测定 1455 位不同年龄正常人 PWV（m/s）

组别	均值（± 标准差）	中位数（四分位数）
＜ 30 岁组	6.2（4.7 ～ 7.6）	6.1（5.3 ～ 7.1）
30 ～ 39 岁组	6.5（3.8 ～ 9.2）	6.4（5.2 ～ 8.0）
40 ～ 49 岁组	7.2（4.6 ～ 9.8）	6.9（5.9 ～ 8.6）
50 ～ 59 岁组	8.3（4.5 ～ 12.1）	8.1（6.3 ～ 10.0）
60 ～ 69 岁组	10.3（5.5 ～ 15.0）	9.7（7.9 ～ 13.1）
≥ 70 岁组	10.9（5.5 ～ 16.3）	10.6（8.0 ～ 14.6）

目前在临床上已有不少有关 PWV 与患者预后的报道。例如，Laurent 等的研究表明脉搏波传导速度越快，发生心血管并发症的概率越高。他们在 1980 例非住院的原发性高血压患者中进行了 16 年的随访。以颈动脉到髂动脉之间的 PWV 作为主动脉管壁僵硬度的指标，以回归表示全部死亡率和由心血管并发症诱发的相对死亡率与动脉管壁僵硬度之间的关系。结果表明，PWV 与全部死亡率和由心血管并发症诱发的死亡率之间有明显的相关关系。提示主动脉的硬度是一个独立的预测因子，可以预测由心血管并发症诱发的死亡率和全部死亡率。

（2）促进大动脉硬化的因素：目前已知有很多因素和疾病都能促进动脉管壁的硬化。在这些因素中，最常见和影响最大的因素是高血压、动脉粥样硬化、老化和糖尿病。这些因素之间又有相互促进的作用。老化可以直接引起动脉硬化，也可以促进动脉粥样硬化的产生，通过动脉粥样硬化引起动脉硬化。高血压可以直接引起动脉硬化，也可以通过促进动脉粥样硬化的产生，间接引起动脉硬化。图 2-7 解释了它们的这种相互关系。

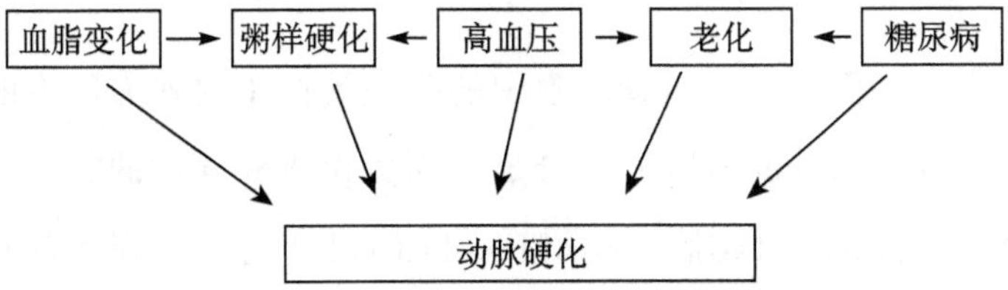

注：高血压虽然可以促进大动脉的硬化，但在临床上，患者产生动脉硬化是多种危险因素共同作用的结果。

图 2-7 多种危险因素促进动脉硬化的相互作用

（3）高血压引起动脉硬化的可能机制：动脉的弹性主要由动脉管壁的结构决定。血管壁主要由细胞和细胞外基质（extracellularmatrix，ECM）组成（图 2-8）。细胞和细胞外基质的关系，可以看成是内膜、中膜和外膜中的细胞被细胞外基质包围，或这些细胞埋藏在细胞外基质之中，因此，细胞外基质中的蛋白质的组成和性质直接影响血管壁的弹性。这些蛋白质包括弹性蛋白、胶原蛋白、黏蛋白和糖蛋白等。其中弹性蛋白和胶原蛋白是关键，它们的性质、绝对含量和相对含量决定了动脉管壁的弹性。胶原蛋白和弹性蛋白由相应的蛋白酶合成。血管壁中还有一类降解这些蛋白质的酶系统，如基质金属蛋白酶（matrixmetaloproteinases，MMP）的主要作用是降解细胞外基质。这些降解酶的活性又受到一些抑制酶的抑制，如组织基质金属蛋白酶抑制酶（tissue inhibitors of matrix metalloproteinases，TIMPs）。由此可见，血管中胶原蛋白和弹性蛋白的绝对和相对含量处于动态平衡之中。动态平衡过程包括蛋白质的合成与降解及酶的激活与抑制等。因此，通过对上述平衡过程中的各个活性物质的调节，可以直接影响血管管壁的弹性。这种不同作用酶之间的相互作用，十分类似心室壁硬化过程中这些酶的相互作用。

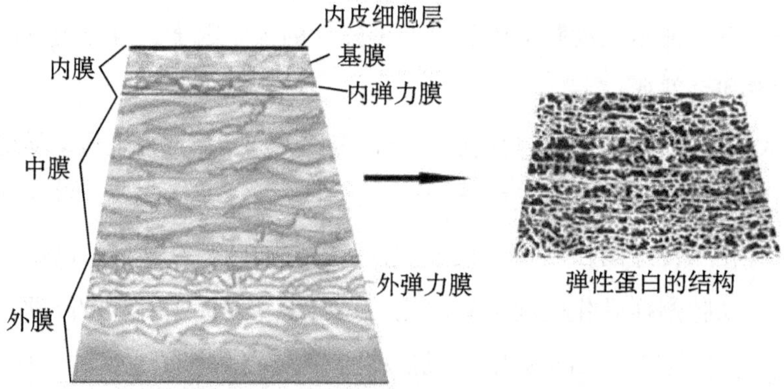

图 2-8　大动脉结构示意图

ECM 有多种来源。例如，大血管内膜中的弹性蛋白（内弹力层中的弹性蛋白）由血管内膜的内皮细胞（endothelial cell）合成。而大血管外膜中的胶原蛋白由成纤维细胞的一种基因表型（肌成纤维细胞，myofibroblast cell）合成。在大动脉，动脉管壁的弹性是 Windkessel 模式中起缓冲作用的部位，是心脏舒张时大动脉管壁弹性回缩推动血液向前流动的动力，这种弹性主要来自 ECM 中的弹性蛋白和胶原蛋白，它们大约占血管干重的 50%。这里的 ECM 主要由平滑肌合成。大动脉中的平滑肌是一种能合成和分泌 ECM 的特殊表型（matrix phenotype）平滑肌细胞。由于大动脉的弹性在动脉血压的形成中具有决定性作用，因此，文献上常常将平滑肌细胞称为 ECM 的合成细胞。

血管平滑肌细胞含有合成细胞外基质分子的酶系统和抑制这些酶系统的抑制药。血管平滑肌本身对各种刺激，包括机械和化学性的刺激以及损伤都很敏感。因此，通过对平滑肌细胞的刺激，通过平滑肌产生的酶，改变血管壁上胶原蛋白和弹性蛋白的绝对和相对含量，影响 ECM 的组成和性质，从而改变动脉管壁的弹性。

高血压患者动脉血压长期升高和脉压加大，对血管壁有两种影响：一是血压的升高和脉压加大的直接作用，可以引起动脉管壁中弹性蛋白和胶原蛋白产生断裂和疲劳，破坏肌肉间的连接从而直接损伤动脉管壁。老化对血管结构的作用主要是中层的退行性变化，从而引起大的弹性动脉进行性的变硬。二是这些变化也可以影响平滑肌细胞中上述各种酶的合成和释放，从而影响胶原蛋白和弹性蛋白的合成和降解，改变它们的性质和含量（胶原蛋白增加，弹性蛋白降低），最终造成动脉管壁的硬化。

在动脉管壁上钙的沉着也会影响管壁的硬度。动脉管壁中的钙含量是随年龄增长而增加的，特别在50岁以后。钙的沉着是人类特有的现象，这种钙的沉着可以降低管壁扩张性，促进管壁的硬化。

最近Qiu等的研究证明血管中平滑肌细胞本身也有硬化，这种细胞的硬化也随年龄的增长而增加。他们在动物模型的研究中测定了老年猴和年轻猴主动脉管壁的僵硬度，利用原子显微镜（atomic force microscopy，AFM）和组织再造模型测定平滑肌细胞的硬度。结果表明平滑肌细胞的僵硬度随年龄的增长而升高，平滑肌细胞的僵硬度也是动脉管壁硬化的成因之一。他们主张在治疗动脉硬化时，使用一些降低血管平滑肌紧张性的药物，降低平滑肌细胞的僵硬度，从而有助于对动脉硬化的治疗。

由此可见，动脉硬化是多种原因综合作用的结果。究竟血压升高和老化如何引起动脉硬化，通过哪些途径实现对血管中ECM的调节，目前还不十分了解。很多研究还处于起步阶段，研究的空间很大。

3. 对心脏的损伤　高血压对心脏的损伤主要是心脏后负荷增加后对心脏功能和形态的影响。在动脉血压升高的条件下，增加了心脏射血的阻力，心肌必须增加收缩力量，克服这种阻力，才能保持适当的心排血量，维持机体的内环境稳定。在原发性高血压早期，这种反应只是身体的一种生理性代偿作用。随着时间的增长，随着年龄的老化，这种代偿作用逐渐转变为病理性损害，最终将引起舒张性心力衰竭，产生非常严重的后果。这部分内容将在“第三章：高血压与心功能不全”做详细的分析和讨论。

第二节　原发性高血压的病理生理学

在前面的讨论中多次提到原发性高血压。20世纪50年代，由于对原发性高血压缺乏认识，导致错定了正常血压范围。直到20世纪60年代人们才真正认识到血压升高可以直接损害人体的健康。随后几十年，在研究治疗高血压的药物上有了很大的进展，找到了可以控制高血压的有效药物。在全世界推广使用后，大大降低了心血管并发症的发生率和由此产生的死亡率，并显著提高了患者的生活质量。例如，1997年Manton等的一篇文章分析了美国的情况，在美国，由心脑血管意外而致残的患者，1994年是1700

万，如果没有高血压的宣传教育和治疗，按照1982年的发病率统计，1994年的致残人数应当是2100万，两者之差是400万，仅仅这400万人的护理费用，在美国每年节约173亿美元。这里还没有计算急性期的治疗费用，也不包括劳动力损失的费用，可见高血压的宣传教育对治疗所产生的效益有多高。

100多年来，人们对原发性高血压的斗争取得了伟大的成功，这是问题的一方面。另外一方面是原发性高血压以及由它产生的并发症，还有很多问题没有解决。例如，究竟是什么原因引发了动脉血压升高？为什么高血压会引起这么多严重的并发症？人们对一些严重的并发症（如舒张性心力衰竭等）还缺乏针对性的治疗，几乎束手无策。这些问题都涉及原发性高血压的病理、生理学机制。直到今天，人们还在不断努力，试图从原发性高血压的病理、生理学机制中，寻找控制高血压并发症的有效治疗药物和手段。下面所谈的“原发性高血压的病理、生理学”，只是选择其中一个比较系统的理论，解释原发性高血压中血压升高的可能机制。从分析讨论中可以看到，原发性高血压的病理、生理学机制涉及全身各个器官和各种调节通路，是一个十分复杂的全身性疾病。

由于原发性高血压的病理、生理学机制涉及机体的动脉血压调节，为了方便讨论，本节内容分成两部分，一部分是动脉血压调节机制，特别是慢性血压调节的机制；另一部分是原发性高血压的病理、生理学机制。

一、动脉血压的调节机制

维持机体动脉血压稳定是维持内环境稳定的一个重要方面。从调节途径看，有神经性调节、体液性调节、自动调节等。如果从血压调节的时间效应看，可以将调节分为快、中、慢3种类型。动脉血压的快速调节（rapid phase），往往在几秒或几分钟之内完成，完成这种调节的途径包括颈动脉窦和主动脉弓的压力感受器反射；颈动脉体和主动脉体的化学感受器反射以及由于脑缺血产生的加压反应等。中间型血压调节（intermediate phase）包括由血管紧张素完成的调节；由组织液和血浆之间的交换，改变血容量实现的调节；还包括血管壁顺应性变化对血压的调节等，这些调解往往历时几分钟或几小时。慢性血压调节或长时程血压调节（long term phase）是持续几天、几个月或多年的血压调节。Guyton等从20世纪60年代开始，对这一问题做过系统研究。下面以他们的研究资料为主轴，讨论有关的理论。

（一）肾和慢性动脉血压调节

1. **肾在慢性动脉血压调节中的作用**　Guyton 等的动物实验结果表明，在给动物使用受体阻断药去除外来神经对心血管的控制后，向动物体内注射一定容量的体液，使动脉血压升高，经过一段时间（约 2h）后，血压可以恢复到原来的水平。提示在慢性动脉血压的调节中神经系统的作用可能并不重要（图 2-9）。

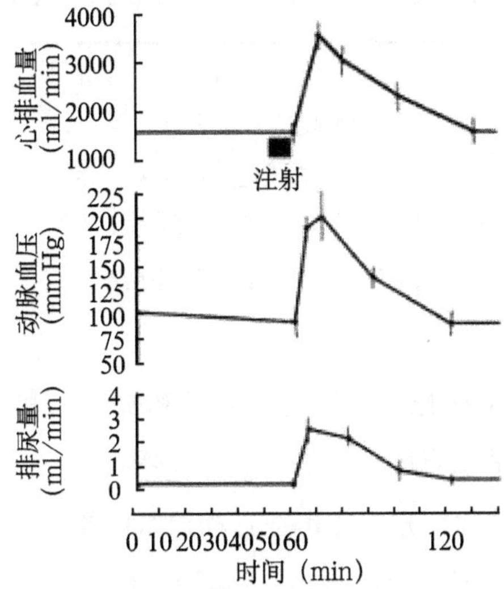

注：通过尿的排出，大约 1h 后动脉血压恢复到正常水平。

图 2-9　阻断狗动脉血压调节的神经反射途径后，静脉输液对心排血量、动脉血压和排尿量的影响

Guyton 等提出，肾对水和盐的调节在慢性血压调节中有重要的作用。他们认为动脉血压的升高和降低都会伴有肾的排盐、排水的升高和降低，而肾的这种作用又直接影响到血容量的升高和降低，通过血容量的变化再影响到动脉血压的升和降，从而形成一条回路：动脉血压→肾排水和盐→血容量→动脉血压。

这一理论的核心是肾的功能，即全身动脉血压的升高和降低直接影响肾排尿量的升高和降低。动脉血压和肾排尿的这种关系称为压力-利尿作用（pressure-diuresis）。由于肾的排水和排盐（NaCl）是同时进行的，因此又称为压力-钠利尿（pressure-natriuresis）作用。

2. **压力-利尿作用（pressure-diuresis）和作用的平衡点（equilibrium point）**　当动脉血压升高时，由肾排出的尿量也增加，它们之间形成一种十分明显的正相关关系，即动脉血压越高，由肾排出的尿量也越多，形成一种压力-利尿作用（图 2-10）。

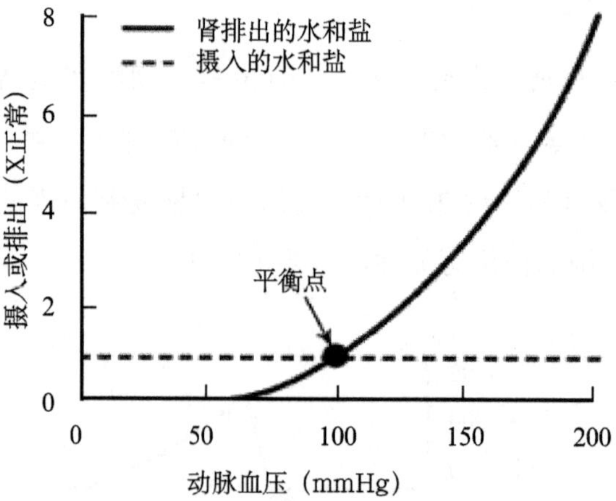

注：本图表示动脉血压、肾的排尿和水盐摄入量之间的关系，并表示动脉血压以平衡点为核心的调节（有很小量的水和盐的排出是通过非肾途径实现的，在此图中忽略不计）。

图 2-10　压力-利尿作用图

Guyton 等认为机体的动脉血压、肾的排尿量和机体水和盐摄取量三者之间有一个平衡点，动脉血压在这个平衡点的上下进行调节（图 2-11）。他们认为机体的血容量在一定条件下是稳定的，它的稳定是机体由进食和饮水的摄入量(主要是水和盐的摄入)、机体体液的排出量（主要包括由肾的排出）、血液和组织液之间的交换等多种途径之间的动态平衡。在压力-利尿作用图中，将这种稳定状态，以"摄入量（intake）"表示。由于在一定时间和条件下"摄入量"是稳定不变的，因此以一条水平线表示。这样，在图 2-11 中有了 3 个参数：动脉血压、肾排水或排钠量以及摄入量。当动脉血压升高时，由于压力-利尿作用，肾排出水和钠的量增加，此时血容量将减少；由于血容量减少，使心排血量减少，血压回落。只要血压没有回落到与摄入量相匹配的水平，压力-利尿作用将一直发挥作用，血压由于血容量的减少而继续降低，直到与摄入量相匹配。如果血压继续降低，低于摄入量，此时压力-利尿作用在相反的方向上起作用：由于肾排出的尿量继续减少，少于摄入量，通过血浆与组织液之间的交换，血容量得到补充而升高；由于血容量的恢复，使心排血量升高，血压升高，又回到与摄入量相匹配的水平。Guyton 等将这一匹配点称之为"平衡点（equilibrium point）"。根据这一理论，经由压力-利尿作用，动脉血压经常在平衡点上下作微调，保持相对稳定。

依照这一理论，机体动脉血压的升高只可能在以下 2 个条件下发生：一是压力-利尿曲线的变化（变平坦或右移）；二是摄入量变化（增加摄入量）。图 2-11 所示，曲线变得平坦或右移表明肾只有在较高的血压条件下才能排出与以前相同的尿量。此时平衡点向右移动，产生高血压。机体在新的平衡点上（高血压）维持动脉血压的稳定，这是由压力-利尿曲线的变化造成的高血压。如果由于某种原因使机体的摄入量上升，即血容量持续升高，也可以使平衡点移向右上方，产生高血压（图 2-11），这是由摄入量的变化造成的高血压。

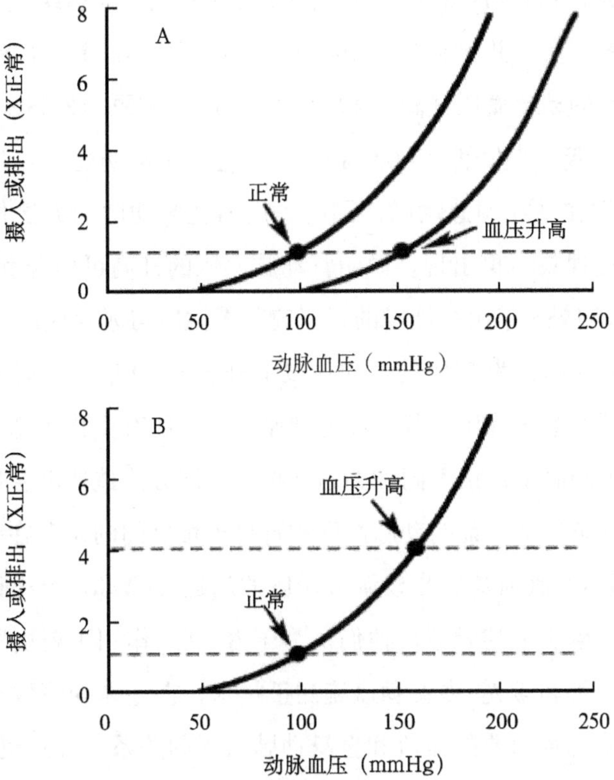

注：A. 压力-利尿曲线向右移动；B. 提高水和盐的摄入量。

图 2-11　通过压力-利尿作用，动脉血压升高的两种途径

上述慢性血压调节理论或高血压形成的理论，需要解决以下两个问题，一是压力-利尿作用存在的实验根据；二是压力-利尿作用的机制。

在教科书上都会谈到肾的一种重要功能：肾血流的自动调节。肾本身对由肾动脉进入的血流量有一种自动调节作用，当肾动脉血压在 90 ～ 160mmHg 时，由于血管平滑肌的自动收缩和舒张作用，流经肾的血流量、肾小球滤过率和重吸收率都不会发生明显的变化，而且在去神经的肾，这种作用依然存在，因此称为“肾血流的自动调节”。这种自动调节似乎保证了肾在一定范围之内，肾动脉血压的变化不会对肾的排尿产生影响。看来，这种“自动调节作用”与压力-利尿作用是矛盾的。因此，肾动脉血压是否能影响肾的排尿量成为这一理论的关键。

（二）压力-利尿作用存在的实验根据和机制

20 世纪 70 年代和 80 年代已经有实验证明，肾动脉血压升高或降低可以增加或减少肾的排尿量。例如，Mohring 等 1975 年将 SD 大鼠一侧肾动脉结扎，降低肾的灌注，结果产生了钠和水的潴留，并引起全身动脉血压升高。Gross 等在 1981 年结扎清醒狗的颈总动脉造成反射性的动脉血压升高（+49.6%），引起肾排尿（+80.5%）和排钠（+85.3%）增加以及肾对钠的重吸收率降低（-0.9%）。为了进一步证明这种作用是通过肾动脉血压降低实现的，他们在结扎颈总动脉的同时，用结扎肾动脉的方法保持肾的血压或灌注量不变，结果上述现象不再出现。说明肾动脉血压的升高可引起利尿作用，即压力-利尿作用。Roman 等 1985 年用去神经的肾研究肾灌注压与尿生成的关系，在 90 ～ 160 mmHg 的范围升高灌注压，发现尿的生成可以上升 5 ～ 20 倍，此时肾小球滤过率、肾血流量和肾小管周围毛细血管压（肾髓质毛细血管压可能有变化）都未见明显变化。

上述研究从多个侧面（包括不同种类的动物、不同方法造成动脉压升高、整体或离体、清醒或麻醉等的条件下）证明动脉血压和肾排出量之间的确存在一种正相关关系。关于压力-利尿作用与肾脏血流的自动调节矛盾的问题，Cowley 等根据他们的研究，提出了一种新的解释，解决上述矛盾。他们认为压力-利尿作用主要由肾髓质血流的变化造成。他们应用微导管和激光-多普勒血流测量技术，在整体和清醒动物，分别测定肾不同部位的血流，研究肾髓质的血流和全身动脉血压的关系。经过近 10 年的研究，证明肾髓质血管不存在肾的自动调节。对于肾的其他部位，当全身动脉血压升高时，由于肾的自动调节作用，肾血流量、肾小球滤过率、肾小管周围毛细血管压等不会有很大变化。但唯有肾髓质毛细血管与动脉血压之间没有这种自动调节作用，而是一种平行互动的关系，即当动脉血压升高时，肾髓质中毛细血管的血压升高，由于肾髓质中毛细血管血压的升高，也增加了组织液的压力，从而降低或丢失了肾髓质的渗透压梯度。肾髓质内毛细血管血压的升高和渗透压梯度这两个因素的丧失，可明显抑制近曲小管和 Henle 襻对钠和水的重吸收，从而增加了肾的排尿量，形成压力-利尿作用。因此他们认为，在全身动脉血压波动在 60 ～ 160mmHg 时，虽然全肾中肾血流量、肾小球滤过率、肾小管周围毛细血管压等不会产生明显的变化，但由于自动调节作用，肾髓质中血流动力学的变化也可以引起压力-利尿作用。

尽管Cowley等的研究看到了肾动脉血压变化时，肾髓质中血流动力学的相应变化，从理论上也可以解释压力–利尿作用形成的原因。但肾髓质中血流动力学的变化和动脉血压变化之间的因果关系仍然缺乏明确的实验证明。由于内侧肾髓质的血流量只占肾血流量的1%，肾髓质血流动力学的变化是否足以形成压力–利尿作用?

为此，他们改进了实验技术，可以同时在清醒动物肾脏中不同部位的很小范围内做灌注，从而设计了多项实验。例如，他们以一种一氧化氮合酶抑制药（NG-nitro-L-arginine methyl ester，L-NAME）灌注肾髓质（图2–12），引起血管收缩，选择性地降低肾髓质毛细血管血流（–30%），而肾皮质的血流不受影响，也不影响全肾血流量和肾小球滤过率，此时动物的平均动脉血压明显升高，并一直维持在高水平。当L-NAME灌注停止时，髓质的血流和平均动脉压又都逐渐恢复到对照水平。他们还利用其他缩血管药，也得到了类似的结果。例如，使用精氨酸血管加压素（arginine vasopressin，AVP）V1受体激动药灌注肾髓质，使肾髓质内侧的血流减少35%，在灌注的14天内，平均动脉血压持续升高（+20mmHg），灌注停止后，血压迅速回到对照水平的100mmHg。使用卡托普利（captopril）抑制血管紧张素Ⅱ（AngⅡ）的生成，并做肾髓质的灌注（5天），由于AngⅡ收缩血管的作用受到抑制，引起肾髓质血管扩张，血流增加40%，此时肾皮质的血流保持不变，动物的动脉血压明显减低（–20mmHg），灌注停止，血压恢复。上述多项正反两方面的实验证明，肾髓质的血流动力学的变化是引起压力–利尿作用的原因。

2003年，Hall的研究发现，在影响压力–利尿作用的各种体液因素中，血管紧张素系统的作用最为重要。他们采用清醒动物进行肾组织灌注（24h/d），并通过特定的装置自动调节肾灌注压力，这种技术可以在灌注药物的同时，观察动物全身动脉压、肾动脉压、肾排出量等的关系（图2–13）。结果表明，当血管紧张素系统的功能正常时，压力–利尿作用曲线十分陡峭，即动脉压很小的变化就可以明显改变肾的排水和排钠量，因此可以在很大范围内适应进食的盐和水量。例如，当进食的盐量升高时，可以抑制AngⅡ的生成和释放，促进排钠，保持体内钠和水的平衡。相反，如果进食盐量减少，AngⅡ分泌增加，肾重吸收钠增加，也能保持体内的钠和水的平衡。在有AngⅡ的条件下，曲线很陡，动脉血压变化很小就可以达到水和盐的平衡。当使用血管紧张素转换酶抑制药阻断AngⅡ的生成时，曲线左移并变得平坦。曲线平坦表明肾动脉血压需要较大的变动才能达到水和盐的平衡，因此降低了肾调节的灵活性，说明正常条件下血管紧张素系统的作用是肾调节水盐平衡灵活性的重要保证。

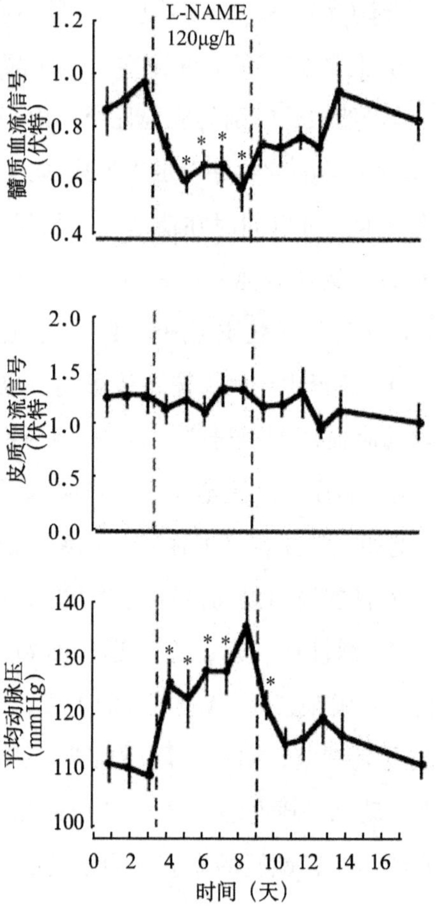

注：SD 大鼠的一侧肾切除，向肾髓质组织间灌注 NG-N-L- 甲基精氨酸酯（NG-nitro-L- arginine methyl ester（L-NAME）5 天，血流的记录来自埋置在肾组织中的探头，通过多普勒记录的原始电压信号。$^*P<0.05$（第 3 天）。

图 2-12　肾髓质血流、全身平均动脉血压（MPA）和肾皮质血流之间的关系

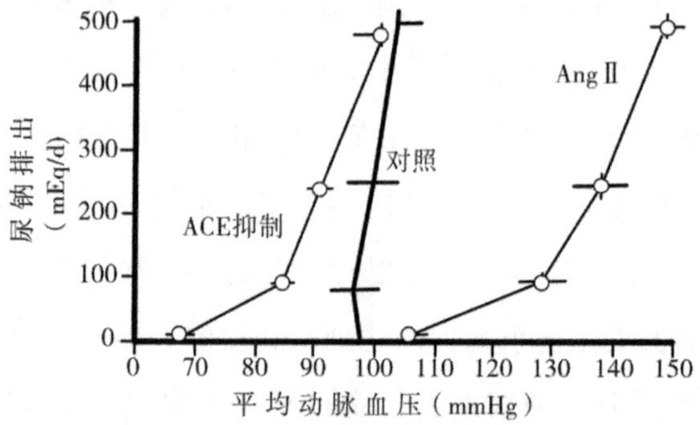

注：狗（6 只）的慢性实验。Ang Ⅱ：血管紧张素Ⅱ注射 [5ng/（kg · min）]；ACE：血管紧张素转换酶。

图 2-13　动脉血压、钠摄取和排出之间的关系

（三）压力-利尿作用在慢性血压调节中的作用

有不少研究表明，压力-利尿作用在慢性血压调节中具有主导的作用，即只要机体的这一功能正常，单纯外周阻力或血容量的变化，不会明显影响动脉血压的稳定。1988年，Hall 等的研究表明，以去甲肾上腺素 [0.2μl/（kg·min）] 灌注清醒狗（共 7 天），动物的平均动脉血压只有轻度升高（由 100mmHg 升高到 108mmHg）。但如果在实验中使用血压自动控制装置，使肾动脉血压不受全身动脉血压的影响而保持恒定，此时动物的平均动脉血压在 7 天内不断升高达 138mmHg。他们的解释是，在动物压力-利尿作用保持正常的条件下，单纯由于去甲肾上腺素造成的血管收缩，外周阻力升高，血压升高，由于压力-利尿作用，促使肾排水和排钠的作用加强，造成机体体液量减少，血容量减少，心排血量减少，血压降低，从而抵消了由于外周阻力升高造成的血压升高。从调节的生理学意义上看，机体以血压轻度的升高换取水和盐的平衡。如果压力-利尿作用由于血压自动调控装置而失去作用，不能通过肾加强水盐的排出，血压将持续升高。

同样，如果压力-利尿作用功能正常，单纯升高血容量造成动脉血压的升高也只是短暂的。例如，以醛固酮做灌注实验（狗），动物只是在第 1 ～ 2 天表现有排钠减少和轻度的高血压，随后回到正常。但如果以自动调节装置使肾的灌注压保持恒定，消除压力-利尿作用，此时醛固酮的灌注可引起动物进行性钠潴留和细胞外液升高，动脉血压持续升高，终止肾灌注压的自动调控，随肾的灌注压的升高，动脉血压则下降（图 2-14）。

结果表明，只要压力-利尿作用保持正常，由于某种原因升高或降低动脉血压，从长远效果看，机体可以通过肾的缓冲作用，维持动脉血压基本正常，说明压力-利尿作用在慢性血压调节中的重要作用。

2012 年，Beard 等在两种不同种系的大鼠上观察肾血流、肾小球的滤过率、压力-利尿作用和压力-排钠之间的关系，实验结果表明，肾小球输入和输出小动脉压力的变化可以引起肾小球滤过率的变化，这种很小的滤过率的变化可以引起动物尿量增加，排钠的作用加强，说明压力-利尿作用的确存在。

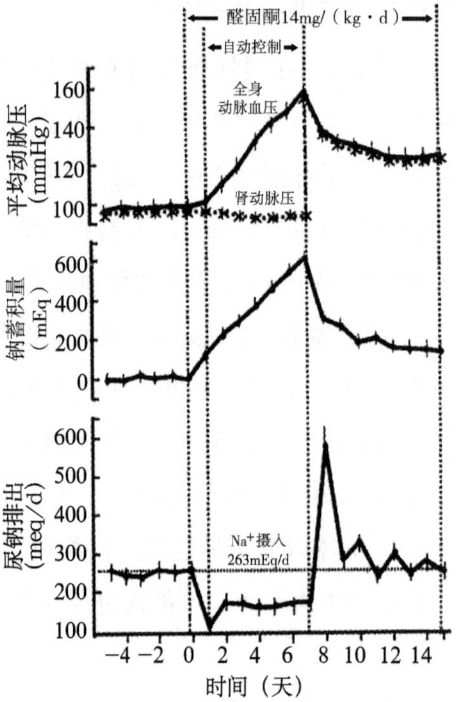

注：在肾动脉灌注压保持不变的条件下，连续 7 天醛固酮的灌注造成动脉血压升高和全身水肿。当肾动脉灌注压的自动控制停止，允许肾动脉灌注自由升高，钠平衡迅速恢复，动脉血压也降低。

图 2–14　在肾动脉灌注压保持不变的条件下，灌注醛固酮对动脉血压的影响

（四）高容量性高血压（volume-loading hypertension）

高容量性高血压是指血容量升高后产生的动脉血压升高。这种类型的高血压，与原发性高血压的表现十分相似。下面通过对高容量性高血压的讨论，进一步了解原发性高血压的病理、生理学机制。

1. 高容量性高血压的特点　高容量性高血压是指血容量升高后产生的动脉血压升高。机体血容量升高后，增加了血管内的充盈压力，心脏舒张时回心血量增加，进而升高心脏舒张期的压力，增加心脏舒张时的容积，引起心肌的前负荷增加，结果引起心排血量增加（Starling 定律），最终导致平均动脉压升高。这是心脏自身的一种调节。在整体还可以通过神经内分泌调节升高动脉血压。因此，从病理、生理学理论分析，高容量性高血压产生的特点应当是高心排血量性的高血压。

然而，从动物实验的结果看，尽管可以通过很多方法造成动物血容量升高进而产生高血压，但在形成高血压后，共同的特点是：①外周阻力升高；②心排血量基本正常；

③当血压稳定在某一高水平后，血容量基本正常或略有升高。从人的结果看，高血容量性高血压有两个症状：动脉血压升高和外周阻力升高。

如何解释高容量性高血压的发病机制，长期以来是有争论的。由于高容量性高血压存在高外周阻力，因此考虑外周阻力的升高可能导致高血压。血管的收缩和舒张受到神经和体液强有力的控制，神经和体液的调节可能起主要的作用。

Guyton 等一直主张，外周阻力升高，是高容量性高血压形成的结果，而不是产生高血压的原因。这一理论在很多论文中常常被大家引用，并用于解释高容量性高血压形成的机制。Guyton 等认为高容量性高血压产生的高外周阻力与全身自动调节有关。他们认为高容量引起动脉压升高后，分布到全身各器官和组织的动脉压力也升高，组织的血液灌注量也会随之上升，这种过度的血液灌注（overperfusion）通过全身自动调节引起组织中血管收缩，减少流经组织的血流量，使血液灌注恢复到正常水平。外周血管的收缩，升高了外周阻力，外周阻力升高本身增加了心脏的后负荷，使原本升高的心排血量降低。因此，Guyton 认为，全身自动调节是指当高血压形成后，全身组织的血流量升高，通过全身自动调节作用引起血管收缩，外周阻力增加，从而减少血液的灌注，使组织的血流恢复到正常或基本接近正常的水平。因此，通过全身自动调节的作用，将高心输出量的高血压转变为高外周阻力的高血压。

上述全身自动调节理论是否有可靠的实验作为依据，成为大家关注的问题。

2. 全身自动调节（whole body autoregulation）

（1）全身自动调节存在的实验根据：随着对血流动力学研究技术的改进，可以在不同条件下，对动物做长期的观察。研究结果表明，在狗、猫和大鼠等动物身上造成动物高血容量后，血液循环的外周阻力确有明显的升高。

Hinojosa-Laborde 等以清醒大鼠为实验对象，为了观察全身自动调节是否受到神经和体液调节的影响，他们以多种药理学阻断药，包括 chlorisondamine（10mg/kg）、methscopolamine（0.5mg/kg）、captopril（1.0mg/kg） 和（CH2）5Tyr（Me）arginine vasopressin（10 μ g · kg），取消神经体液的调节作用，在实验过程中始终维持平均动脉压、心排血量、外周阻力、血气、血 pH 等在正常范围之内。实验分两阶段进行，第一阶段：大鼠灌注 0.9ml 血液（6min 之内），结果表明动物的心排血量上升（9 ± 1）%（ ± SEM），平均动脉压升高（30 ± 3）%，外周阻力升高（22 ± 2）%。第二阶段：抽取大鼠 0.9ml 血液（6min 之内），结果是动物的心排血量下降（12 ± 1）%，平均动脉压下降（26 ± 4）%，外周阻力降低（16 ± 4）%（图 2–15）。

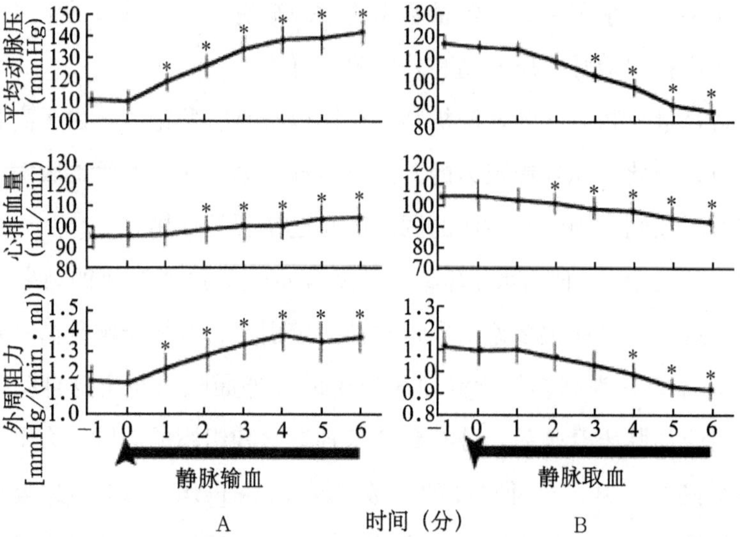

注：采用多种受体阻断药抑制各种神经和体液调节后，6min 内静脉灌注（A）或抽取血液（B），大鼠（n=7）平均动脉压、心排血量和外周阻力的变化。数据以均值 ± SEM 表示；* 表示与注射前（0 点）相比 $P<0.05$。

图 2-15 阻断狗动脉血压调节的神经反射途径后，静脉输液对心排血量、动脉血压和排尿量的影响

在清醒动物中，血容量的升高可以引起外周阻力升高；而且从一个侧面提示，外周阻力的升高可能与神经体液的调节无关。为了检验动物外周阻力对血容量变化的敏感性，他们发现，血容量只增加 5%，外周阻力可增加 22%，说明血容量变化很小，甚至在无法准确测定的条件下，就能引起外周阻力明显升高。

在实验性高血压的动物模型（切除大部分肾造成动物的高血压）的研究中发现，在早期（急性期），动物表现为高心排血量高血压，此时外周阻力变化不大；动物进入慢性期时，心排血量仅有轻度升高，而外周阻力明显升高。因此，从高血压的进展过程看，先有心排血量增加，而后才过渡到外周阻力升高。

（2）全身自动调节的机制：为什么动脉血压升高后可引起外周小动脉收缩，从而形成高外周阻力？这一机制，目前还不完全清楚。从生理学意义看，任何组织的血流量总是与其代谢率相匹配的：当代谢率升高时，小血管扩张，血流量升高，供应更多的氧气和营养物质；相反，则小血管收缩，血流量降低。因此，实际上全身自动调节的机制涉及的是局部组织血流调节的机制。目前看来，当动脉血压升高时，至少可以通过以下两种途径引起全身小动脉收缩，升高外周阻力。

1）代谢途径：当代谢率升高对氧气的需求增加时，或由于某种原因造成组织缺氧时，在局部可以诱发生成一些物质，通常都是一些能扩张血管的物质，包括腺苷（adenosine）、二氧化碳（carbon dioxide）、磷酸腺苷复合物（adenosine phosphate compounds）、组胺（histamine）、钾离子（potassium ions）和氢离子（hydrogen ions）等，其中腺苷的作用可能最为重要。这些物质通过弥散作用到达前毛细血管括约肌、直通血管和小动脉，引起血管扩张。

腺苷（adenosine）对心肌血管作用的研究最多。例如，当心脏代谢增加时，对氧气的利用明显增加并造成过度利用时，可引起心肌中氧浓度降低。由于组织中氧浓度降低，引起ATP降解增加，促使组织中腺苷浓度升高，这些腺苷可弥散到心肌细胞，引起冠状血管扩张。相反，当动脉血压升高，组织过度灌注，提高了组织的氧浓度，腺苷的浓度降低，扩张血管的作用减少，引起小动脉收缩，减少心肌的血流量。实际上这是机体通过腺苷对心肌血管的自动调节，从而实现血流和代谢的平衡。机体的其他组织，例如，骨骼肌等都存在类似的调节。因此，当动脉血压升高时，一些扩张血管的物质如腺苷的生成减少，造成小动脉收缩，外周阻力升高。

血液中的氧不仅参与物质代谢，它本身对血管平滑肌的收缩和舒张也有明显的影响。血管肌肉的收缩需要氧和其他的营养物质，当这些物质缺少时，血管将会舒张。例如，当代谢增加，由于组织对氧的利用率升高，可以降低组织中的氧分压，引起血管平滑肌收缩减弱，血管扩张，血流升高。当氧的浓度升高时，平滑肌的收缩也加强。实际上，毛细血管前括约肌是节律性收缩和舒张的（每分钟几次），其舒张时间是与组织代谢率相匹配的。当氧的浓度高过一定水平后，毛细血管前括约肌和直通小动脉强烈收缩，引起血管封闭，直到细胞消耗了过多的氧，氧浓度下降到一定的水平，括约肌才舒张，开始另一循环。由此可见，当动脉血压升高时，通过氧分压本身的调节也可以造成小动脉的收缩，外周阻力升高。除了氧具有上述作用外，其他的营养物质如葡萄糖、氨基酸和脂肪酸等，也都有类似的作用。

2）肌原途径：当动脉血压升高时，对小动脉是一种牵拉作用，导致血管扩张。这种牵拉本身是一种刺激，引起平滑肌收缩，血管口径减小，血流减小；相反，如果血压降低，可引起平滑肌舒张，血流增加。这是肌肉本身存在的一种自动调节，对维持组织血流的稳定有重要作用。因此，当动脉血压升高时，通过肌原途径也可以引起小动脉收缩，升高外周阻力。

3. 高容量性高血压形成过程的分析　Guyton和Osborn等对高容量性血压的形成过程作了详细的分析。他们将细胞外液、血容量、心排血量、外周阻力和动脉血压的变化在时间上作了对比（图2-16）。在血容量刚刚升高时，由于减压反射的作用，外周血管舒张，外周阻力有短时间的降低。随后，由于血容量的升高，血管内的充盈压升高，回心血量升高，心肌的前负荷升高，心收缩力升高，心排血量升高，由于心排血量升高，血压也逐渐升高，此时，外周阻力没有明显的变化。这一过程进入中期时，血容量上升到高峰，动脉血压也上升到高峰，外周阻力仍然没有明显的变化。由于动脉血压升高，对外周组织的血液灌注明显增加，此时，由于全身自动调节作用，外周血管开始收缩，降低进入组织的血流量，由于外周血管收缩，外周阻力也随之升高。当这一过程进入后期，由于小血管的收缩，外周阻力明显升高，动脉血压也明显升高；由于动脉血压的升高，压力-利尿作用发挥作用，由肾排出的尿量升高。如果肾的功能正常，肾将过多的水和盐排出，一切将恢复正常。如果肾的功能不良，只能在高血压的条件下方能排出过多的水和盐，此时机体在新的平衡点上达到水和盐的进出平衡。因此，高容量高血压的产生是在肾功能不良的条件下，血容量升高引起的。最后的结果是，由于压力-利尿作用，机体在高血压的条件下，基本恢复了血容量，从而也恢复了心排血量。从生理学意义的角度看，可以认为机体是通过高动脉血压换取水和盐的平衡。因此，可以认为在肾功能不良的条件下，高容量性高血压中的外周阻力升高是血容量升高的结果，而不是产生高血压的原因。

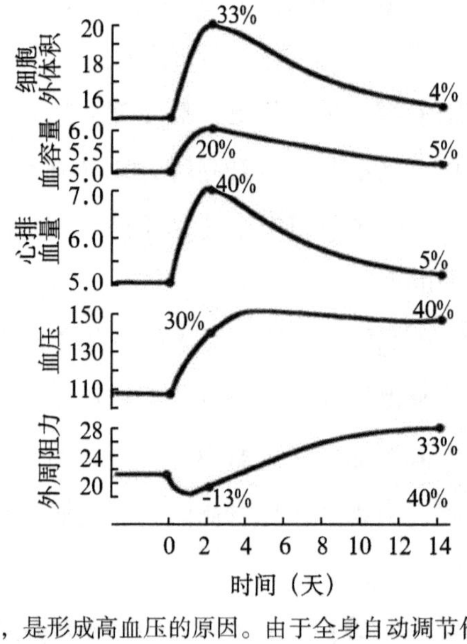

注：开始心排血量的增加，是形成高血压的原因。由于全身自动调节作用，使心排血量几乎回到正常水平，此时产生了继发性的外周阻力升高。

图 2-16　高容量性高血压形成过程中，循环系统各项指标的变化

上述从病理、生理学机制上，分析了高容量性高血压为什么会产生以下几个特点：高动脉血压、高外周阻力、基本正常的心排血量和基本正常的血容量。

二、原发性高血压的病理、生理学机制

原发性高血压是高血压中最为常见的一种类型。早期往往只表现为动脉血压的升高，而没有其他症状，常规体检和各项化验指标也看不到明显的改变。

由于引起动脉血压升高的原因不明确，因此称为原发性高血压。从血流动力学和动脉血压调节的角度看，原发性高血压的特点是平均动脉血压升高、外周阻力升高、心排血量不变（或略有升高）、血容量不变（或略有升高）。目前比较公认的是，原发性高血压与食盐（NaCl）摄取量过高以及肾功能的损伤有关。由于食物中添加食盐是人类文明发展的一种生活习惯，动脉血压的升高来自肾功能的损伤，又由于原发性高血压在老年人口中发病率很高，因此在一定意义上，原发性高血压是一种“文明病”“肾的疾病”和“老年人多发的病”。

（一）原发性高血压与食盐

原发性高血压是否与食盐的摄取有关，过去该问题有很大的争论。它不仅涉及发病机制，也涉及治疗和预防，一直是大家关注的重点。直到近 30 年，这一问题才有了比较一致的意见，认为食盐的摄取是原发性高血压产生的必要外在条件。

1. *人类流行病学调查*　关于原发性高血压和食盐的关系，从流行病学的调查结果看，食盐的摄入量与高血压的发病有十分密切的关系：摄入量越高，发病率越高；不进食食盐的地区，没有原发性高血压。这方面的调查资料很多。1982 年成立了一个专业的国际组织，称为国际食盐和高血压研究（INTERSALT）。这一组织得到十几个跨国公司，多个国家（包括加拿大、英国、美国、日本、荷兰、比利时）以及联合国世界卫生组织（WHO）的支持。他们在 32 个国家的 52 个地区，总共 10 097 人（年龄在 20 ～ 59 岁），进行了系统的研究。由于他们规范了很多检查和分析的标准，调查人群的数量和跨越的地区很大，因此报道的权威性很高。他们的调查发现，这 52 个地区中有 48 个地区的文明程度较高，4 个地区文明程度较低。比较这两大地区人群的血压数据发现，发达地区人群中的动脉血压平均值较高，为 120/74mmHg，摄入的盐量也高（9g/d）；而不发达地区人口的血压均值较低（103/63mmHg），每天摄入食盐量也低（少于 1 ～ 3g/d）。而且发现，发达地区的人群中，每天摄入食盐量和血压之间有一个明显

的正相关关系，即每天摄入盐量越高的人，血压也越高。从年龄分布看，年龄越大血压越高。以 25 岁和 59 岁时的血压相比，收缩压和舒张压分别升高 15mmHg 和 11mmHg。而在 4 个文明不发达地区，没有高血压患者，血压也不随年龄增长而升高。通过分析这些资料，得出的结论是，动脉血压的升高，与人们摄入食盐的习惯有关。

为了进一步了解食盐和高血压之间的关系是否与种族有关，有人也对不同种族和同一种族不同生活习惯的人群进行了研究。例如，对中国西南地区的彝族村民进行的调查发现，原地居民的血压平均为 106.7/66.2mmHg，而由原地移民到发达地区且改变了食盐习惯的人群，动脉血压为 114.8/71.3mmHg，明显高于原地居民。1990 年对非洲肯尼亚土著居民的研究也得到了类似的结果。移民到内罗毕（发达地区）人群的动脉血压随年龄的增长而升高，而且出现了高血压患者。移居内罗毕人群的这些表现和发达地区人群的特点相同。这说明高血压在不同种族之间没有很大的差别。

研究结果还表明，老年人对食盐的反应比年轻人更敏感。例如，1991 年 Law 等在全球 24 个地区对 47 000 人做过调查，发现老年人（60 ～ 69 岁）如果每天增加 6g 食盐，收缩压上升 10mmHg，而年轻人（16 ～ 19 岁）在同样条件下，血压上升 5mmHg。

也有从另外一个方向进行的研究：在高食盐地区的人群中，降低食物中的食盐量，观察血压的变化。葡萄牙是欧洲摄入食盐量最高的国家，他们每天吃盐高达 20g。Forte 等在两个条件相似的村庄（每村 800 人）进行对比研究，将一个村庄村民的食盐量减少一半，另一村庄居民的习惯不变，一年后的结果表明，少盐村村民的血压降低 3.6/5.0mmHg，2 年后降低 5.0/5.1mmHg。

INTERSALT 报道的另一研究结果也很有意思，他们发现在婴儿出生后的前 6 个月，如果给以高食盐，在第 6 个月时，这一组婴儿的平均血压与低盐组婴儿相比高 2.1mmHg。15 年后的随访观察发现，他们的血压比低盐组婴儿的血压仍然高 3.5mmHg，说明这种影响是长期的。看来，低盐饮食也要“从娃娃抓起”。

INTERSALT 1988 年的报道可以认为是对这方面研究的总结。他们为了观察不同年龄组血压变化与钠摄入量之间的关系，以钠摄入量为变数（横坐标，X）， 以血压 / 年龄为函数（纵坐标，Y），观察它们之间的关系。结果表明，它们之间存在明确的正相关关系（图 2-17）。由于图中的纵坐标以血压 / 年龄表示，即血压每年升高的速度（斜率），因此这一插图实际上表示了动脉血压、年龄和食盐摄取三者之间的关系。它不仅表示随钠的摄入量升高，收缩压也升高，而且说明在高食盐摄取的地区，随年龄的增长血压的升幅也越大。这一统计涵盖了全部 52 个地区，年龄跨度 30 岁（25 ～ 55 岁）

的数据。从其回归的斜率看，每降低 100mmol 的食盐摄取，可使收缩压的升高降低 10.2mmHg。

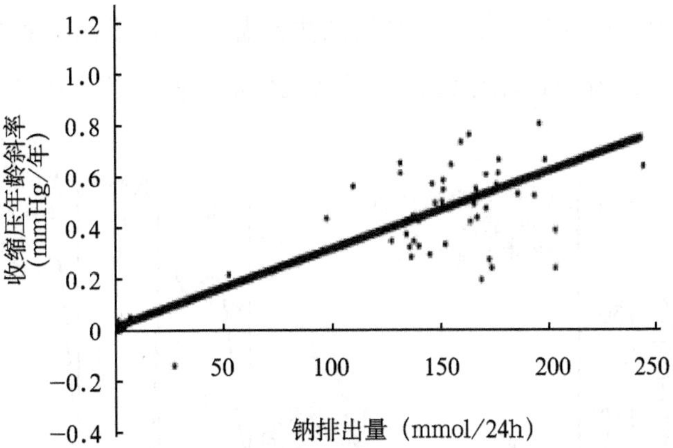

图 2-17　收缩压、年龄和每天食盐摄取（或排出）之间关系的散点图和回归分析

以上主要是从流行病学的调查观察食盐摄取量与动脉血压之间的关系。从因果关系的研究上，需要观察降低食盐的摄取量能否降低动脉血压。为此，Sacks 等在美国对 412 位参与者进行了为期 30 天的连续观察。他们将钠摄取量分为 3 组：高（141mmol/d）、中（106mmol/d）和低（64mmol/d）。在受试的高血压人群中，低进食盐组和高进食盐组相比，收缩压降低 8mmHg；在非高血压组（120 ～ 139/80 ～ 89mmHg）低进食盐和高进食盐组相比，收缩压降低 5.5mmHg。对全部参与者，低进食盐组和高进食盐组相比，血压降低 6.7/3.5mmHg。因此，从另一侧面，即从干预食盐的摄取方面得到了类似的结论。

2. **动物实验**　在动物模型上观察高血压和食盐的关系，不仅可以分析两者之间的因果关系，还可以从机制上作深入的研究。多年来已经在不同种类的动物和不同类型的高血压模型上进行了大量的研究。研究的结果从不同侧面支持上述由人类流行病学研究得出的结论——食盐的高摄入是原发性高血压发生的基础。

Guyton 等主编的《医学生理学》中介绍了他们 1963 年曾在狗身上所做的一个研究。将狗的一侧肾切除，另一侧肾切除 35% ～ 45%，造成肾组织缺失 70%。以清水（不含 NaCl）或生理盐水（0.9% NaCl）喂养动物。当用清水喂养时，动物的动脉血压只有非常小的升高（上升 6mmHg）。而以生理盐水代替清水，动物饮进的容量是饮清水时的 2 ～ 4 倍，动脉血压在几天之内升高 40mmHg，2 周后将生理盐水替换成清水，动脉血压在2天之内回到以前的水平。最后，再次以生理盐水替代清水喂养，动脉血压再次升高。此时动物饮用更多的生理盐水，血压也升至更高的水平，这是一种高容量性高血压的动物模型。由实验结果看，形成高血压需要有2个必备的条件：①肾功能的损伤，动物不能顺利排出体内的NaCl；②饮进过量的生理盐水，造成高血容量。可以认为这种高血压的意义在于，以升高血压作为代价保持机体的水盐平衡（图2-18）。

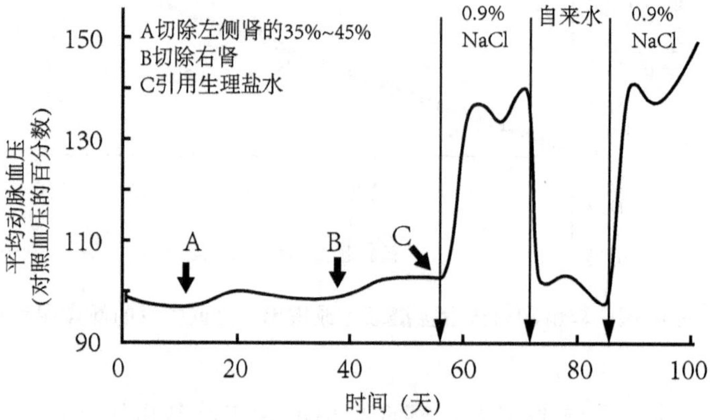

图2-18 高容量高血压动物模型的形成

注：4只狗的70%肾切除后，以生理盐水替代清水，观察对动脉血压的影响。

Denton等1995年以自由活动的22只黑猩猩做实验，黑猩猩生活在一个小的社会中，以蔬菜和水果加婴儿配方奶粉为食物。黑猩猩的体重在50kg以下，每天进食的盐量在0.5g以下。在3年中12只对照动物的收缩压、舒张压和平均动脉压都未见明显的变化。其余的10只动物，进食的食盐逐渐升高，5g/d×19周，10g/d×3周，15g/d×67周。在这一周期过后，有20周的饮食恢复到上述正常饮食期。在其总共89周高盐期，平均动脉血压升高33/10mmHg。在其20周的少盐期，血压回到以前的水平。这一结果说明高盐饮食是升高血压的必要条件。由于黑猩猩是最接近人类的动物，实验的设计模拟了人类摄取食盐的习惯，而且实验的时间长达数年，因此这一结果具有很强的说服力，也常常被引用作为最具说服力的实验：高血压的产生与高食盐的摄取有关。

3.饮食中的食盐 由于原发性高血压产生的外在条件是过高的食盐摄取，因此降低饮食中的食盐成为治疗和预防高血压的一种重要手段。究竟每天应当摄取多少量的食盐成为大家关注的问题。不同的国家和组织都提出过指导意见，有的建议每天的最高限量为5g或6g，也有的建议不超过10g。

前述 INTERSALT 在 4 个不发达地区的调查报告表明每天食盐摄取少于 1 ～ 3g 时，人群中几乎没有高血压。后来的研究证明，在此水平之上，随食盐摄取量的升高血压也升高，食盐和血压两者的关系是连续的，其中并没有一条明显的阈值线，即低于某一摄取量（阈值）对血压没有明显的影响，而高于这一阈值将升高血压。因此，很难确定一个食盐摄取的最高限量。尽管如此，有人还是建议每天的摄取量为 1.5g（65mmol）为适宜的水平。实际上这一水平是很低的，即使在西方国家，将饮食习惯改变到此水平很不容易。因此，他们还建议，作为一种过渡，将食盐的摄取定为 2.3g/d（100mmol/d），也许是可行的。

食物中除了食盐，还有很多其他因素也可以影响动脉血压。例如，素食者的血压往往比非素食者的血压低，相信是由于其高纤维素和高矿物质（钾和镁），以及食物中少脂肪的原因。另外的研究表明，高钾、高镁、高钙、高纤维和高蛋白都有降压作用。Whelton 等的研究报道表明，高钾具有降低血压的作用，例如，每增加 2g/d（50mmol/d）钾的摄取，可以使高血压患者的血压降低 4.4/2.5mmHg，使非高血压患者降低 1.8/1.0mmHg。而且认为，如果食物中的高食盐不易减少，高钾可以有一定的降压代偿作用。由此可见，在研究中如果用单项取代的方法，研究某一种营养物质的降压作用，常常由于作用很小难以测定，或结果不稳定。如果将这些营养物质组合在一起，它们的共同降压作用有可能很容易检测到。而且，营养物质之间也可能有相互的作用，从而提高总体的降压作用。

基于上述考虑，一些美国的科学家成立了一个协作研究组，称为“以食物手段阻止高血压（The Dietary Approaches to Stop Hypertension，DASH）协作组”。他们研究组合食物的综合降压作用，而不是研究单项营养物质的作用。他们使用的食物组合（DASH）原则是：水果和蔬菜多而脂肪少；食物包括全谷物、家禽、鱼和坚果；很少的脂肪、红瘦肉、甜食和含糖饮料。这种混合食物中富有钾、镁、钙和纤维素；NaCl 的含量大约为 3g/d；总脂肪、饱和脂肪以及胆固醇少；蛋白质的含量略有增加。他们使用这种组合食物与传统的美国食物进行了大规模的对比研究。1997 年的报道表明，在进食 DASH 食物 2 周之后就有明显的降压作用。2001 年的报道进一步分析了食盐的作用，证明无论是典型的美国饮食，或者是 DASH 食物，降低食盐的摄取都能明显降低血压（图 2-19）。使用 DASH 食物加上低盐其降压作用最强。

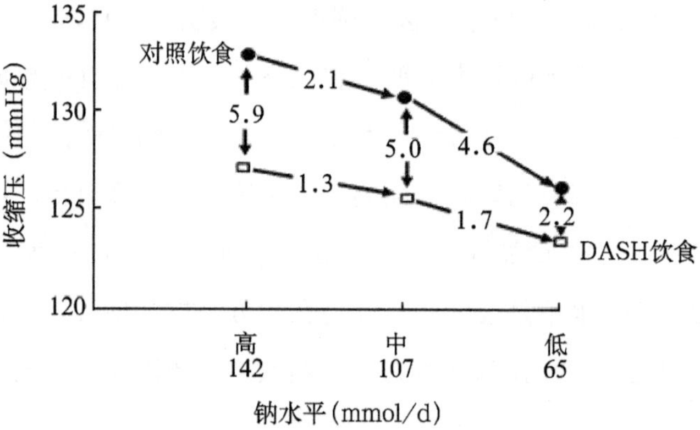

图 2-19　DASH 饮食组与对照组（美国饮食）在不同食盐摄取条件下的平均收缩压

由于食盐的摄取直接关系到人群中血压水平，而高血压又直接关系到人民的健康水平和生活质量。因此美国的科学家建议，应当向全民进行宣传，号召大家尽量选择低盐食品，降低食盐的摄取。由于食品中＞ 75% 来自成品食物，因此要特别关注食品的加工和饭店中的食品。如果能在未来的 10 年中将食品加工中的食盐减少一半，就能每年挽救 15 万人的生命，并能明显提高人民的健康水平和生活质量。

（二）原发性高血压与肾功能

将肾作为慢性动脉血压调节的中心和原发性高血压产生的主要靶器官，一直是有争论的。争论的原因是，在原发性高血压患者，往往看不到肾的异常，例如肾小球滤过率和肾的排钠和排水量都没有明显变化。患者的心排血量和血容量也没有大的变化。前面已提到，原发性高血压患者心血管系统中最为明显的变化是外周阻力升高。外周血管的收缩和舒张又与神经和体液的调节有密切关系，因此，很容易想到慢性血压调节可能是由神经系统主导完成的，从而认为原发性高血压是由外周阻力的升高引起的。经过近百年的研究，逐渐改变了人们的这种观念，看到了肾在原发性高血压中的重要作用。

1. *动物实验的研究*　Cowley 等曾经归纳和总结了动物实验的研究结果，他们从 5 个方面说明肾功能的变化是慢性动脉血压调节和原发性高血压形成的基础：①从实验性高血压动物模型看，尽管造成动物血压持续升高的方法不同，例如由结扎肾动脉或结扎主动脉，由灌注醛固酮、血管紧张素Ⅱ、血管加压素、肾内灌注去甲肾上腺素等，或由外科手术切除大部分肾等引起的高血压，它们都有一个共同的特点，即肾排盐和排水的功能明显降低。②由遗传造成的高血压动物模型，例如自发性高血压鼠（SHR）、Dahl 盐敏感鼠和 Lyon 高血压鼠等，它们的肾功能都有不同程度的损伤，压力－利尿曲线右移。③一些有效治疗高血压的药物，尽管它们的作用机制并不相同，它们共同的机制之一是使肾压力－利尿曲线右移，并增加肾排水和排钠作用，包括血管紧张素转换酶抑制剂、血管紧张素Ⅱ（Ang Ⅱ）受体阻断药、利尿药、钙通道阻断药等。④以药物灌注促使动物血压持续升高，从而造成高血压动物模型。这类动物模型的肾功能都有损伤。它们的共同特点是，动脉血压升高的同时，伴有肾灌注压升高，由于动物的 肾功能受到损伤，动物只能在这种高肾灌注压的条件下，维持体内的水盐平衡。例如灌注Ang Ⅱ、或醛固酮、或精氨酸血管升压素（arginine vasopressin，AVP）等。如果人为地降低肾的灌注压，使之恢复达正常水平，动物将继续加重水和盐的潴留，最终形成恶性高血压。相反，如果人为地降低动物的进水和进盐，使之与排水和排盐相匹配，动物可以不形成高血压。说明肾功能受损合并有水和盐的潴留才能造成高血压。⑤从肾移植的研究证明，将自发性高血压大鼠的肾移植到正常动物体内，可引起受体动物产生高血压。相反，将正常大鼠的肾移植到自发性高血压大鼠，自发性大鼠的血压明显降低。

后来又有研究从不同角度进一步证明上述结论。例如，Smallegang等发现，如果供体肾为“高血压肾”，供体动物在移植前经过血管紧张素转换酶抑制剂（依那普利，enolapri）的治疗，动物血压已经有了明显的降低，动物的肾功能也有了明显的改善。如果将这种肾移植到未经处理的原发性高血压大鼠体内，受体动物的动脉血压也同样下降。相反，如果将未处理的自发性高血压大鼠的肾移植到受到ACEI治疗大鼠体内，受体动物血压升高。这从正反两方面说明，肾功能是慢性血压调节和高血压病的关键，肾也是治疗高血压的关键器官。我国科学家，上海第二军医大学药理学系Miao等的研究发现，Lyon高血压鼠早在出生后5周，动脉血压还只是轻微升高时，肾功能已有缺损（压力–利尿曲线右移，详见后述），而且证明这种损伤随年龄增长而加重。

2. 对人类原发性高血压的观察　从基因分析的研究中，已经发现了一些由单基因的突变所引起的人类高血压病（高血压综合征），例如Liddle综合征（Liddle syndrome）、Gordon综合征（Gordon syndrome）、由11-羟类固醇脱氢酶（11-hydroxysteroid dehydrogenase）突变形成的肾上腺盐皮质激素过高等，患者在出生以后都有严重的高血压。高血压的产生都是通过影响肾对钠的重吸收，造成机体钠潴留，最后形成高容量性高血压。尽管这些单基因突变引起的高血压综合征与原发性高血压的发病不同，但从它们的发病可以看到，单纯肾功能的异常，加上进食过多食盐，就可以导致高血压。

早在1988年Brenner就提出，原发性高血压患者的肾小球数目减少，是引发此病的结构基础。直到2003年，Keller等的研究才找到了直接证明。他们以三维立体定位技术，研究了10例车祸死亡者，年龄在35～59岁，有高血压家族史或有左心室肥大和肾小动脉病变患者，发现肾中肾单位的数目与同样是车祸死亡者的正常人相比，高血压患者肾中肾小球的总数量明显少于正常人。这从一个侧面说明，肾结构异常可能是原发性高血压的原因。

最具有说服力的结果来自肾移植的患者。Guidi等分析了83例肾移植的病例，以双盲法跟踪了8年。研究供体肾对移植后受体患者血压的影响。患者的血压以使用降压药物的剂量为指标。如果受体患者本身没有高血压家族史，接受“高血压肾”或接受“正常肾”受体患者，前者需要降压药物的剂量远远大于后者，是后者的5倍。说明肾可以传递家族高血压信息给受体患者。这是第一次直接证明肾移植将高血压病带给了受体患者。

如果受体患者具有高血压家族史，无论接受的肾具有高血压家族史或没有家族史，都不会影响受体患者的血压。因此，肾传递高血压信息是有条件的，这种传递的条件是受体患者没有高血压病的家族史。造成这种区别的原因目前还不清楚，有可能在具有高血压家族史的患者，自身具有一定对抗高血压的途径和能力，可以对抗外来“高血压肾”的作用。这一现象说明，肾外的因素对血压的调节也具有重要作用。

上述对动物和人的研究结果看，原发性高血压是“肾的疾病”有理论根据。

（三）原发性高血压与基因

前已述及，原发性高血压发生的内在条件是肾的损伤，外在因素是高食盐的摄取。从人类流行病学调查看，人口的28%～44%患有原发性高血压。说明在同样的生活条件下，或在相同的食盐摄取的条件下，只是某些人发病，或者说只是人群中的易感者产生高血压病。这种“易感性”与个体的基因特性有密切的关系。此外，在人的肾移植研究中也发现，“高血压家族史”在高血压病的形成中具有重要的作用。从动物实验看，有些特殊种系的动物，在高盐饮食的条件下很容易诱导成高血压，例如Lyon大鼠（Lyon hypertensive rat，LH大鼠）、自发性高血压大鼠（spontaneous hypertensive rats，SHR）等。这些资料从不同角度说明，原发性高血压与基因或遗传因素有密切的关系。

近年来，在基因克隆、基因多态性和基因功能的研究中，对原发性高血压与遗传和基因的关系有了进一步的了解。已经发现有些人的高血压是由单基因突变造成（单基因疾病），但这种患者的比例很小，小于全部高血压病的1%。绝大多数原发性高血压属于多基因疾病。目前已经发现了20多个与肾小管重吸收钠或调节钠重吸收有关的基因，这些基因的突变与原发性高血压的发病有密切的关系。

Long 等归纳了这方面的研究资料，将其分为两类。一类与增强肾小管转运有关的基因，包括与 Na^+、K^+、$2Cl^-$ 复合转运有关的基因、与 Na^+/K^+ ATP 酶有关的亚单位、与肾上皮细胞钠通道有关的基因（*ENaC*）等。另一类直接或间接与肾小管转运有关的激素、激素合成酶、激素受体或有关的信号分子等，包括肾素、血管紧张素原、血管紧张素转化酶、醛固酮生成 1β- 羟化酶、前列腺素环化酶、生长激素、胰岛素样生长因子（IGF）、皮质素释放激素（CRF）、酪氨酸羟化酶、血管紧张素受体、心房肽受体、鸟苷酸环化酶（guanylyl cyclase）A、胰岛素受体、肾上腺糖皮质激素受体、多巴胺受体、肾上腺素受体、瘦素受体和 G- 蛋白等有关的基因。

由于绝大多数高血压病是一种复杂的、多基因的疾病。上述基因中某一个单基因的突变，对血压的影响可能很小，而如果是多种基因变异的综合作用，对血压的影响可能就很明显，从而造成原发性高血压。究竟基因之间如何相互作用最终造成原发性高血压，即原发性高血压中基因之间的相互作用问题目前还知之甚少。由于原发性高血压与高食盐摄取有关，上述基因的变化只是为形成高血压创造了条件，成为高血压基因“易感者”。而易感者在什么条件下发病，例如随年龄的增长，原发性高血压的发病率也在增长，究竟和基因的变化有什么关系，是大家关注的，也是大家不甚了解的问题。此外，不同基因所引起的高血压都有各自的特点，这些特点与基因突变之间的确切关系也是这一领域中的重要研究课题。总之，原发性高血压与基因的关系，还有很多问题有待进一步解决。

（四）盐敏感性（salt sensitivity）

前面已经谈到食盐的摄取是原发性高血压产生的必要条件。但在实际生活中，在同样的饮食条件下，有些人的血压升高，而有些人的血压并不高，存在明显的个体差异。说明有些人对食盐摄取不敏感，即使摄取很多食盐也不产生高血压；而有些人则很敏感，摄取少量食盐就能明显升高血压。近年来对食盐与原发性高血压关系已有不少研究。仍然有很多问题没有解决，研究的空间很大。

近年来，Dorrington 等对 Guyton 的理论又做了进一步的延伸。他们以图解的方式分析了动脉血压、静脉血压、心排血量、外周阻力、每日摄入的液体容量和肾功能之间的关系。

以上的讨论主要介绍了 Guyton 等有关动脉血压的慢性调节和原发性高血压形成的病

理学机制。这一理论对原发性高血压的一些重要表现产生的原因，它们之间的相互关系等问题做了相对完整的解释和讨论。例如，动脉血压为什么会升高，为什么外周阻力会增加，为什么原发性高血压患者心排血量没有大的变化等，是一个比较完整的理论系统。

但这一理论并不完善，还有很多问题没有解决。例如这一理论很少涉及神经和内分泌及免疫系统的作用，看不到这些调节系统在原发性高血压的病理生理学过程中的作用。此外，从因果关系上看，在临床原发性高血压的治疗中，还没有看到利用“干预（intervension）”手段验证上述理论的研究结果。例如，这一理论的核心是“压力-利尿作用”。如果能从临床治疗原发性高血压患者的研究中，采用干预“压力-利尿作用”而能获得降低血压的治疗效果，这种研究将是支持这一理论的有力证据。在讨论“高血压是危害健康的独立危险因素”时提到，20 世纪 60 年代，为了证明血压升高的直接危害作用，在临床研究中将高血压患者分成两组：使用药物降低动脉血压组和不予治疗的对照组。从研究中清楚看到这种“干预”作用的效果，从而确立了“高血压是危害健康的独立危险因素”的结论。从此以后，临床试验中，不再允许对“对照组患者”不给予降压治疗。对于 Guyton 的理论，还缺少类似上述的研究结果。除此以外，在流行病学研究中，还没有看到支持上述理论的大规模临床流行病学研究结果。看来这一理论目前还没有得到大家的公认。

原发性高血压的病理生理学机制是一复杂的过程，对原发性高血压病理生理学机制还存在另外一些理论，本文未做进一步的讨论。例如 Osborn 等近年来以一种对食盐敏感的大鼠，静脉灌注 Ang Ⅱ，同时进食高盐造成动物慢性高血压。他们的结果表明，这种高血压与肾的功能没有关系。他们认为这种类型的高血压是由于支配内脏的交感神经活性增加（紧张性增加）引起，而且是一种“选择性”的交感神经紧张性提高的结果，即通过支配内脏的交感神经引起内脏中血容量的再分配造成动脉血压升高，并不影响其他部位的交感神经活动。他们认为支配内脏的交感神经紧张性提高后，血液由静脉系统转移到动脉系统。由于内脏中血管容量很大（25% ～ 30% 的血量储备在内脏中），血容量由静脉系统转移到动脉系统中，提高了动脉系统中的血容量，从而升高了动脉血压。在讨论中，他们并不否定“压力-利尿作用”，认为这一作用可能是在动脉血压升高以后，维持高血压状态时才发挥作用。

原发性高血压的病理生理学机制是一复杂的过程，上面的讨论主要涉及为什么原发性高血压患者的血压会升高。第三章将重点讨论高血压所引发的并发症及其病理生理学机制。

参考文献

[1] Adamson JD.Basal Blood Pressure.Can Med Assoc J，1925，15（11）：1112-1116.

[2] Alvarez WC.Blood pressures in fifteen thousand university freshmen.Archives of Internal Medicine，1923，32（1）：17-30.

[3] Anderson TW.Re-examination of some of the Framingham blood-pressure data.Lancet，1978，2（8100）：1139-1141.

[4] Bangalore S，Messerli FH，Wun CC，et al.J-curve revisited： An analysis of blood pressure and cardiovascular events in the Treating to New Targets（TNT）Trial.Eur Heart J，2010，31（23）：2897-2908.

[5] Med AI.Arterial Hypertension： A Follow-Up Study of One Thousand Hypertonics. Archives of Internal Medicine，1948，（6）：630.

[6] Blood DW，Perera GA.Hypertensive vascular disease；duration of life in a selected series.Am J Med，1948，4（1）：83-88.

[7] Brunner EJ，Shipley MJ，Witte DR，et al.Arterial stiffness，physical function，and functional limitation：the Whitehall II Study.Hypertension，2011，57（5）：1003-1009.

[8] Chobanian AV，Bakris GL，Black HR，et al. Seventh report of the Joint National Committee on Prevention，Detection，Evaluation， and Treatment of High Blood Pressure. Hypertension，2003，41（6）：31-32.

[9] Lenfant C，Chobanian AV，Jones DW，et al.Seventh report of the Joint National Committee on the Prevention， Detection，Evaluation， and Treatment of High Blood Pressure（JNC 7）：resetting the hypertension sails.Hypertension，2003，41（6）：1178-1179.

[10] Cruickshank JM，Pennert K，Sörman AE，et al.Low mortality from all causes，including myocardial infarction， in well-controlled hypertensives treated with a beta-blocker plus other antihypertensives.Journal of Hypertension，1987，5（4）：489-498.

[11] D' Agostino RB，Belanger AJ，Kannel WB，et al.Relation of low diastolic blood pressure to coronary heart disease death in presence of myocardial infarction：the

Framingham Study.Bmj，1991，303（6799）：385.

[12] Dawber TR，Meadors GF，Jr MF.Epidemiological approaches to heart disease：the Framingham Study.American Journal of Public Health & the Nations Health，1951，41（3）：279.

[13] Diehl HS，Sutherland KH.Syatolic blood pressures in young men.Archives of Internal Medicine，1925，（2）：151–173.

[14] Listed N. Hypertension and coronary heart disease：classification and criteria for epidemiological studies.World Health Organ Tech Rep Ser，1959，58（168）：1–28.

[15] Franklin SS，Th GW，Wong ND，et al.Hemodynamic patterns of age-related changes in blood pressure. The Framingham Heart Study. Circulation，1997，96（1）：308–315.

[16] Franklin SS，Khan SA，Wong ND，et al.Is pulse pressure useful in predicting risk for coronary heart Disease? The Framingham heart study.Circulation，1999，100（4）：354.

[17] Jones DW，Hall JE.Seventh report of the Joint National Committee on Prevention，Detection，Evaluation，and Treatment of High Blood Pressure and evidence from new hypertension trials.Hypertension，2004，43（1）：1–3.

[18] Kampus P，Kals J，Ristimäe T，et al.Augmentation index and carotid intima-media thickness are differently related to age，C-reactive protein and oxidized low-density lipoprotein.J Hypertens，2007，25（4）：819–825.

[19] Kannel WB，Dawber TR，Mcgee DL.Perspectives on systolic hypertension. The Framingham study.Circulation，1980，61（6）：1179.

[20] Kannel WB，Gordan T.Evaluation of cardiovascular risk in the elderly：the Framingham study.Bulletin of the New York Academy of Medicine，1978，54（6）：573.

[21] Kannel WB，Schwartz MJ，Mcnamara PM.Blood Pressure and Risk of Coronary Heart Disease：The Framingham Study.Chest，1969，56（1）：43.

[22] Kannel WB.Framingham study insights into hypertensive risk of cardiovascular disease.Hypertension Research Official Journal of the Japanese Society of Hypertension，1995，18（3）：181.

[23] Lewington S, Clarke R, Qizilbash N, et al.Age-specific relevance of usual blood pressure to vascular mortality: a meta-analysis of individual data for one million adults in 61 prospective studies.Lancet, 2002, 360 (9349): 1903-1913.

[24] Macwilliam JA, Melvin GS. Systolic and diastolic blood pressure estimation, with special reference to the auditory method.British Medical Journal, 1914, 1 (2778): 693.

[25] Martin M, Browner W, Hulley S, et al.Serum cholesterol, blood pressure, and mortality: implications from a cohort of 361 662 men.Lancet, 1986, 2 (8513): 933.

[26] Mitchell GF, Hwang SJ, Vasan RS, et al.Arterial stiffness and cardiovascular events: the Framingham Heart Study.Circulation, 2010, 121 (4): 505-511.

[27] Mulvany MJ.Small artery remodelling in hypertension: causes, consequences and therapeutic implications.Med Biol Eng Comput, 2008, 46 (5): 461-467.

[28] Robinson JG, Fox KM, Bullano MF, et al.Atherosclerosis profile and incidence of cardiovascular events: a population-based survey.BMC Cardiovasc Disord, 2009, 9 (1): 46.

[29] Robinson SC, Brucer M.Range of normal blood pressure: A statistical and clinical study of 11, 383 persons.Archives of Internal Medicine, 1939, 62 (3): 409-444.

[30] Roger VL, Go AS, Lloyd-Jones DM, et al.Heart disease and stroke statistics--2011 update: a report from the American Heart Association.Circulation, 2011, 123 (4): e18-e209.

[31] Smulyan H, Safar ME.Systolic blood pressure revisited.Journal of the American College of Cardiology, 1997, 29 (7): 1407.

[32] Turnbull F, Kengne AP, MacMahon S.Blood pressure and cardiovascular disease: tracing the steps from Framingham.Prog Cardiovasc Dis, 2010, 53 (1): 39-44.

[33] Vasan RS, Beiser A, Seshadri S, et al.Residual lifetime risk for developing hypertension in middle-aged women and men: The Framingham Heart Study.JAMA, 2002, 287 (8): 1003-1010.

[34] Wilking SV, Belanger A, Kannel WB, et al.Determinants of isolated systolic hypertension.Jama the Journal of the American Medical Association, 1988, 260(23):

3451.

[35] Zanchetti A, Amery A, Berglund G, et al. How much should blood pressure be lowered? The problem of the J-shaped curve.Journal of Hypertension Supplement Official Journal of the International Society of Hypertension, 1989, 7（6）: 338-348.

[36] Zanchetti A.Blood pressure targets of antihypertensive treatment: up and down the J-shaped curve.Eur Heart J, 2010, 31（23）: 2837-2840.

（范少光　范大立）

第三章

高血压与心功能不全

高血压对心脏的损伤最终将导致心功能不全，主要表现为舒张性心力衰竭。为了方便讨论，本文首先对心脏的收缩和舒张功能的基本原理做一简要介绍。

第一节 心脏的收缩和舒张

心脏是通过有规律地收缩和舒张运动，将血液射向动脉，推动血液在血管内流动。心脏收缩时将血液射向动脉，舒张时收集回流的血液为下一次收缩做好准备。心脏的收缩和舒张是心肌完成的一项机械运动。完成这一机械运动涉及启动心脏收缩和舒张的因素、结构基础、调节因素以及在疾病条件下的变化等问题。

一、心肌收缩和舒张的原理

1. 与心肌收缩有关的组织结构 在形态上，心肌与骨骼肌十分相似，两者在显微镜下可以见到明显的条纹，都属于横纹肌。这两种肌肉在形态和收缩机制上也十分相似，研究结果常常相互借鉴。心肌的基本（最小）收缩单位是肌小节（sarcomere）。一条心肌纤维（心肌细胞）中有成千上万的肌小节。这些肌小节的同步缩短，是整个心脏收缩的结构基础。

图 3-1 是一张模式图，表示心肌由宏观到微观的组成。一块肌肉由很多肌肉纤维（muscle fiber）或肌细胞组成。一条肌肉纤维中有细胞膜和细胞质。在细胞质内，有很多（大约 1000 条）肌原纤维（myofibril），它们平行排列在一起。每一根肌原纤维都浸浴在细胞质之中，肌原纤维之间没有细胞膜相隔。

在肌原纤维内，有很多肌丝（myofilament）。肌丝有两种，一种是粗丝（thick

filament），称肌凝蛋白（myosin）；另一种是细丝（thin filament），称肌动蛋白（actin）。这两种肌丝都由不同的蛋白组成，它们之间的相互作用是肌肉产生机械运动的基础。

粗丝主要由肌凝蛋白构成。在形态上，粗丝主要有两部分：头和尾，类似高尔夫球杆。这些“球杆”平行排列在一起成束状，头端指向外侧。从功能上看，头端有两个重要结构：一是有能与肌动蛋白相结合的结合位点，二是头端附有 ATP 酶（ATPase），能

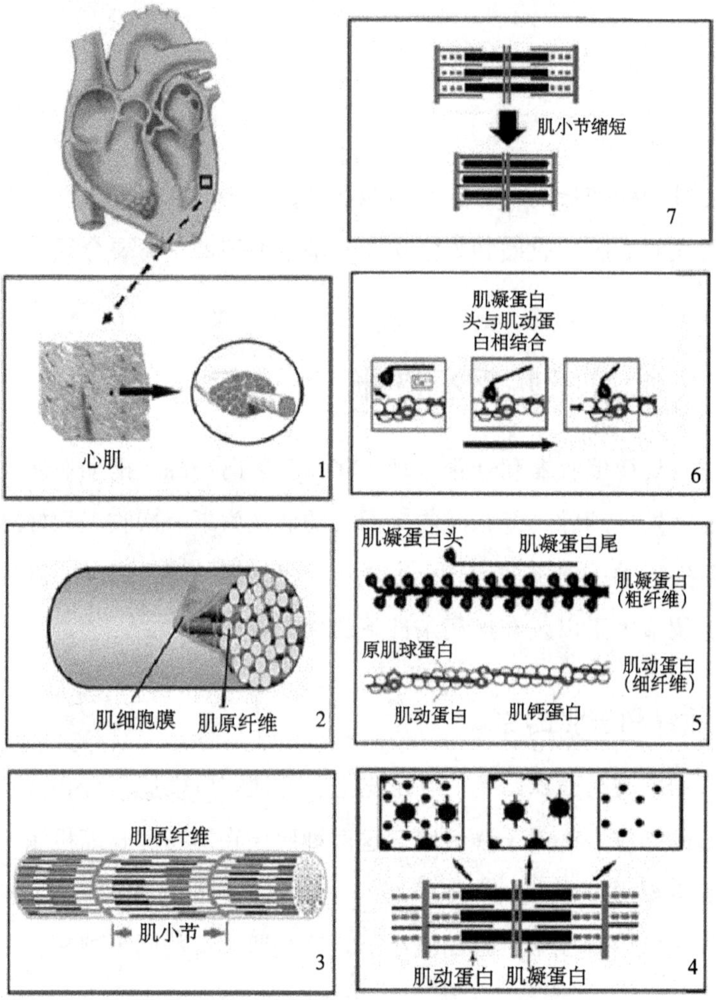

注：心脏的收缩是血液在循环系统中流动的动力。完成这种机械运动的能量来自心肌细胞的物质代谢。因此，从能量角度看，心肌细胞收缩的机制是心肌细胞将物质代谢（化学反应）产生的 ATP 转变成为机械运动的过程。这种能量的转变依靠心肌细胞的精密结构和它们之间的相互作用。心肌的基本结构单位是心肌细胞，心肌细胞收缩的基本单位是肌小节。肌小节中肌动蛋白在肌凝蛋白上的滑动，肌小节长度缩短，是心肌收缩的根本原因（机制）。本图将心肌的结构和功能以图解的方式，从宏观到微观，按收缩发生的顺序，分步予以解释。详细过程见正文。

图 3–1　心肌收缩图解

水解 ATP 释放能量。肌凝蛋白尾的主要功能是在一定条件下产生蛋白质的构象变化，引起肌凝蛋白卷曲缩短。由于肌凝蛋白尾部缩短，推动肌动蛋白在肌凝蛋白上滑动，成为肌肉收缩的动力。

肌凝蛋白结合蛋白（MyBP-C）是粗丝（肌凝蛋白）中的一种蛋白质，由 1274 个氨基酸组成，分子质量为 149kDa。MyBP-C 早在 30 多年前就已经分离成功，但至今对其功能还不完全了解。它的一项重要功能是对横桥（连接粗丝和细丝结构）运动的调节。MyBP-C 能与粗丝（肌凝蛋白）相互作用，对横桥的运动有“制动作用或刹车作用”。这种制动作用是可以调节的，例如当 MyBP-C 磷酸化后这种制动作用消失，有利于肌小节中细丝和粗丝之间的滑动。在心肌舒张时，这种滑动对心肌的舒张尤为重要。因此，MyBP-C 的磷酸化有利于心肌的舒张。MyBP-C 的磷酸化是由环磷酸腺苷（cAMP）介导，通过磷酸激酶 A（PKA）完成的，属于 β- 肾上腺素受体调节通路。

细丝上主要有 3 种蛋白质：肌动蛋白（actin）、肌钙蛋白（troponin）和原肌球蛋白（tropomyosin）。肌动蛋白是组成细丝的主要蛋白质，两条肌动蛋白链（300 ～ 400 个分子）组成一条绳索状的细丝。肌动蛋白上有能与肌凝蛋白头端相结合的结合位点。肌钙蛋白与肌动蛋白不同，肌钙蛋白和原肌球蛋白对肌肉收缩具有调节作用，又称为调节蛋白。原肌球蛋白也是一种条状蛋白质，位于由肌动蛋白组成的两条链之间的沟中。肌钙蛋白结合在原肌球蛋白的末端。因此，两个肌钙蛋白之间的距离大约保持在 60nm。在安静时，肌钙蛋白将肌动蛋白上的结合位点封闭起来。因此，肌凝蛋白头端不能与肌动蛋白结合。当细胞质中 Ca^{2+} 浓度升高时，肌钙蛋白在 Ca^{2+} 的作用下，产生蛋白质构象变化，肌动蛋白上结合位点与肌钙蛋白分离，结合位点暴露，为肌凝蛋白与肌动蛋白相结合创造条件。

肌钙蛋白由 3 个亚单位组成，分别是心肌肌钙蛋白 C（cTnC）、心肌肌钙蛋白 T（cTnT）和心肌肌钙蛋白 I（cTnI）。cTnC 有能与 Ca^{2+} 结合的位点，与 Ca^{2+} 结合后引发肌肉收缩。cTnI 在磷酸激酶 A（PKA）的作用下产生磷酸化，对心肌收缩具有重要调节作用。cTnT 具有连接原肌球蛋白的作用，近年来研究证明，它具有脚手架的作用，不仅连接原肌球蛋白，也连接 cTnI 和 cTnC。

粗丝和细丝在肌原纤维的排列是很有规律的。这种排列是肌肉收缩的结构基础。2 条细丝连接到 2 个相距 1.5 ～ 3.5μm 的蛋白盘上，2 条细丝的中央端并不连接，之间有一定的距离，这一距离是肌肉收缩时肌小节缩短的长度。粗丝在两个蛋白盘的中央。它由 2 束肌凝蛋白尾尾相连而组成。因此从肌凝蛋白的中线看，右侧肌凝蛋白的头指向右侧蛋白盘，左侧肌凝蛋白的头指向左侧的蛋白盘。因此在 2 个蛋白盘之间的粗丝和细丝有规律地排列在一起，组成一个肌小节。一个肌小节的长度在 1.5 ～ 3.5 μm，收缩时缩短，舒张时伸长。这种有规律的排列贯穿整个肌肉。

如果从横截面上看，粗丝和细丝之间的关系是 6 根细丝围成一个等边六角形，中心是粗丝。从每一根细丝看，它与 3 根粗丝是等距的。在不同的横截面上粗丝和细丝可以同时存在，也可以不同时存在。由此可以造成透光性不同，在显微镜下表现为一条一条的横纹，成为横纹肌。

2. **心肌的收缩和舒张过程** 研究证明，启动心肌收缩的因素是心肌胞质中 Ca^{2+} 浓度的升高，即 $[Ca^{2+}]i$ 升高。Ca^{2+} 浓度升高后启动了心肌的收缩和舒张的一系列过程。首先是打开肌动蛋白上被肌钙蛋白覆盖的结合位点，打开后的结合位点与肌凝蛋白的“头”相结合，将肌凝蛋白和肌动蛋白连接起来。这一结构成为连接粗丝和细丝的“横桥（cross-bridge）”。此时肌凝蛋白头上的 ATPase 水解 ATP，将 ATP 转变为 ADP，释放能量并引起肌凝蛋白“尾”的蛋白质产生构象变化，引起蛋白质的卷曲和缩短。由于肌凝蛋白头已经和肌动蛋白的结合位点相结合形成横桥，肌凝蛋白尾的缩短，必然会推动肌动蛋白在肌凝蛋白上滑动。肌动蛋白的滑动方向是朝向肌小节的中线，因此造成肌小节长度减小而缩短。一条肌肉中成百万的肌小节同步缩短的结果，必然会缩短整块肌肉的长度，产生收缩。这就是文献中常常提到的“滑动理论”。简而言之，这种滑动过程主要包括 3 个步骤：①横桥的形成，即肌凝蛋白的头与肌动蛋白相结合；②肌凝蛋白头上的 ATPase 水解 ATP 释放能量；③肌凝蛋白尾中的蛋白质构象发生变化，产生卷曲缩短。这 3 个步骤的结果引起了肌动蛋白在肌凝蛋白向肌小节中线滑动，从而缩短肌小节的长度，产生收缩。

心肌的舒张是由心肌细胞胞质中 Ca^{2+} 浓度降低引起。由于 Ca^{2+} 浓度降低，心肌收缩过程终止，又回到原来的松弛状态，产生舒张。从心肌的机械变化看，心肌的舒张似乎比较简单。实际上，心肌的舒张过程，例如舒张开始的时间、持续时间、舒张程度等，对血液返回心脏的速度、容量以及心肌在下一次收缩前的状态等都有很大的影响。这些变化最终都会影响到心脏的射血功能。

二、心脏的收缩：心肌兴奋 - 收缩耦联

心脏的兴奋-收缩耦联是指心肌细胞受到刺激引发心肌收缩的全过程。在正常条件下，由窦房结开始的动作电位（兴奋冲动）传到心房和心室的心肌时，这种动作电位对

心肌细胞是一种刺激，从而引起心肌细胞兴奋，并继续产生动作电位。这就是动作电位在心脏中的传播，或称为兴奋在心脏中的传播（图 3-2）。

对于每一条心肌，动作电位的产生将引起心肌产生收缩。因此，心脏的兴奋-收缩耦联，可以看成是包括 2 个时相的过程：电兴奋时相和收缩时相。电兴奋时相是指在心肌兴奋时细胞膜上的电位变化（动作电位）以及通过动作电位打开相关的离子通道。其中主要是打开细胞膜上 Ca^{2+} 通道，Ca^{2+} 由膜外进入膜内进而启动心肌的收缩。收缩时相是指心肌细胞内，由 Ca^{2+} 启动的肌原纤维之间的运动，肌小节缩短而产生心肌收缩的过程。

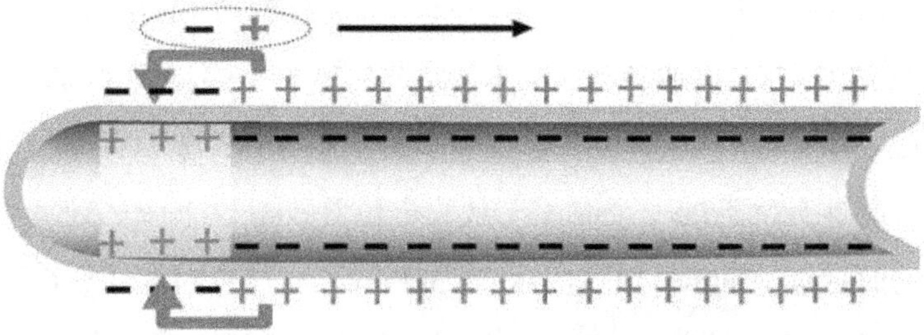

注：心肌细胞安静时，膜内带负电，膜外带正电，称为细胞的极化状态。当心肌细胞某一部位兴奋时（受到刺激或兴奋冲动到达时），由于离子的流动，膜电位发生反转，膜内带正电，膜外带负电，称为去极化。心肌细胞浸浴在组织液之中，是可以导电的。此时，在心肌细胞膜的去极化部位，表面带负电（膜内带正电）和邻近安静部位之间产生了电位差。这两点之间会有小的电流，称为局部电流。当这种局部电流的强度足够时，即可引起邻近安静部位兴奋，引起去极化，膜电位发生翻转。这就是兴奋由一个部位传向另一部位的传导机制。

图 3-2　心肌细胞上兴奋的传导

（一）心室肌细胞动作电位与膜内外离子的转移（电兴奋时相）

兴奋在心肌细胞上的传导实质上是心肌膜电位的传导。

心肌细胞膜电位的变化（心肌电）来自离子在心肌细胞膜两侧的转运。安静时，心肌细胞膜对 K^+ 具有通透性，由于膜内的 K^+ 浓度高于膜外，K^+ 在浓度梯度的作用下，由膜内向膜外扩散，达到 K^+ 的平衡电位时，膜电位趋于稳定，形成心肌细胞的休止电位（resting potential）。因此，心肌安静时的休止电位，主要由 K^+ 的外流造成。如果以膜外电位为 0（与地线连接），膜内则为负值（-90mV）。心肌兴奋时，膜电位会产生巨大的变化。心室肌的动作电位有 5 个时相（期），0、1、2、3 和 4 期。当兴奋时（冲动到达时），细胞膜上的 Na^+ 快速通道打开，由于膜外 Na^+ 浓度高于膜内，安静时膜内的电位又处于负值，Na^+ 在上述浓度梯度和电位梯度的作用下，快速进入膜内，快速升高膜内电位，甚至超过 0 位（超射，overshoot）成为正值。此时，在一条心肌细胞上，兴奋部位和安静部位之间产生了电位差，它们之间会有小的局部电流（local current）。这种局部电流，可以提高安静部位膜内的电位（图 3–2）。当安静部位膜内电位到达 -70mV 时，这一电位是打开细胞膜上 Na^+ 快速通道的阈电位，Na^+ 快速通道开放后，膜外 Na^+ 快速进入细胞内，快速升高膜内电位。原本的安静部位，此时产生了去极化（兴奋）。这就是兴奋能在心肌细胞上传导的原因（图 3–2）。膜内电位升高到达 -40mV 时，细胞膜上的 L- 型 Ca^{2+} 通道打开，Ca^{2+} 在电压梯度（膜内为负）和浓度梯度（膜外 Ca^{2+} 浓度高于膜内）的推动下，快速进入心肌细胞，升高膜内电位。膜内电位快速升高称为动作电位的 0 期。当膜内电位达到峰值后，有少许下降（可能与 Cl^- 进入有关），称为 1 期。当膜电位大约到达 0 时，K^+ 通道打开。K^+ 顺浓度梯度（膜内 K^+ 浓度高）外流，内向 Na^+ 和 Ca^{2+} 的流动与外向 K^+ 流动在 0 电位的水平基本保持平衡，形成了平台期（2 期）。这一期是心室肌最具有特点的一个时相。从膜电位看，电位下降的速度明显降低，因此称为平台期。它的持续时间长，可达 200 ～ 300ms。在这一时相中，Ca^{2+} 进入细胞膜内是启动肌肉收缩的关键。随着时间的推进，随着膜电位的变化以及随着细胞内 Ca^{2+} 浓度的变化，Na^+ 通道和 Ca^{2+} 通道失活，Na^+ 和 Ca^{2+} 内流速度降低和停止。此时 K^+ 电流不受影响，继续外流，引起膜内电位降低产生膜电位的快速复极化（3 期），最后回到休止电位水平（4 期），完成一次动作电的周期性变化，即完成一次心室肌兴奋的周期性变化（图 3–3）。

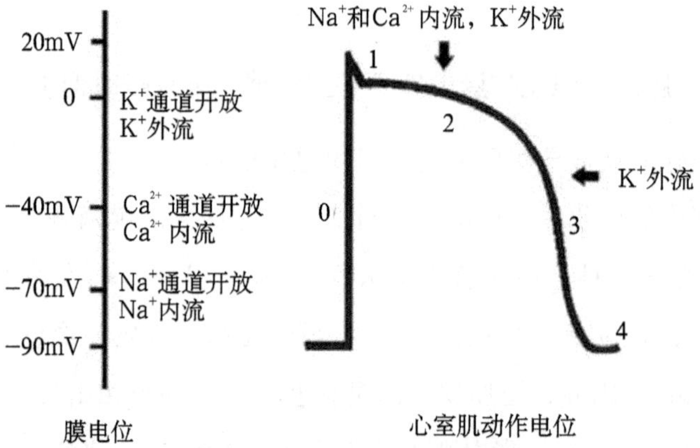

图 3–3　膜电位、离子通道和心肌电之间的关系

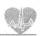

上述动作电位涉及 3 个主要的离子通道：Na^+、K^+ 和 Ca^{2+} 通道。它们的开放由膜电位控制，在一定的电位水平才被打开，因此属于电压门控（voltage-gated）离子通道。其中 Ca^{2+} 通道最具特色。

（二）Ca^{2+} 在心肌收缩中的作用（收缩时相）

在心肌兴奋-收缩耦联过程中，Ca^{2+} 作为第二信使，贯穿整个过程，发挥着主导作用。Ca^{2+} 的作用包括引起心肌膜电位的变化（心肌动作电），启动心肌纤维的收缩，控制心肌收缩的强度，最后由胞质移出而产生舒张，从而完成一次心肌收缩的整个过程。近年来使用钙荧光探针（Fluo 4），可以从镜下直接看到细胞内由 Ca^{2+} 浓度的变化而激发的荧光，因此可以直接观察到这一变化过程。这种方法结合分子生物学的研究，大大推动了心肌电的研究进展，对心肌收缩的机制有了更深入的认识。

在正常条件下，心肌细胞内 Ca^{2+} 浓度升高和降低的幅度、速度、持续时间、空间分布等组成了不同形式的立体的 Ca^{2+} 信号特性。这些心肌细胞内立体的 Ca^{2+} 信号，成为不同形式的信号“编码”，包括时间编码和空间编码，调节心肌的收缩和舒张。从病理生理的角度看，心肌细胞中 Ca^{2+} 作用不正常，是造成心脏收缩功能紊乱和心律失常的中心环节。下面仅仅对 Ca^{2+} 与心肌的收缩及有关问题做一点简要介绍。

Ca^{2+} 的转运都是通过一定的通道完成的，这些通道称为 Ca^{2+} 通道。研究这些通道的特点可以从形态和功能上认识 Ca^{2+} 的变化规律和作用。细胞内 Ca^{2+} 浓度的变化，受到两种通道的影响，一是升高胞质 Ca^{2+} 浓度的通道，即将 Ca^{2+} 转运进入胞质的通道；二是降低胞质中 Ca^{2+} 浓度的通道，即将 Ca^{2+} 由胞质内转运出去的通道。

1. 升高胞质 Ca^{2+} 浓度的通道和 Ca^{2+} 的流入 细胞内 Ca^{2+} 浓度的提高是启动和完成心肌细胞收缩的关键。细胞内 Ca^{2+} 浓度升高是一个过程，是分阶段进行的。在前面讨论心室肌动作电位时，谈到在动作电位的第二期（平台期）有 Ca^{2+} 和 Na^+ 由细胞外转运到细胞内，同时存在 K^+ 的外流。这一期中，Ca^{2+} 通过细胞膜上 Ca^{2+} 通道进入胞质，胞质中 Ca^{2+} 浓度（$[Ca^{2+}]i$）快速升高。这是升高心肌细胞胞质 Ca^{2+} 浓度的第一步。此时细胞内 Ca^{2+} 的浓度，还不足以启动肌小节收缩。此时“冲”进细胞内的 Ca^{2+} 最重要的作用是打开胞质中肌浆网（sarcoplasmic reticulum，SR）上另外一种 Ca^{2+} 通道（兰尼碱受体，ryanodine receptors，RyRs）。由于 SR 中 Ca^{2+} 浓度很高，通道打开后，Ca^{2+} 从 SR 中第二次“冲”进细胞质，进一步升高胞质中 Ca^{2+} 的浓度（$[Ca^{2+}]i$）。此时胞质中 Ca^{2+}

的浓度才足以启动肌小节的收缩。由此可见，升高胞质中 Ca^{2+} 浓度是通过 2 次，两种通道完成的，一种是存在于细胞膜上的 Ca^{2+} 通道，另外一种存在于 SR 中的通道（又称受体），即兰尼碱受体。

（1）细胞膜上的 L- 型 Ca^{2+} 通道（L-type channel）：不同种类的细胞，Ca^{2+} 由膜外转运进入细胞内，在细胞膜上有不同类型的通道。对这些通道有不同的分类。文献中有 2 种不同的分类方法。一是根据 Ca^{2+} 通过通道时的电生理特点分类；另外一种是根据分子生物学的特点分类。这些通道的开放和关闭受到膜电位（动作电位）的影响，因此都属于电压门控 Ca^{2+} 通道。Ca^{2+} 通过通道时，会产生跨膜电流。由于 Ca^{2+} 带有正电荷，Ca^{2+} 由膜外进入细胞内产生的跨膜电流是一种内向的正电流，通过电生理学的研究，可以测定这种跨膜电流，称为 Ca^{2+} 电流（ICa）。根据电生理特点，可以区分出 6 种不同的 Ca^{2+} 通道，分别命名为 L- 型、N- 型、P- 型、Q- 型、R- 型和 T- 型通道。从分子生物学研究（基因克隆）结果看，可以将 Ca^{2+} 通道分类为 CaV1.1 ～ 1.4、CaV2.1 ～ 2.3 和 CaV3.1 ～ 3.3，共 10 个亚型。因此，每一类通道有 2 种不同的特性：电生理特性和基因属性。表 3-1 将这两种不同的分类结合起来，可以分别看到它们的分类特点和分布特性。

存在于心肌细胞膜上的 Ca^{2+} 通道有 2 种：L- 型（L-type）通道和 T- 型（T-type）通道。在正常条件下，由 T- 型通道进入胞质的 Ca^{2+} 很少，它的作用可以忽略不计。因此本文仅讨论这 2 种通道中的 L- 型 Ca^{2+} 通道。这类通道从电生理特性看，属于 L- 型 Ca^{2+} 通道；从基因特点看属于 CaV1.2。

L- 型 Ca^{2+} 通道中的“L”表示这一通道开放持续时间较长（long）而得名。由于 L- 型 Ca^{2+} 通道是一种由膜电位调控的离子通道，因此有时又称其为 L- 型电压门控 Ca^{2+} 通道（L-type voltage-operated Ca^{2+} channels，L-typeVOCC）。根据基因克隆结果，L- 型 Ca^{2+} 通道有 4 个亚型 CaV1.1 ～ 1.4。其中 CaV1.2 是心肌细胞中常见的通道，因此称其为 L- 型 Ca^{2+} 通道 CaV1.2，或简称为 CaV1.2。根据 L- 型 Ca^{2+} 通道可以被二氢吡啶（Dihydropyridine，DHP）阻断，在一些文献中将 L-type 型 Ca^{2+} 通道称之为二氢吡啶受体（Dihydropyridine receptor，DHPR）。由于文献中对这一通道的名称很多，常常容易引起混乱，表 3-1 以列表的方式将这些特性归纳和对应起来，供读者参考。

表 3-1　Ca^{2+} 通道的亚型和分布

Ca^{2+} 通道	Ca^{2+} 电流分型	存在部位
CaV1.1	L	骨骼肌
CaV1.2	L	心肌
		内分泌细胞
		神经元
CaV1.4	L	视网膜
CaV2.1	P/Q	神经纤维终末
		树突
CaV2.2	R	神经纤维终末
		树突
CaV2.3	N	神经细胞胞体
		神经纤维末梢
		树突
CaV3.1	T	心肌细胞
		骨骼肌细胞
		神经元
CaV3.2	T	心肌细胞
		神经元
CaV3.3	T	神经元

1）L- 型 Ca^{2+} 通道结构：从分子结构上看，L- 型 Ca^{2+} 通道有 4 个亚单位：CaV α 1（Cav α 1- 亚单位）、CaV β 、CaM（calmodulin）和 CaV α 2 δ（图 3-4）。CaV α 1 由 1800 ～ 2300 个氨基酸组成。CaV α 1 基因表达 4 种类似的氨基酸序列，在图上分别表示为 Ⅰ 、Ⅱ 、Ⅲ 和 Ⅳ。每一个氨基酸序列包含 6 个跨膜结构，前 4 个跨膜结构（S1 ～ S4）对膜电位的变化很敏感，具有感受 Ca^{2+} 的功能。其余 2 个（S5 ～ S6）构成了 Ca^{2+} 的通道，Ca^{2+} 由此进入细胞内。CaV α 1 的 N 端和 C 端都在细胞内。而且，上述 4 种相同序列结构之间的连接氨基酸序列（loop，襻），包括 Ⅰ ～ Ⅱ，Ⅱ ～ Ⅲ 和 Ⅲ ～ Ⅳ 襻也都在细胞内。

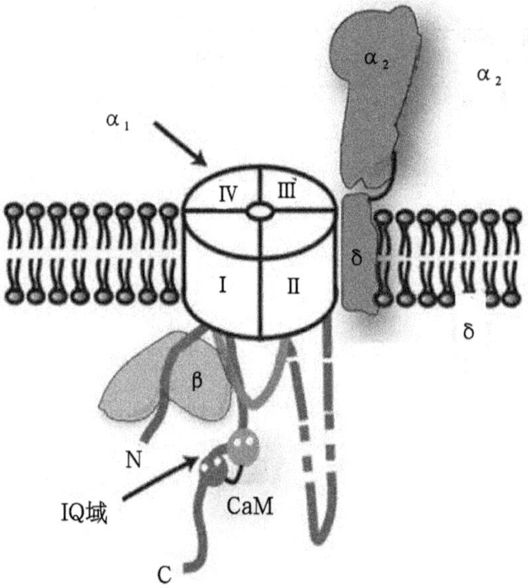

注：CaVs 由 4 种基本结构组成，包括 CaVα1、CaVβ、CaM（钙调素，calmodulin）和 CaVα2δ。CaVα2δ 由一个基因表达，在蛋白质修饰阶段，形成了 2 个多肽链，以二硫键相连。有时将 CaVs 称为是 5 个多肽链组成的复合体。图中 IQ 域与 CaM 相结合，在不同 Ca^{2+} 浓度条件下，产生不同的调节作用（机制详见正文）。

图 3-4 L- 型 Ca^{2+} 离子通道（CaVs）结构示意图

CaVβ 和钙调蛋白（calmoculin，CaM）这两个亚单位分别结合在Ⅰ～Ⅱ襻和 C 末端（C-terminal），对通道的功能具有关键的调节作用。CaM 可以和 Ca^{2+} 相结合，也可以不和 Ca^{2+} 相结合。这两种形式的 CaM 都结合在 CaVα1 上，因此应当将 CaM 看成是 CaVα1 的一个亚单位，而不是分离的一个独立蛋白质。

CaVα2δ 在结构上是由两部分组成：α2 和 δ。这两部分是由同一个基因表达而生成的蛋白产物，在表达完成后，再经过蛋白修饰作用，即经过水解而成为两部分，一部分是细胞外的结构（α2），另一部分为跨膜结构（δ），之间以二硫键相连。在结构上似乎 α2 和 δ 是两个蛋白质，由于它们由同一个基因表达，是在表达后蛋白修饰过程中形成的产物，一般认为它们还是一个亚单位，其功能目前还不太清楚。

2）L- 型 Ca^{2+} 通道的部位以及 T- 小管（transverse tubules，T-tubule）：L- 型 Ca^{2+} 通道存在于心肌细胞膜上。在结构上，心肌细胞膜向胞质内有很多小管状突起，称为 T- 小管，直径大约为 200nm，可以看成是心肌细胞膜的延续（图 3-5）。这些小管在心肌细胞内纵横排列呈网状。由于 T- 小管的面积很大，深入心肌细胞各个部位。在一条心肌细胞的纵轴上，T- 小管之间的纵形距离大约为 2μm（图 3-5 右上），心肌兴奋时产生的电位变化（心肌电）很容易在T-小管上扩散，有利于整个细胞内Ca^{2+}浓度的同步变化，有利于心肌细胞内肌小节的同步收缩。在疾病条件下，例如心力衰竭患者的心肌，T-小管缺少有效的组织；T-小管的数量减少成为心力衰竭病理生理学原因之一。

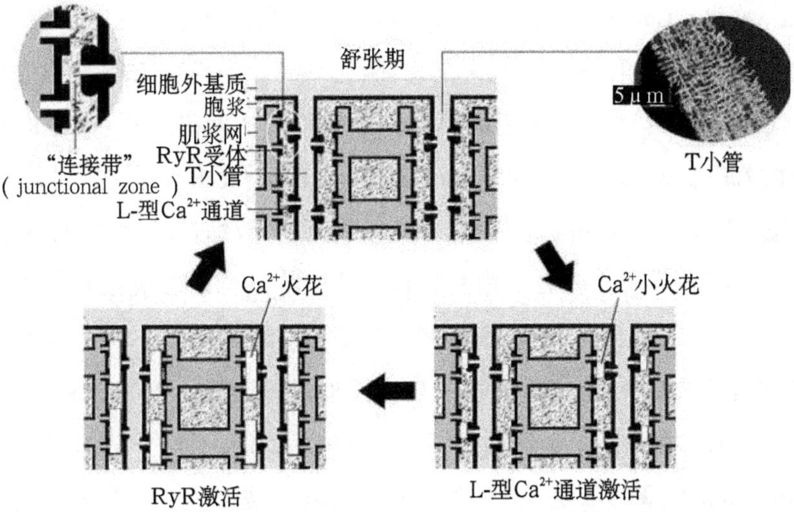

图3-5　L-型Ca^{2+}通道和RyR、Ca^{2+}小火花、Ca^{2+}火花和T小管示意图

L-型Ca^{2+}离子通道位于T-小管膜上。通道与SR相连接的部位称之为“连接带”（junctional zone）（图3-5）。当心肌处于舒张期，通道不打开（图3-5左）。当心肌兴奋时（图3-5中），膜电位上升，L-型Ca^{2+}离子通道开放，Ca^{2+}由膜外进入胞质。Ca^{2+}的流入，在通道口升高Ca^{2+}浓度，使用荧光显微镜可以直接观察到细胞内这种钙离子浓度的变化，称为Ca^{2+}小火花（sparklet）。Ca^{2+}浓度升高后，Ca^{2+}与SR上的RyR相结合，打开RyR通道。SR中的Ca^{2+}进入胞质，再次升高胞质中Ca^{2+}浓度，产生Ca^{2+}火花（spark）（图3-5右）。

3）Ca^{2+}浓度变化过程：心肌细胞内Ca^{2+}浓度远远低于细胞外，两者相差可达1万倍。前已述及，在安静时膜内电位为负值，当L-型Ca^{2+}通道打开时，在强大的浓度梯度和电位梯度的推动下，Ca^{2+}快速“冲”进膜内，其动力大约为1μmol/（细胞·s）。进入细胞内的Ca^{2+}可以迅速提高胞质中Ca^{2+}的浓度。细胞内这种Ca^{2+}浓度，可以促进Ca^{2+}与胞质中SR上的另外一种Ca^{2+}受体（RyR）相结合，引起SR中Ca^{2+}释放到胞质之中，进一步升高细胞内Ca^{2+}的浓度，最后启动肌小节的收缩。因此，胞内Ca^{2+}浓度升高有2个过程，通过2种不同的通道（图3-5）。

这里讨论了“Ca^{2+}通道”“Ca^{2+}浓度变化”“Ca^{2+}小火花”和“Ca^{2+}火花”。这些名词常常出现在使用钙荧光探针（Fluo 4）的实验报告中。上述通过L-型Ca^{2+}通道“冲”进的Ca^{2+}，使细胞内Ca^{2+}浓度升高很快，成为一种“暴发”，可以在荧光显微镜中看到这种变化，因此文献中常常称之为“Ca^{2+}火花（Ca^{2+}spark）”。每一个L-型Ca^{2+}通道进入的Ca^{2+}称为“Ca^{2+}小火花（Ca^{2+} sparklet）”。当这种小火花激活胞质中SR释放Ca^{2+}，产生更大的火花，称为“Ca^{2+}火花”。因此Ca^{2+}火花是由Ca^{2+}小火花所引起。每一个小火花代表一个L-型Ca^{2+}通道的激活，每一个Ca^{2+}火花代表一个SR上RyR受体通道开放释放Ca^{2+}。大约25个L-型Ca^{2+}通道和100个RyR集合在一起组成一个Ca^{2+}功能释放单位，称为一个couplon。由此可见，在兴奋-收缩耦联过程中，Ca^{2+}的转运是分等级的，在时间和空间的分布上很有特点，这些特点可以看成是Ca^{2+}在信号传递上的时间和空间的“信号编码”。这方面已经积累了很多研究资料，本文不做详细讨论。

4）Ca^{2+}转运部位：上述Ca^{2+}火花的发生是通过细胞膜上L-型Ca^{2+}通道和肌浆网上RyR共同完成的。在形态上，这两个结构是紧密相连的，称为“连接带”，或称为“双裂隙”（dyadic cleft）（图3-5）。在一个裂隙中可以容纳15～43个RyR。当心肌产生兴奋时，细胞膜上的L-型Ca^{2+}通道和RyR开放后，这一部位的Ca^{2+}浓度上升很快，可以由大约100nmol/L上升到大约10μmol/L。局部升高的Ca^{2+}浓度不会停滞不变，它会再扩散到相邻的胞质。这样，在心肌细胞中，在时间上，胞质中Ca^{2+}的浓度是变化的；在空间上，不同部位Ca^{2+}的浓度也不同。在一个动作电位中，心肌细胞有成千上万个Ca^{2+}火花。这就是前述在心肌兴奋时，Ca^{2+}浓度变化在“时间和空间”分布上的特点。细胞内Ca^{2+}浓度变化引发肌小节的收缩几乎是同步产生的，只有同步产生的收缩力量才能综合，形成合力，产生收缩的压力。完成这种同步收缩，在结构上的一个重要特点是心肌细胞上的T-小管（图3-5右上），它对完成上述功能起重要的作用。此外，心肌中这种Ca^{2+}浓度的变化，需要心肌中的感受装置监测这些变化，从而及时调节这些变化，使其适应机体的需要。

钙调蛋白（CaM）是完成这一功能的重要结构。下面将进一步讨论这一过程。

a. 结构：CaM是一种十分保守的蛋白质，它存在于各种细胞之中，从草履虫到人类的细胞都有它的分布。CaM由148个氨基酸序列组成，在结构上很有特点（图3-6）。CaM氨基酸序列中有能与Ca^{2+}相结合的结合位点，称为口袋（pocket），共有4个，分布在N-末端和C-末端，各有2个，分别称为袋Ⅰ、Ⅱ和袋Ⅲ、Ⅳ（图3-6左）。两个袋和它们之间相连接的氨基酸序列类似一个哑铃，组成一种“螺旋-襻-螺旋（helixloop-helix)”的折叠方式(EF-hand)。在结构上,CaM 的 N- 末端和 C- 末端类似两个耳垂,称为耳垂状结构（lobe）(图 3-6 右)。上述 4 个“袋”分别位于两个耳垂（lobe）之中。两个耳垂之间的氨基酸序列有 8 个折返。

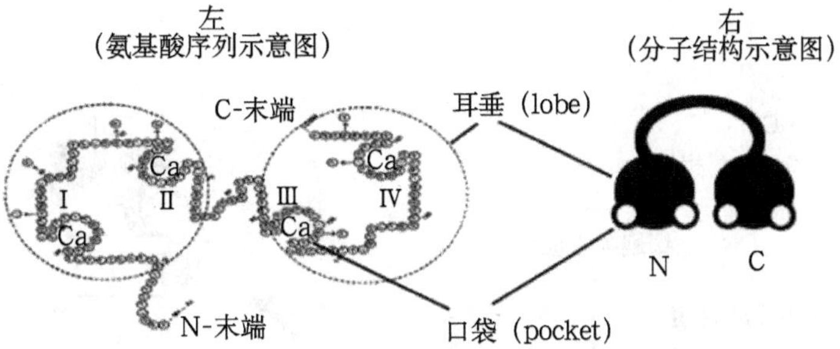

图 3-6　CaM 结构示意图

b. 功能（CDI 和 CDF）(图 3-7)：在兴奋 – 收缩耦联中，CaM 的作用十分重要。前面谈到，当心肌细胞膜上 L- 型 Ca^{2+} 通道打开后，Ca^{2+} 快速进入细胞内，升高细胞内 Ca^{2+} 的浓度。在浓度继续升高后，启动肌小节的机械收缩装置，产生收缩。一次收缩后，细胞内 Ca^{2+} 浓度必须迅速降低，开始心肌的舒张，迎接随后发生的下一次收缩。在细胞内 Ca^{2+} 的升高和降低过程中，CaM 都具有关键作用。CaM 能感受细胞内 Ca^{2+} 浓度的变化，升高细胞膜上 Ca^{2+} 通道的活性，加速 Ca^{2+} 的流入。当细胞内 Ca^{2+} 浓度已经到达很高时，CaM 也能感受这种 Ca^{2+} 浓度的变化，通过它的作用降低 Ca^{2+} 通道的活性，终止 Ca^{2+} 的流入，降低细胞内 Ca^{2+} 的浓度，因此在启动心肌舒张中又起着重要的作用。因此，CaM 成为心肌收缩和舒张的重要感受和调节装置。

CaM 的独特结构为上述感受和调节作用提供了结构基础。CaM 上的两个耳垂，一个在 C- 末端，它与 Ca^{2+} 的亲和性高，属于高亲和性感受器；另一个在 N- 末端，它对 Ca^{2+} 的亲和性不高，属于低亲和性感受器。当 Ca^{2+} 与 CaM 结合后（包括高和低两种亲和位点），都会与 CaV α 1 亚单位氨基酸序列 C- 末端上的一个特殊域段（domain）相结合，这一域段称为 IQ 域段。

c.IQ 域段（IQ domain）：它是一段氨基酸序列，包含 23 个氨基酸。由于它的前两个氨基酸分别为异亮氨酸（isoleucine，Ile，I）和谷氨酰（lutamine，Gln，Q），因此称其为 IQ 域段。IQ 在 L- 型 Ca^{2+} 通道 α 1 亚单位的 C- 末端。这一蛋白质序列能与 Ca-CaM 相结合。结合后 α 1 亚单位的构象发生变化。Ca-CaM 的 C- 末端与 IQ 相结合，所引起的构象变化，可以易化 L- 型 Ca^{2+} 通道产生易化作用（calcium-dependent facilitation，CDF），促进 Ca^{2+} 内流。当 Ca-CaM 的 N- 末端与 IQ 相结合，可以引起 L- 型 Ca^{2+} 通道失活（calcium-dependent inactivation，CDI），关闭通道。因此，CaM 对 L- 型 Ca^{2+} 通道的调节是通过 α1 亚单位上 IQ 实现的。

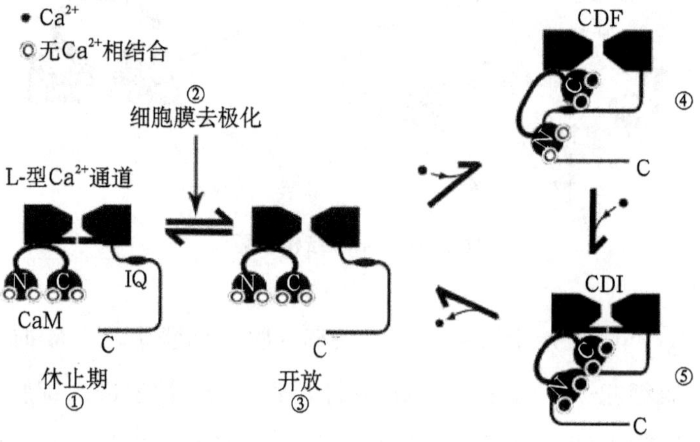

注：心肌处于两次心跳之间的“休止期”，膜电位处于休止电位时，L- 型 Ca^{2+} 通道关闭①。当由窦房结发来的冲动到达心肌时，细胞膜产生去极化②，膜内电位升高。当膜内电位达 -40mV 时，L- 型 Ca^{2+} 通道（电压门控通道）开放③。在浓度梯度和电压梯度的作用下，Ca^{2+} 进入心肌细胞，产生 Ca^{2+} 小火花（sparket）。此时 Ca^{2+} 与已经结合在 L- 型 Ca^{2+} 通道上的钙调蛋白（CaM）相结合。由于细胞内 Ca^{2+} 浓度还不太高，Ca^{2+} 与 CaM 羧基端（C- 末端）高亲和性结合位点相结合。这种结合引起 CaM 和 L- 型 Ca^{2+} 通道上的 IQ 域段（C- 末端）相互作用，易化 L- 型 Ca^{2+} 通道（CDF）④，促进 Ca^{2+} 进一步流进细胞。当由 L- 型 Ca^{2+} 通道进入的 Ca^{2+} 浓度升高，打开了 SR 上 RyR 通道，促进 Ca^{2+} 由 SR 中储存的 Ca^{2+} 进入胞质，产生 Ca^{2+} 火花（spark）。由于 Ca^{2+} 首先通过 L- 型 Ca^{2+} 通道进入细胞，由于心肌细胞中 T- 小管的分布特点，这种内流的 Ca^{2+} 在心肌细胞内几乎是同步的，因此在整个心肌细胞上很多部位的 RyR 几乎同时开放，引起整个胞质中的 Ca^{2+} 浓度升高（背景 Ca^{2+} 浓度）。此时 CaM 上 N- 末端的低亲和性 Ca^{2+} 结合位点与 Ca^{2+} 相结合。结合后与 L- 型 Ca^{2+} 通道上 IQ 域段产生相互作用，引起通道失活⑤，阻止 Ca^{2+} 进一步转运进入心肌细胞。这种通道的失活是由胞质中 Ca^{2+} 浓度升高引起，通过 CaM 实现的一种失活，称之为 CDI。这是舒张期中降低心肌细胞内 Ca^{2+} 浓度的一种机制——关闭通道。配合其他降低心肌细胞内 Ca^{2+} 浓度的途径，心肌细胞内 Ca^{2+} 浓度最后又恢复到休止时的浓度。完成了一次细胞内 Ca^{2+} 周期变化（或振动）。

图 3-7　CaM 的功能

CaM 与 α1 上 IQ 相结合会产生不同调节作用的原因，来自 CaM 上两个耳垂的不同作用。从细胞内 Ca^{2+} 浓度变化看，CaM 这两种耳垂与 IQ 相结合的条件是不同的。当 CaVα1 通道刚刚打开时，引起 Ca^{2+} 小火花，此时 Ca^{2+} 与高亲和性结合位点相结合，结合后的 CaM 再与 CaV 上的 IQ 相结合，引起蛋白质产生构象变化，效果是继续加速 Ca^{2+}

通过 CaV 通道内流。这种作用被称之为 Ca^{2+} 依赖性易化作用（CDF）。当细胞内 Ca^{2+} 进一步升高，引起了整个心肌细胞内 Ca^{2+} 浓度升高后，这种背景 Ca^{2+} 浓度，引起 CaM 上低亲和性结合位点与 Ca^{2+} 相结合。此时 CaM 与 CaV 上 IQ 相结合，产生的构象变化可以引起 CaV 通道失活，关闭通道。这种作用被称之为 Ca^{2+} 依赖性失活作用（CDI）。这里涉及 2 个十分有趣的想象：一是同一个蛋白分子（CaM）具有两种不同敏感性的感受装置（CaM 的 N- 末端和 C- 末端），产生两种不同的调节效果；二是这两种不同装置与同一个氨基酸域段（CaV 上 C- 末端的 IQ 域段）相结合，引起蛋白质产生不同的构象变化。它的详细机制还有待进一步研究。

从 CaM 识别 Ca^{2+} 浓度看，它能识别 Ca^{2+} 不同浓度的变化，由此产生不同的调节效果（引起 CDF 和 CDI）。从分析细胞内 Ca^{2+} 浓度变化（信息）看，这种信号包含有时间和空间这两个参数。当 CaV 通道刚刚打开时，CaM 高亲和性结合位点与通道附近的 Ca^{2+} 相结合，这种 Ca^{2+} 浓度的变化发生在通道口附近几纳米范围内。这一信号的产生时间早，局限于通道口附近，CaM 对这种信号的反应是产生 Ca^{2+} 依赖性易化作用（CDF）。当时间向后推移，整个心肌细胞内（远距离）Ca^{2+} 背景浓度升高时，CaM 上低亲和性结合位点与 Ca^{2+} 相结合，产生 Ca^{2+} 依赖性失活作用（CDI）。Ca^{2+} 浓度在细胞内的时间和空间变化，又称为 Ca^{2+} 振荡（ocillation），这些振荡构成了不同的时间和空间编码，CaM 能够识别这些特点，并引起对通道的不同调节作用。因此在理论上，对 CaM 的研究很有吸引力。

除了上述功能，近年来发现 CaM 还可以通过 Ca^{2+}/CaM- 依赖性激酶Ⅱ（CaMK Ⅱ）调节 L- 型 VOCC 的功能。CaMK Ⅱ是结合在通道上的一种磷酸化激酶，它与 Ca^{2+}/CaM 结合后被激活，引起 L- 型 VOCC 中 α1 的 C- 末端磷酸化，促进 Ca^{2+} 内流。

5）L- 型 Ca^{2+} 通道失活：前面主要讨论了 L- 型 Ca^{2+} 通道转运 Ca^{2+} 的功能，即通道开放后 Ca^{2+} 进入细胞内的过程。实际上，L- 型 Ca^{2+} 通道的关闭，也是通道的一种功能。通道打开 Ca^{2+} 由细胞外进入细胞内，完成启动心肌收缩功能后，通道必须关闭，阻止 Ca^{2+} 过量进入细胞。这种关闭避免了过多 Ca^{2+} 的进入，为心肌细胞恢复兴奋前状态做准备。关闭通道是通道不可缺少的一种功能。而且，通道的关闭是可以调节的，因此通过对通道关闭的调节可以调节心肌的收缩功能，是调节心肌功能的一条重要途径，在理论和临床上都有重要的意义。

心肌上 L- 型 Ca^{2+} 通道的关闭（失活，inactivation）有两种不同的机制。一种是由细胞内 Ca^{2+} 浓度变化启动的失活，称为 Ca^{2+} 依赖性失活（Ca^{2+}–dependent inactivation，

CDI）。另一种是由膜电位变化启动的失活，称为电压-依赖性失活（voltage-dependent inactivation，VDI）。

CDI是由钙调蛋白（CaM）完成的调节。在胞质中Ca^{2+}升高的后期，当细胞内Ca^{2+}进一步升高，引起了整个心肌细胞内Ca^{2+}浓度升高后，这种背景Ca^{2+}浓度，引起CaM上低亲和性结合位点与Ca^{2+}相结合。此时CaM与CaV上IQ相结合，产生的构象变化可以引起CaV通道失活，关闭通道。这种作用被称之为CDI。

分析兴奋-收缩耦联过程中胞质内Ca^{2+}浓度升高的时间关系可以看到，胞质内后期Ca^{2+}浓度升高的原因是RyR的开放，Ca^{2+}由SR进入胞质（CICR）。研究表明，在SR释放Ca^{2+}进入细胞质的同时，经由L-型Ca^{2+}通道进入胞质的Ca^{2+}电流减少了50%，即由全细胞的12μmol降到6μmol（μmol $Ca^{2+}l^{-1}$cytosol）。由此可见，CDI作用的重要性。

VDI：当细胞膜去极化时，膜内电位会快速升高。前面分析心肌和Ca^{2+}转运的关系时谈到，膜内电位到达-40mV时，打开心室肌膜上Ca^{2+}通道，Ca^{2+}由膜外内流进入细胞内。当复极化时，膜内电位逐渐降低。（注）当电位到达+10mV和-10mV时，L-型Ca^{2+}通道会出现失活现象。此时通道蛋白构象的变化关闭了通道。由于通道失活，由细胞外通过L-型Ca^{2+}通道进入细胞的Ca^{2+}数量降低，细胞膜上内向Ca^{2+}电流（ICaL）降低。这种L-型Ca^{2+}通道的失活直接受膜电位的控制，因此称为VDI。近年来有研究证明，VDI的产生可能与L-型Ca^{2+}通道的两个亚单位（CaVβ和CaVα2δ）的调节有关。本文不做详细介绍。

【（注）文献中在谈到引起VDI的膜电位变化时，有时将这种膜电位变化称为“去极化”的膜电位变化；有时称其为“复极化”时的电位变化。究竟是在去极化阶段还是复极化阶段产生的变化？实际上这是由名词认识上的差异造成。在教科书上，常常将心室肌兴奋时膜电位的变化分为5个时相（0、1、2、3和4）。其中0期称为去极化期，膜内电位迅速升高；1、2和3期为复极化期，膜内电位逐渐降低，走向安静时的膜电位；4期为休止电位期。但在文献中，有些学者常常将心肌的兴奋称为心肌的去极化，因此从广义上讲，整个心肌兴奋时的膜电位变化统称为心肌的去极化。这种认识上的差异造成了上述描述的混乱。】

从上述对L-型Ca^{2+}通道功能的讨论中可以看到一种自动调节细胞内Ca^{2+}浓度的机制。当心肌细胞兴奋去极化时，膜内电位升高，但达到一定值时（-40mV），通道蛋白质产生构象变化，打开通道。当复极化时，细胞膜电位（膜内电位）降低，当电位到达 +10mV 和 –10mV 时通道关闭，阻止 Ca^{2+} 进入胞内，防止胞内 Ca^{2+} 浓度过度升高。对 Ca^{2+} 的转运，心肌细胞中还有另外一种重要的调节机制，即 SR 上的 Ca^{2+} 通道：RyR。上述 2 种通道上的调节机制共同作用，完成对胞质内 Ca^{2+} 浓度的调节。

（2）兰尼碱受体（ryanodine receptor，RyR）：RyR 是 Ca^{2+} 离子通道家族中的一员。这类通道存在于肌肉细胞胞质中的 SR 上。SR 是细胞内的一种细胞器，与细胞内 Ca^{2+} 的储存和释放有密切关系。这一通道的发现与一种杀虫药有关。杀虫剂是由生长在南美洲的植物（Ryania speciosa，南美大枫子科灌木尼亚那）的茎和根中提取的有效成分（ryanodine alkaloid，兰尼生物碱）组成。后来发现这种杀虫药对动物肌肉有很强的毒性，它能使骨骼肌和心肌麻痹。当初，使人困惑的是，兰尼生物碱对骨骼肌的毒性作用是使肌肉产生痉挛性麻痹，对心肌则产生舒张性麻痹，似乎它们的作用机制并不相同。进一步的研究证明，兰尼生物碱可以与 SR 上的 Ca^{2+} 通道蛋白相结合，亲和性很高。结合后阻断通道，是一种通道阻断药。1990 年从家兔心肌中将这种通道的基因克隆成功，并进一步证明它是一种四倍体的蛋白复合体（complex）。将这些蛋白体组合到人工平面脂质双层（artificial planar lipid bilayers）上，证明其具有离子通道的功能。试验结果表明，这种通道对一价和二价阳离子都具有通透性，因此它的离子选择性并不高；但它的通透性很好，单位时间内允许通过的离子量可以很大。在心肌，这种通道之所以对 Ca^{2+} 具有高的选择性，是因为 Ca^{2+} 在 SR 中浓度很高，达到 μmol/L 水平，因此在 SR 上成为 Ca^{2+} 的专有通道。由于在研究中常常以兰尼碱作为通道蛋白的示踪物，因此文献上称之为兰尼碱受体，即 RyR。兰尼碱对骨骼肌和心肌有不同毒性的原因在以后的研究中才发现，这是心肌和骨骼肌细胞膜具有不同特性造成的。兰尼碱对 2 种肌肉中 SR 上 Ca^{2+} 通道都有阻断作用，阻止 Ca^{2+} 由通道外流。但兰尼碱还可以促进 Ca^{2+} 由 SR 内漏出到细胞质中，这种“漏出（leaked）”的 Ca^{2+} 到达胞质后，在心肌，细胞膜具有很强的挤出（extrusion）功能，将漏出的 Ca^{2+} 排出心肌细胞。久而久之，细胞内的 Ca^{2+} 浓度降低，产生一种 Ca^{2+} 耗竭状态，引起心肌细胞收缩无能，产生舒张性麻痹。但在骨骼肌，细胞膜上缺乏这种强力的挤出功能。结果漏出的 Ca^{2+} 聚集在细胞质中，引起骨骼肌细胞产生痉挛，形成痉挛性麻痹。

RyR 主要分布在 L- 型 Ca^{2+} 通道相邻的部位。前已述及，L 型 Ca^{2+} 通道主要分布在心肌细胞的 T- 小管上，而 RyR 是 SR 上的通道，因此在结构上，T- 小管与 SR 依靠它们各自的 Ca^{2+} 通道对应起来。L- 型 Ca^{2+} 通道与 RyR 之间的距离很近，大约 12nm，形成为一个功能结构，称为“连接带”或“双裂隙”。在心肌细胞，连接带中一个 L- 型 Ca^{2+} 通道与 5 ～ 10 个 RyR 相对应。前述 Ca^{2+} 小火花和 Ca^{2+} 火花就产生在这一部位。文献中有时见到“couplon” 一词， 指的是大约 25 个 L- 型 Ca^{2+} 通道和 100 个 RyR 集合在一起产生的 Ca^{2+} 浓度的变化（信号），是一种更大的功能单位。由此可见，连接带中 Ca^{2+} 浓度的变化成为启动和调节心肌收缩的关键信号。在位置上，“连接带”分布在心肌细胞的不同部位；在时间上，Ca^{2+} 浓度的变化持续时间较长（＞ 100ms）。因此，由这两种通道（L- 型 Ca^{2+} 通道和 RyR2）相互作用产生的信号包含时间和空间 2 种参数。这就是文献中常常提到的“空间和时间”特点，或称之为不同的“空间和时间编码”。此外，很多药物的作用也发生在这一部位。因此“连接带”中 Ca^{2+} 浓度的变化不仅涉及心肌收缩和舒张的基本理论问题，也是药物作用的重要部位，受到大家的重视。

1）RyR 的分型：在哺乳动物，RyR 有 3 个亚型。心脏中主要是 RyR2。由 RyR 组成的通道是一种四聚体的复合蛋白，分子量约为 200 万 kDa，每一个亚单位的分子量大约为 56 万 kDa。每一个亚单位有 6 ～ 8 个跨膜段，由它们组成离子通道。在结构上，整个复合蛋白的大部分位于 SR 之外的心肌细胞胞质之中。RyR 的开放与关闭，类似照相机的快门，是 Ca^{2+} 与 RyR 结合后引起蛋白质构象化的结果。

RyR 上附着很多蛋白质，这些蛋白质与 RyR 组成了一个大分子的信号复合体（图 3-8）。从结构上看，RyR2 上有很多能与这些蛋白相结合的结合位点。在正常条件下，这些附着的蛋白质与 RyR 之间的相互作用，产生不同的调节信息，调节 Ca^{2+} 的进入和流出，影响心肌的一系列活动。由于 RyR2 有很多附着的蛋白质，这从一个侧面说明，对 RyR2 的调节机制十分复杂。

2）功能：SR 上 RyR2 的生理学功能是将 Ca^{2+} 由 SR 中转运到心肌细胞质中。推动 Ca^{2+} 转运的力量是 Ca^{2+} 的浓度梯度。心脏在安静时（舒张期）心肌细胞中 Ca^{2+} 浓度为 0.1 ～ 0.2μmol/L；SR 腔中的 Ca^{2+} 浓度为 10 ～ 100μmol/L，远远高于胞质。一旦 RyR2 开放，Ca^{2+} 会顺浓度梯度迅速转运（扩散）至细胞质，提高胞质中 Ca^{2+} 浓度，诱发肌小节的收缩。RyR2 的开放受很多因素的调节。这些调节作用是通过 RyR2 上的附着蛋白质实现的。从 RyR2 的结构示意图（图 3-8）上可以看到，RyR2 上有很多附着的蛋白质，这些蛋白质有的存在于 RyR2 的胞质面，有的存在它的 SR 腔面上。因此对 RyR2 的调节作用，可以发生在 RyR2 的胞质面或 SR 腔面。

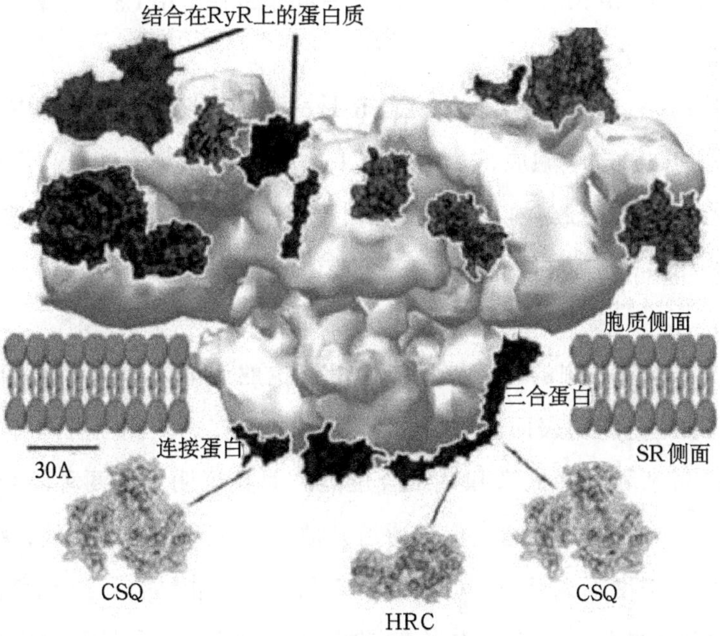

注：RyR2位于SR膜上。它的两个侧面，即心肌细胞胞质侧面（cytosolic side）和肌浆网腔侧面（luminal side）上都附着（结合）有很多调节蛋白。这些调节蛋白分别感受不同侧面上 Ca^{2+} 等的变化，调节 RyR2 的功能。储钙蛋白（calsequestrin，CSQ）；三合蛋白（triadin）；富组氨酸 Ca^{2+} 结合蛋白（histidine-rich Ca^{2+}-binding protein，HRC）。

图 3-8 RyR2 结构示意图

a.Ca^{2+}- 诱发 Ca^{2+} 释放：尽管细胞质和 SR 中 Ca^{2+} 的浓度差别很大，由于 RyR2 在安静时是关闭的，两个腔室之间不会有 Ca^{2+} 交换。当心肌兴奋，L- 型 Ca^{2+} 通道打开，细胞外 Ca^{2+} 进入细胞，胞质中 Ca^{2+} 浓度会很快升高，此时 Ca^{2+} 结合到 RyR2，打开通道。Ca^{2+} 由 SR 内经过 RyR2 通道流向胞质。由此可见，胞质中 Ca^{2+} 浓度的升高是分两个阶段进行的。首先是膜电位的去极化激活了胞膜上的 L- 型 Ca^{2+} 通道，Ca^{2+} 由细胞膜外进入细胞膜内，升高 Ca^{2+} 浓度。但此时 Ca^{2+} 浓度还不足以启动肌小节的收缩。这种浓度升高的生理学意义在于打开 SR 上 RyR2 通道。RyR2 开放后，Ca^{2+} 进入胞质，继续提高胞质中 Ca^{2+} 浓度，此时胞质中 Ca^{2+} 浓度第二次升高，可以诱发肌小节收缩，完成兴奋-收缩耦联的全部过程。由于 RyR2 的开放是由胞质中 Ca^{2+} 浓度升高引起，因此称为 Ca^{2+}- 诱发 Ca^{2+} 释放（Ca^{2+}-induced Ca^{2+} release，CICR）。这一现象最早在 1972 年由 Fabiato 等报道。从心肌细胞中的通道看，“Ca^{2+}- 诱发 Ca^{2+} 释放”的第一次胞质 Ca^{2+} 浓度升高，来自 L- 型 Ca^{2+} 通道的开放，Ca^{2+} 由细胞外进入细胞内；第二次升高来自 SR

上 RyR2 的开放，Ca^{2+} 由 SR 内进入胞质，进一步提高胞质中 Ca^{2+} 浓度，启动兴奋－收缩耦联过程。

b.CICR 作用的终止：从功能上看，CICR 是一种正反馈作用，胞质中 Ca^{2+} 浓度升高引起 SR 释放更多 Ca^{2+} 进入胞质，产生的结果是胞质中 Ca^{2+} 浓度更高。这种正反馈作用，如果不能受到限制，细胞内 Ca^{2+} 浓度会过度升高，严重影响细胞正常功能。因此，细胞内必然存在相反的调节机制，及时终止 CICR。目前已知，细胞内有多条途径抑制 CICR。

发生在 RyR2 胞质一侧的调节作用：这里讨论的调节发生在 RyR2 胞质一侧，即 RyR2 面向心肌细胞胞质的表面。从功能上看，RyR2 在这一侧上有两种不同亲和性的 Ca^{2+} 结合位点：高亲和性和低亲和性结合位点。而且证明，这两种结合位点对 RyR2 的作用恰恰相反：前者激活通道，促进通道开放；后者抑制通道开放，终止 Ca^{2+} 的转运。当胞质中 Ca^{2+} 浓度不太高时，Ca^{2+} 与高亲和性位点相结合；当 Ca^{2+} 浓度很高时，Ca^{2+} 与低亲和性位点相结合。在一次兴奋-收缩耦联过程中，早期胞质中 Ca^{2+} 浓度开始升高，当浓度还不太高时，Ca^{2+} 与亲和性较高的位点相结合，打开 SR 上 RyR2 通道，Ca^{2+} 进入胞质，继续升高胞质中 Ca^{2+} 浓度。后期，当胞质中 Ca^{2+} 浓度继续升高超过 10μmol/L 时，Ca^{2+} 与低亲和性结合位点相结合。这种结合将抑制 RyR2 的继续开放，抑制 Ca^{2+} 进入胞质。由此可见，在兴奋-收缩耦联过程中，早期 Ca^{2+} 打开 RyR2，实现 CICR；后期 Ca^{2+} 抑制 RyR2 的活性，抑制 CICR。这种抑制发生在 RyR2 胞质面，属于胞质中 Ca^{2+} 对 CICR 的调节。对这种抑制，目前还有不同的看法，对它的存在和机制还有争论。目前大家更为关心的是，发生在 RyR2 另外一个侧面的调节作用。

发生在 SR 一侧的调节：在肌浆网腔一侧，RyR 也结合了很多调节蛋白质，包括连接蛋白（junctin）、三合蛋白（triadin）和储钙蛋白（calsequestrin，CSQ）等，它们对 RyR 的功能具有十分重要的调节作用。这些蛋白质之间的结合是通过结合位点连接在一起的，文献中将这四类蛋白的结合称为“四元复合物”（aquaternary complex）（图 3-9）。

发生在肌浆网腔中的调节主要是肌浆网腔中 Ca^{2+} 浓度对 RyR2 的调节。已有研究结果表明，当肌浆网腔内 Ca^{2+} 浓度降低时，RyR2 的开放概率明显降低（图 3-10）。虽然产生这种关系的机制目前还不完全了解。但已知其中 CSQ 是关键的调节物。CSQ 对 RyR 的调节作用很有特色。下面谈到有关 CSQ 的作用，有人主张应当看成是上述四种蛋白质之间相互作用的结果。

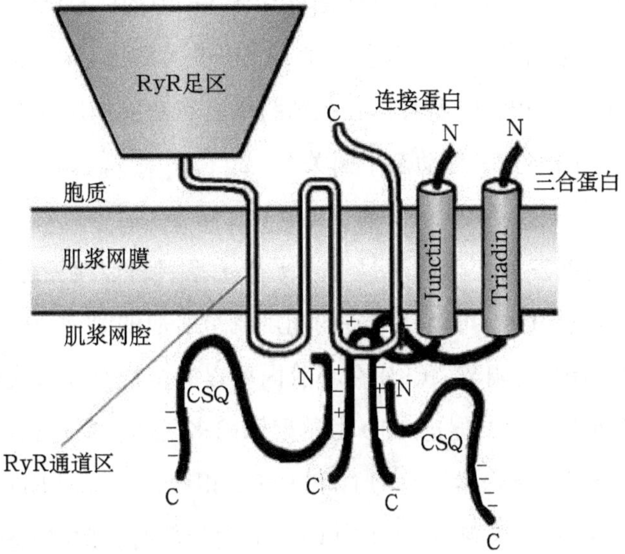

注：本图以图解方式表示 RyR、连接蛋白（junctin）、三合蛋白（triadin）和 CSQ（2 条）4 类蛋白结合在一起，形成一种稳定的四元复合体（a quaternary complex）。这 4 类蛋白质的相互作用，对 RyR 完成 Ca^{2+} 的转运功能具有重要的调节作用。RyR 与三合蛋白和连接蛋白的结合，以及三合蛋白和连接蛋白与 CSQ 的结合，由于氨基酸上电荷的相互吸引（electrostatic force），使它们之间结合更加稳定。为了表示上述蛋白质间的关系，本图将 RyR 分成足区（foot region）和通道区（channel region），这两区似乎是分离的，实际上这两部分是结合在一起的。

图 3-9 RyR 复合体示意图

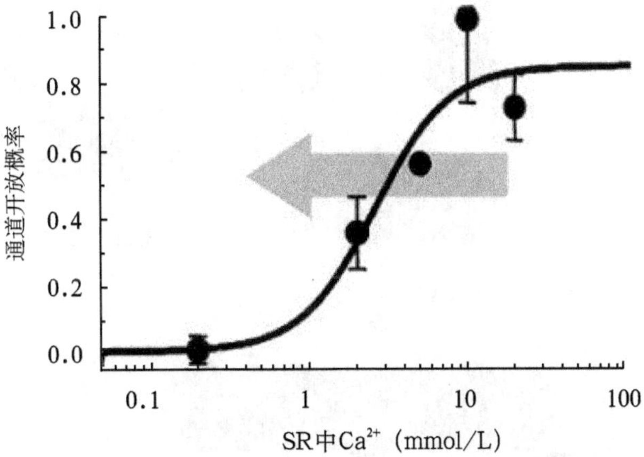

注：当 SR 中 Ca^{2+} 浓度降低时，RyR 开放的概率降低。在兴奋 - 收缩耦联进行过程中，当 RyR 开放，Ca^{2+} 快速进入胞质，SR 中 Ca^{2+} 浓度会快速降低。此时 RyR 开放概率降低。说明这种降低可能是终止 Ca^{2+}-诱导 Ca^{2+} 释放（CICR）的一种机制。

图 3-10 SR 内 Ca^{2+} 浓度与 RyR 开放概率之间的关系

储钙蛋白（CSQ）的作用方式：CSQ 是存在于 SR 中的一种蛋白质，这种蛋白质上有 Ca^{2+} 结合位点，成为 Ca^{2+} 的储存部位。心肌 SR 中大部分 Ca^{2+} 都储存在 CSQ 上，成为一种结合形式的 Ca^{2+}。从功能上看，心肌细胞中具有功能作用的 Ca^{2+} 是游离 Ca^{2+}。游离 Ca^{2+} 与结合 Ca^{2+} 之间存在一种动态平衡关系。

$$[\text{总 } Ca^{2+}]=[\text{游离 } Ca^{2+}]+[\text{结合 } Ca^{2+}]$$

如果 CSQ 储备功能发生变化，通过上述平衡关系，可以改变游离 Ca^{2+} 浓度，从而调节心肌的收缩。因此，CSQ 可以从储备的角度调节心肌的收缩功能。CSQ 的另外一种作用是直接对 RyR2 活性的调节。CSQ 在心肌内可以有多种存在形式：单聚体和多聚体（图 3-11）。Ca^{2+} 浓度升高时，促进 CSQ 由单聚体向多聚体转移；相反，当浓度降低时，由多聚体向单聚体转变。单聚体的 CSQ 能和 RyR2 相结合，抑制 RyR2 的开放。因此，当 RyR2 开放，Ca^{2+} 快速流入胞质，SR 中 Ca^{2+} 浓度降低时，此时 CSQ 由多聚体向单聚体转移。CSQ 的单聚体与 RyR2 相结合可以抑制 RyR2 的活性，减少 Ca^{2+} 继续流向胞质。这种抑制发生在 RyR 向胞质转运 Ca^{2+} 的过程中，成为终止 CICR 的一种重要机制。

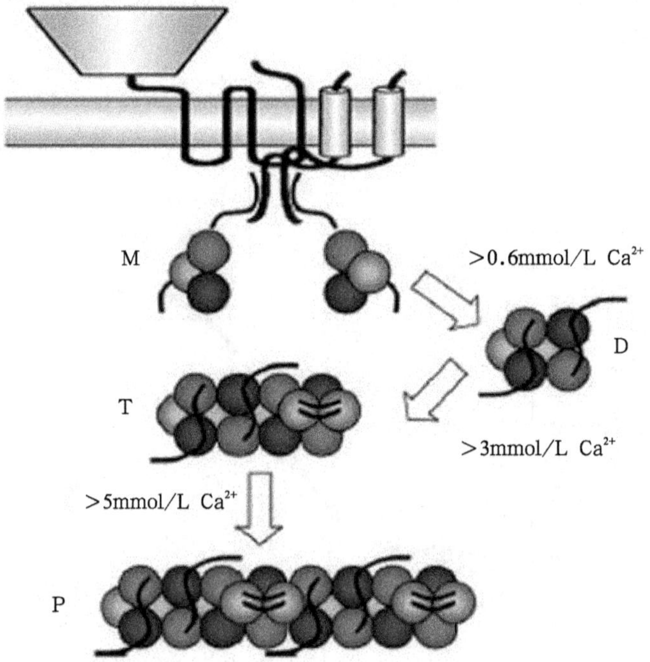

注：当 SR 内 Ca^{2+} 浓度升高时，CSQ 由单聚体向多聚体转变。图中 M、D、T 和 P 分别表示单聚体、双聚体、三聚体和多聚体。相反，当浓度降低时，由多聚体向单聚体转变。单聚体的 CSQ 能和 RyR2 相结合，抑制 RyR2 的开放。

图 3-11　RyR 肌质网腔面上储钙蛋白（CSQ）单聚体和多聚体的转变条件

在一次“兴奋-收缩耦联”的过程中（或一个心动周期中），心肌细胞质中 Ca^{2+} 浓度的快速升高是启动心肌收缩的导火线；而 Ca^{2+} 快速降低，是心肌舒张的必要条件。因此，心肌细胞质中 Ca^{2+} 浓度的这种波动，在持续时间及幅度上，不仅非常精确，而且能够调节以适应机体的不同需求。在 Ca^{2+} 快速通过 RyR 进入胞质的同时，SR 中 Ca^{2+} 浓度会快速降低。SR 中 Ca^{2+} 浓度的降低，促进 CSQ 转变成单聚体（图 3-11）。单聚体具有降低 RyR 活性、抑制 RyR 转运 Ca^{2+} 的能力。从时间上看，这种抑制作用发生在心肌细胞质内 Ca^{2+} 浓度升高达到高峰时。因此，有利于心肌细胞胞质中 Ca^{2+} 浓度在升高后的降低，为心肌细胞舒张创造了条件。这就是 CSQ 在心肌细胞“兴奋－收缩耦联”中的一种重要调节作用。

由上面的讨论可以看到，CSQ 是一个很有特点的蛋白质。在兴奋-收缩耦联过程中，CSQ 身兼 3 种功能：储备、调节和感受功能。CSQ 具有强大的“储备”Ca^{2+} 的功能。一个 CSQ 分子可以与 40 个 Ca^{2+} 相结合（相当于每 mg CSQ 蛋白结合 800nmol/L Ca^{2+}）。研究表明，SR 中绝大部分 Ca^{2+} 储备在 CSQ 之中，是 Ca^{2+} 在 SR 中的主要储存部位。而且，在一般条件下，一个 CSQ 分子上只结合约 20 个 Ca^{2+}。由此可见，在 SR 内，CSQ 不仅有很大的 Ca^{2+} 储备能力，而且还有很大的储备潜力。CSQ 也是调节 RyR2 活性的直接“调节者”。前已述及，在不同 Ca^{2+} 条件下，它可以转变它的存在形式。单倍体本身能抑制 RyR2 的活性。可见 CSQ 能辨别不同的 Ca^{2+} 浓度，通过改变自身的存在形式，调节 RyR2 的功能。因此，可以认为，CSQ 具有“感受”Ca^{2+} 浓度的能力。由于 CSQ 身兼三“职”，在 Ca^{2+} 转运这一中心环节上，成为一种十分重要的蛋白质。在疾病的发生发展过程中，CSQ 又常常是很多病理生理过程中的作用底物，与例如儿茶酚胺多形性室性心动过速（Catecholaminergic polymorphic ventricular tachycardia，CPVT）、心律失常、心力衰竭等的发生有关。因此 CSQ 受到大家的重视。

对 RyR2 不应期的调节，心肌细胞内 SR 上 RyR2 的开放和关闭是周期性的，与心率同步。在每一个心动周期之中，RyR2 开放后，在一段时间内，RyR2 对刺激丧失敏感性（desensitization），通道不能被打开，称为不应期（refractoriness）。因此，不应期的产生也是终止 CICR 的一种机制。目前已有很多研究结果表明，不应期的产生和它持续的时间，受到 SR 内 Ca^{2+} 浓度的影响。因此，SR 中 Ca^{2+} 浓度也可以通过对不应期的作用影响 RyR2 的功能。这方面的研究也是近年来的一个重要课题。从研究结果看，这方面的研究刚刚开始，还有很大的研究空间。

小结 前面主要讨论了心肌细胞胞质中 Ca^{2+} 浓度的升高，诱发心肌细胞“兴奋－

收缩耦联”过程，产生收缩。这一过程发生在每一个心动周期之中，时间虽然短暂，但变化是复杂的。归纳起来这一过程有以下几个重要的特点。

a. 两个阶段提高心肌细胞中 Ca^{2+} 的浓度：第一阶段是心肌细胞外（组织液）Ca^{2+} 跨膜进入心肌细胞，升高心肌细胞胞质中 Ca^{2+} 浓度。它的意义在于启动第二阶段 Ca^{2+} 浓度的升高。第二阶段是心肌细胞 SR 中的 Ca^{2+} 进入胞质，进一步升高 Ca^{2+} 浓度。第二阶段 Ca^{2+} 浓度升高的意义在于诱发兴奋 – 收缩耦联。

b. 两条通道转运 Ca^{2+}：第一条通道是心肌细胞胞膜上的 L- 型 Ca^{2+} 通道，将胞外 Ca^{2+} 转运进入胞质。第二条是 SR 膜上的 RyR2 通道，将储存在 SR 内的 Ca^{2+} 转运到胞质中。这 2 条通道在形态上紧密相连，形成一种功能结构，称为“连接带”或“双裂隙”。

c. 两种不同类型的信号：分别打开这 2 条离子通道。L- 型 Ca^{2+} 通道属于电压门控离子通道。当膜电位由 –90mV 上升到 –40mV 时（第一种信号），通道被打开，Ca^{2+} 由膜外进入胞质，升高胞质中 Ca^{2+} 的浓度。胞质中 Ca^{2+} 浓度的升高（第二种信号）打开 SR 上的 RyR2 通道，促进 SR 中高浓度的 Ca^{2+} 快速进入胞质。这种作用被称为“Ca^{2+} 诱发 Ca^{2+} 释放（CICR）”，属于一种正反馈调节机制。

d. 多种调控机制：调节上述 2 条通道的开放与关闭。通过这些调控机制的作用使心肌的收缩能适应不断变化的机体需求。

近年来对这些调节机制，从分子生物学、基因表达、电生理学、形态学等方面进行了的研究，取得了很大进展。

2. 降低胞质 Ca^{2+} 浓度的途径（Ca^{2+} 的流出） 当胞质内 Ca^{2+} 升高并完成启动心肌收缩后，Ca^{2+} 浓度必须快速降低，回到舒张时的水平，终止收缩（即开始舒展），迎接下一个“兴奋–收缩耦联”（心动周期）。因此，Ca^{2+} 由胞质内快速流出，降低胞质中 Ca^{2+} 浓度，是心肌产生舒张的必要条件。可以认为，心脏的舒张或心脏收缩的终止，来自心肌细胞内 Ca^{2+} 浓度的降低。因此，研究胞质内 Ca^{2+} 的流出（或转运）机制，是了解心脏舒张功能的重要途径。

（1）转运特点：心脏的收缩是周期性的，在正常生理条件下，尽管每一次“兴奋–收缩耦联”过程中，心肌细胞内 Ca^{2+} 浓度有很大的变动，但在每一次心脏开始收缩之前，心肌细胞内 Ca^{2+} 浓度都回到了原来的水平，这样才能保证每次心脏的收缩，都开始于相同的条件，从而维持心脏射血的稳定性。分析 Ca^{2+} 由细胞内的流出，可以看到以下几个特点：Ca^{2+} 的流出必须非常迅速；流出的 Ca^{2+} 量必须与进入的量完全相等；Ca^{2+} 必须是哪里来，哪里去，即 Ca^{2+} 必须回到进入胞质前的部位。

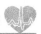

（2）Ca^{2+} 由胞质流出的途径（图 3-12）：目前已知，心肌细胞有 4 条途径将心肌细胞胞质中的 Ca^{2+} 转移出去：SR Ca^{2+}ATP 酶途径（SR Ca^{2+}-ATPase）；细胞膜 Na^+/ Ca^{2+} 交换途径（sarcolemmal Na^+/ Ca^{2+}+exchange）；细胞膜 Ca^{2+}- ATP 酶途径（sarcolemmal Ca^{2+}+ATPase）；线粒体单向转运途径（mitochondrial Ca^{2+} uniport）。

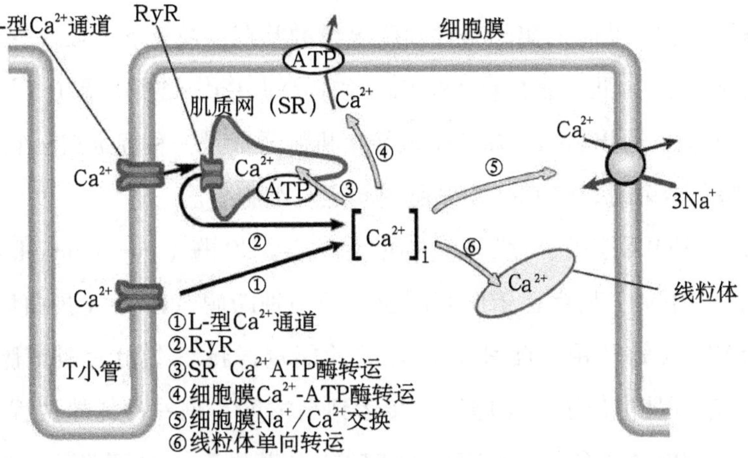

注：有 2 条 Ca^{2+} 进入途径：①心肌细胞膜上的 L- 型 Ca^{2+} 通道和② RyR。有 4 条途径将 Ca^{2+} 转运出去，包括③肌质网 Ca^{2+}ATP 酶途径、④细胞膜 Ca^{2+}-ATP 酶途径、⑤细胞膜 Na^+/Ca^{2+} 交换途径和⑥线粒体单向转运途径。

图 3-12　心肌细胞 Ca^{2+} 转运的主要途径示意图

从转运份额上看，上述途径所转运 Ca^{2+} 的总量是不相同的。而且不同种类的动物也各有特点。人的心肌类似狗、猫和兔，而不同于大鼠和小鼠。人心肌肌质网 Ca^{2+}ATP 酶途径大约占 70%；细胞膜 Na^+/Ca^{2+} 交换途径大约占 30%；细胞膜 Ca^{2+}-ATP 酶途径和线粒体单向转运途径大约共占 1%。因此，对人的心肌，前 2 种途径是主要的，后 2 条途径可以忽略不计。

1）细胞膜 Na^+/Ca^{2+} 交换途径：心肌细胞膜上的 Na^+/Ca^{2+} 交换，是以离子交换的方式转运 Ca^{2+}。这一通道工作时，将一个 Ca^{2+} 转运至细胞膜外，同时将 3 个 Na^+ 转运至膜内。从定量上看，每次动作电位，大约有 32 μmol 的 Na^+ 进入，交换 10 μmol 的 Ca^{2+}。进入胞内过量的 Na^+，将由 Na^+/K^+ 泵排出细胞。Na^+/Ca^{2+} 交换也可以逆向进行，将 3 个 Na^+ 转运到细胞膜外，同时将 1 个 Ca^{2+} 转运至膜内。因此，是一种双向转运的通道：可以将 Ca^{2+} 转运到细胞外，也可以将 Ca^{2+} 转运到细胞内。Na^+/Ca^{2+} 交换转运 Ca^{2+} 的方向，决定于当时细胞内外各种离子的状况，包括细胞内 Na^+ 和 Ca^{2+} 浓度；细胞膜两侧的 Na^+

和 Ca^{2+} 平衡电位；细胞的膜电位等。由于在 Na^{+}/Ca^{2+} 交换时将 3 个 Na^{+} 交换 1 个 Ca^{2+}。从交换的电荷看，每次交换有一个正电荷向内穿过细胞膜，产生一种内向的 Na^{+}/Ca^{2+} 交换电流。在电生理研究中，将这种电流称之为内向 Na^{+}/Ca^{2+} 电流"INa/Ca"。因此，凡是 Na^{+}/Ca^{2+} 交换时，在细胞膜上产生内向电流，表示 Ca^{2+} 外流。相反，在细胞膜上产生外向电流，表示 Ca^{2+} 内流。在一个心动周期中，在心肌细胞进入动作电位的复极化阶段（快速复极化），此时的离子条件和膜电位的状况，决定 Na^{+}/Ca^{2+} 交换的方向是将 Ca^{2+} 转运到细胞外。因此产生内向 INa/Ca（内向 Na^{+}/Ca^{2+} 交换电流）。从上述讨论中可以看出，在功能上，可以将 Na^{+}/Ca^{2+} 交换转运机制看成是一种膜通道，它的生理功能是在兴奋-收缩耦联结束时，将 Ca^{2+} 由细胞内转运至细胞外。

2）SR Ca^{2+}-ATP 酶途径：肌质 / 内质网 Ca^{2+}-ATP 酶（sarco/endoplasmic reticulum Ca^{2+}-ATPase，SERCA）是存在于肌浆网膜上的一种跨膜 ATP 酶（蛋白质），分子质量为 110kDa。SERCA 是利用 ATP 水解后释放的能量，将 Ca^{2+} 由心肌细胞质转运至 SR 中。由于这种转运是由低浓度（胞质）转运到高浓度，是一种耗能过程，因此常常将 SERCA 称之为 SERCA"泵"。目前已知 SERCA 的基因有 5 种亚型（isoform），人类心肌中的 SERCA 属于 *SERCA2a*。

前已述及，心肌细胞胞质中 Ca^{2+} 浓度升高，是启动心肌收缩的关键。胞质中的 Ca^{2+} 有两个来源，一是来自胞外，一是来自肌质网。由肌浆网进入胞质中的 Ca^{2+}，是胞质 Ca^{2+} 浓度升高的主要来源。当心肌舒张时，这些来自肌质网的 Ca^{2+}（总量的 70%）必须通过 SERCA 的转运，快速返回 SR（哪里来，哪里去）。因此 SERCA 成为终止心肌收缩，启动心肌舒张的关键，从而成为调节心肌收缩和舒张的中心环节。而且，很多心脏疾病的病理生理学机制也发生在 SERCA 这一关键部位。这样，SERCA 很自然的成为基础和临床研究的关注重点。

近年来，发现附着在 SERCA 上面的受磷蛋白（phosphlamban，PLB）和肌脂蛋白（sarcolipin，SLN）2 种小蛋白对 *SERCA2a* 的功能具有重要的调节作用。PLB 由 52 个氨基酸组成，当它没有磷酸化时，具有抑制 *SERCA2a* 的功能。而当它磷酸化后，这种抑制作用解除，*SERCA2a* 的活性加强。由此可见，PLB 具有双重调节作用：非磷酸化时抑制 *SERCA2a* 的活性，降低 Ca^{2+} 进入肌质网的速度，不利于心肌产生舒张。当 PLB 磷酸化后，这种抑制作用解除，*SERCA2a* 活性加强，增加 Ca^{2+} 向 SR 转运的速度，从而增强心肌的舒张作用。PLB 的磷酸化由 PKA 催化完成，属于 β- 肾上腺素受体调节通路。机体处于应激或体力活动增强时，交感神经的活动会加强，交感神经末梢分泌的去甲肾上腺素，作用到心肌细胞上的 β-肾上腺素受体，激活 β-肾上腺素受体调节通路。PLB 增强心脏的舒张作用，是机体通过交感神经加强心脏功能这一调节通路中的重要环节。

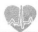

SLN 由 31 个氨基酸组成。它主要在心房肌中表达，调节心房肌中 *SERCA2a* 的功能。SLN 和 PLB 属于同一个基因家族，它们的跨膜氨基酸序列相同，只是在 C-末端和 N-末端有差别。调节方式也类似 PLB，在磷酸化以后丧失对 *SERCA2a* 的抑制作用。SLN 的磷酸化也由 PKA 催化完成。因此这 2 种调节蛋白对 *SERCA2a* 的调节十分类似，区别主要可能是 PLB 主要在心室肌，而 SLN 主要在心房肌发挥作用。

近年来发现心力衰竭患者的心肌 *SERCA2a* 基因表达明显降低，导致 SERCA 功能降低，进而影响心肌细胞内 Ca^{2+} 浓度，降低心肌的收缩性能。研究表明，SERCA 基因表达降低和功能障碍可能是心力衰竭的重要病理生理机制。是否可以通过基因治疗改善 SERCA 的功能，从而达到治疗心力衰竭的目的？这方面的研究受到大家的关注。

三、心脏的舒张

回收静脉血流，为下一次心脏收缩提供充足的血容量，是心脏舒张的生理功能。心脏收缩终止之后，紧接着的是心脏的舒张，此时心室内的压力很高，而心脏外的压力（胸内压）很低，这种压力差拉长了心肌，扩张了心室腔的容量。心室舒张虽然是一种被动过程，但心肌的舒张受很多因素的影响，是可以调节的。由于近年来舒张期心力衰竭受到广泛重视，开展了多方面的研究，从而大大提高了对心脏舒张的认识。

心脏的舒张可以从两个层面进行讨论，一是讨论舒张期中心肌本身发生的变化，包括胞质中离子的变化、能量变化、机械变化等。这些变化来自心肌本身，有的文献中将其称为“主动舒张”（active relaxation）。二是讨论影响心肌舒张的因素。主要是指心室的僵硬度，称之为“被动僵硬度”（passive stiffness）。因为心室壁的僵硬度、或弹性、或顺应性，会直接影响心室的舒张速度和程度。心脏舒张的速度和程度能否适应机体的需求，决定于上述两方面的相互作用。

（一）心脏舒张时心肌的变化

1.Ca^{2+} 的变化和能量变化 启动心肌舒张的因素是心肌细胞中 Ca^{2+} 浓度的变化。当兴奋-收缩耦联过程的后期，由于启动了很多终止 Ca^{2+} 继续升高的机制，促进了心肌细胞中 Ca^{2+} 浓度迅速降低。心肌细胞质中 Ca^{2+} 浓度的降低，首先引起肌钙蛋白与 Ca^{2+} 分离，肌动蛋白－肌球蛋白横桥脱失，心肌细胞中的肌小节停止缩短，产生舒张。Ca^{2+} 浓度的降低，主要通过两条途径，一是肌浆网 Ca^{2+}ATP 酶途径，将胞质中的 Ca^{2+} 重吸收进入 SR（大约 70%）。二是通过心肌细胞膜上的 Na^+/Ca^{2+} 交换途径，将 Ca^{2+} 转运至心肌细胞外（大约 30%）。

兴奋-收缩耦联过程中进入胞质的全部 Ca^{2+}，在舒张期都要回到原来的部位。在转运过程中，通过 Ca^{2+}ATP 酶途径的转运是由 ATP 提供的能量完成的，是一耗能过程。由 Na^+/Ca^{2+} 交换途径转运 Ca^{2+} 的过程，是 3 个 Na^+ 进入胞质，交换出 1 个 Ca^{2+}。因此会有过量 Na^+ 进入心肌细胞质，这些 Na^+ 将由 Na^+/K^+ 泵排出细胞，也是一个耗能过程。因此，心肌的舒张看起来是心肌细胞停止收缩的一个被动过程，但这一过程也有能量的消耗。

2. **机械变化（压力和容积变化）** 心室舒张的生理作用是汇聚由静脉回流的血液，为下一次心肌收缩提供足够的血容量。当心室舒张时，心室扩张、容积增加、压力降低。静脉血顺着压力梯度由静脉通过心房进入心室。因此在心室舒张的过程中，心室内的压力和容积会不断变化。分析心室压力和容积的变化过程，可以从一个侧面了解心室舒张的某些重要特性。

心脏的活动是周而复始的连续过程，每一个心动周期都从同样一个起点开始。因此心室内压力和容积之间的关系是一个封闭的环，称之为“压力－容积环”（P-V loop，P-V 环）（图 3-13）。

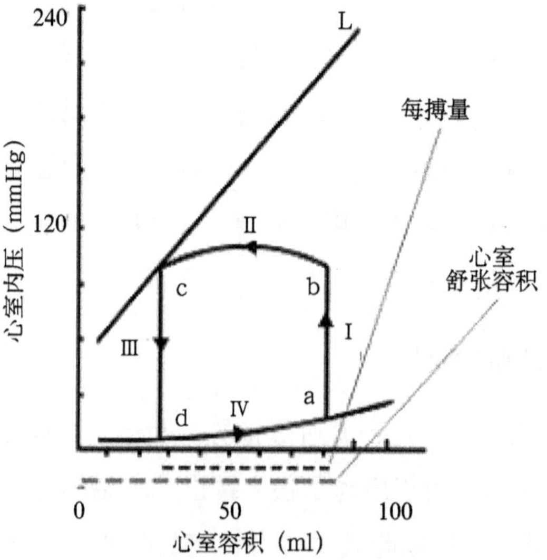

图 3-13 心室内压与容积之间的关系

图 3-13 是一个左心室的 P-V 环。纵坐标表示心室内压力，横坐标代表心室容积。当由窦房结传来的兴奋传到心室，心室开始收缩，图中“a”点表示心室开始收缩的起点。随后心室内的压力迅速升高，当压力大于左心房的压力，二尖瓣首先关闭。但此时心室内压仍没有达到主动脉的压力，主动脉瓣没有开放。此时左心室的两组瓣膜（二尖瓣和主动脉瓣）都关闭，心室的容积没有变化，但心室肌肉在继续收缩，压力快速升高成为一条直线（Ⅰ）。这一期间的心室收缩，并没有改变左心室的容积，称为等容收缩或等长收缩。这种情况十分类似一只灌水的注射器，注射器头端用手堵住它的出口。当用力推注射器芯时，注射器的容积不会发生变化，但注射器内的水压会迅速升高。当心室内的压力高于主动脉压，主动脉瓣开放“b”，血液由左心室射向主动脉，左心室的容积迅速减小，进入心室射血期（Ⅱ）。此时心室肌收缩时，它的长度缩短，整个心室容量变小，称为等张收缩或异长（异容）收缩。心室的这种等张收缩不会无限制地进行，当收缩到达极限时，将停止收缩“c”。“极限”是指在心室肌的一定初长条件下能够达到的最大收缩程度。这一极限是随着不同的肌肉初长而变化的，即 Starling’s law。在图中由一条“L”线表示。随后心室进入舒张期。心室肌肉停止收缩，心室内压下降。开始，当心室内压力低于主动脉压，主动脉瓣关闭，但此时心室内压力仍然高于左心房，二尖瓣还没有开放，心室的 2 个瓣膜都处于关闭状态，但压力在迅速降低，称为等容舒张或等长舒张（Ⅲ）。这种状况类似上述注射器，当抽拉射器芯，而注射器头用手指堵住。注射器内水的压力迅速降低，而注射器的容量不变。心室的舒张继续进行，当心室内压力低于心房内压，二尖瓣打开，血液由静脉通过心房进入心室“d”。开始时，由于心室内压变负而具有很大的抽吸力，血液顺着腔静脉依从房 – 室压力梯度快速流入心室，心室容量快速增大，但压力升高不大（Ⅳ）。这期间流入心室的血液约为总量的 2/3。随后心室内压力逐渐升高，血液以较慢的速度继续流入心室，心室容量进一步增加。心室的舒张最后回到“a”，完成一个心动周期的全过程。

上述 P-V 环中有以下几点与心室舒张过程有密切关系。

（1）图中有 4 个拐点：“a”点代表心室收缩的起点，启动心室收缩的信号来自心脏起搏点的兴奋（冲动）。“b”点代表主动脉瓣开放，心室开始向主动脉射血，容积减小。“c”点比较难以理解。它代表心室肌的收缩达到极限，而后开始舒张。这种极限在不同心肌初长的条件下是不相同的。“d”点代表二尖瓣开放，血液顺压力梯度由静脉经心房进入心室。

（2）Ⅲ和Ⅳ期代表心室的舒张：由“c” – “a”的横坐标代表心室舒张时汇聚的血

容量，这一容积也是心室在收缩时射出的每搏量。横坐标由 0 – “a” 点，是心室舒张时的总容量。横坐标 “c” – “a” /0 – “a” 代表心脏的射血分数。

（3）Ⅳ期中心室内压力升高的速度与很多因素有关：其中心室壁的僵硬度起关键的作用。心室壁僵硬度越大，心室内压力升高的幅度越大。“a” 点的高度，即此时心室的内压，代表心室舒张末期的舒张压，它与心脏功能有密切关系。这一点的压力越高，说明心室舒张达到这一容积克服的阻力越大。心力衰竭患者的舒张期，左心室舒张末期压力升高，常常是心室僵硬度增大的一种表现。此外，如果 “a” 点的压力高于正常，对静脉血液回流是不利于的，是心功能受损的一种表现。

（4）P-V 环代表每一个心动周期中左心室所作的机械功：图 3–13 左心室 P-V 环。

心力衰竭患者，包括收缩期和舒张期心力衰竭，P-V 环会有很大的变化。因此文献中有时用 P-V 环的变化图解心力衰竭的机制，给人留下深刻的印象。

3.Starling 定律（Starling's law） 20 世纪初，英国生理学家 Ernest Starling 用哺乳动物（狗）离体心肺标本模型，研究影响心脏每搏量的因素，他发现心脏的每搏量随心室舒张末期容量的增加而增多。心室舒张末期容量代表心脏舒张期的静脉回流量，说明心室舒张时的扩张程度，即心室肌的初长。换句话说，心脏的每搏量是由心室肌初长决定的。Starling 称此现象为“心的定律”（Starling' s law of the heart）。当时（1918 年）他对这一现象做了如下的描述：“心肌由安静状态转变为兴奋状态所产生的收缩力，是心肌纤维长度的函数（the mechanical energy set free in the passage from the resting to the active state is a function of the length of the fiber）。” 换句话讲，心肌细胞的收缩强度，决定于心肌纤维的长度（初长）。由于早在 1895 年 Otto Frank 使用离体蛙心的研究也获得类似的结果，因此这一现象也称 “Frank-Starling 心的定律”。

实际上，心肌收缩强度与心肌初长之间的这种关系，并不是心肌所特有的特点。骨骼肌和平滑肌也有类似的特点。此外，心肌收缩强度与心肌初长的这种正变关系，也不是无限的。研究表明，对心肌纤维的牵拉实际上是对肌小节的牵拉。牵拉人类心肌肌小节，在长度超过 2.2 μm 时，心肌的收缩张力会降低。从图 3–14 也可以看到，当心室容积过大时，心室内的压力会降低。关于心肌初长增加能加强心肌收缩的原因，近年的研究表明，拉长肌小节可以增加肌钙蛋白 C 对 Ca^{2+} 的亲和性，从而在心肌细胞中，肌动蛋白 – 肌凝蛋白的横桥数量增加，收缩能力增加。对 “心的定律” 的详细机制，目前还并不完全了解。

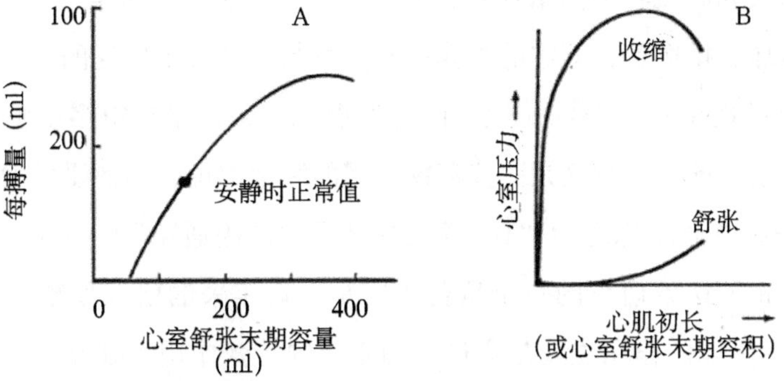

注：A. 心室舒张末期容量与每搏量之间的关系。心室舒张末期容量代表心室肌的初长；每搏量代表心肌的收缩强度。心肌初长越长，产生的收缩力量越大。安静时心室肌的初长处于曲线中央，说明正常心肌在安静时，既可以通过增加初长引起心肌收缩加强，也可以缩短初长引起心肌收缩减弱。曲线末端呈下降趋势，说明过度牵拉心肌，反而会引起心肌收缩减弱。B. 是 Starling 用狗心肺制备研究的结果，发表于 1915 年。心室舒张末期容量越大，表示心肌初长越长，由心室肌肉收缩产生的心室内压越高。“收缩”曲线（上）是心室主动收缩时产生的心室内压；“舒张”曲线（下）是通过舒张期由静脉回流引起心室被动扩张产生的压力。

图 3-14　Starling 定律

了解 Starling 定律的原理，有利于理解和分析上节的 P-V 环。图中的 L 线实际上是心室肌的初长（心室容积）和心室肌收缩产生的张力（心室内压）之间的关系。横坐标上，心室舒张时的任何一瞬间的心室肌长度（心室的容积），如果进行等长收缩时，心室肌所产生的最大张力（心室内压）都会在 L 线上找到它的相应点。因此，L 线代表心室肌初长和心室肌收张力变化的轨迹，即 Starling 定律。从 P-V 环上看，“c” 点代表在这一点的心室肌初长（心室容量）（“d” 点）条件下，心室产生的最大收缩强度（心室内压）。由于心室肌已经达到最大收缩强度（“c” 点），因此这一点既标志心肌收缩的终止，也标志心室肌舒张的开始。

4. **射血分数**　射血分数是指每一次心搏中由心室射出的血量占心室充盈总量的百分数。正常条件下，心脏的每次收缩并没有将全部心室中的血液射向动脉，只射出大约总量的 2/3。这个比值称为射血分数。射血分数是衡量心脏功能的一个指标。如果心脏受到损伤，射血分数将会降低。图 3-13 的“每搏量”和“心室舒张容积”两条线之间的关系，是心脏射血分数的图解。近年来发现，舒张期心力衰竭时，射血分数可以保持基本正常。可见射血分数不是衡量心功能的唯一指标。

5. **β-肾上腺素受体的作用**　心脏的神经支配有 2 条：迷走神经和交感神经。交感神经兴奋时通过神经终末分泌的去甲肾上腺素，作用到心肌细胞膜上的 β-肾上腺素受体，引起心率增加和心肌收缩力量加强，最终增加心排血量。多年来对 β-肾上腺素受体兴奋后如何增加心排血量，即它的受体后作用机制，进行了广泛的研究。认识到这条通路在调节心脏功能中有重要的作用。而且发现，这条通路与很多心脏病的病理生理学机制有密切关系。此外，它又是一些药物作用的关键部位，因此受到大家的重视，文献中常常将这条调节通路称之为“β-肾上腺素受体作用通路”（β-adrenergic receptor pathway）。本文介绍这条通路的一个重要原因是，近年来的研究发现，对于心室的肌肉，β-肾上腺素受体的作用主要是通过增加心肌的舒张作用实现其作用。尽管如此，至今仍有一些重要问题尚未解决。

β-肾上腺素受体通路属于 G-蛋白耦联受体类型。正常条件下，肾上腺素或去甲肾上腺素与心肌细胞膜上的 β-肾上腺素受体相结合，成为受体的激动药。结合后，耦联在 β-肾上腺素受体上的 G-蛋白发生构象变化，G-蛋白三聚体上的 α 亚单位和 GDP 分离，而与 GTP 相结合成为 α-GTP。α-GTP 可激活细胞膜上的腺苷酸环化酶。通过腺苷酸环化酶的作用，细胞内的 AMP 转化成为 cAMP。cAMP 是细胞内的一种传递信息的第二信使，可以启动很多细胞内的信息传递通路。不同类型细胞的信息通路各不相同。在心室肌细胞中，通过 cAMP 的作用，激活胞质中的磷酸激酶 A（PKA）（图 3-15）。PKA 激活后，可以引起细胞中多种蛋白质磷酸化。蛋白磷酸化后的性质（功能）会发

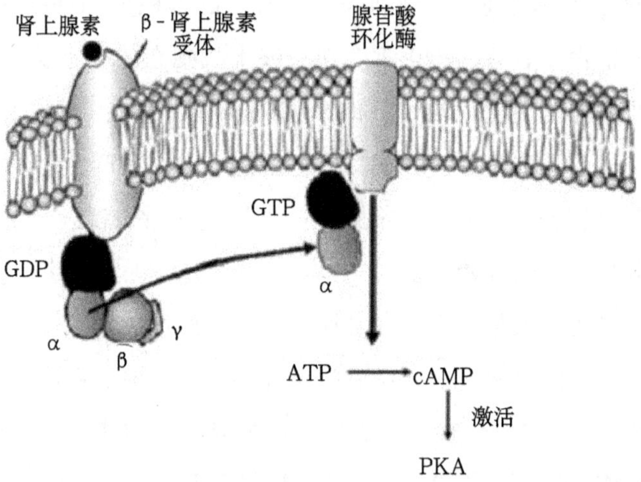

注：在生理条件下，体内 β-肾上腺素受体的激动药主要是去甲肾上腺素和肾上腺素。β-肾上腺素受体被激活后，首先将紧邻的 G-蛋白激活，即将 G-蛋白复合体中与 GDP 相结合的 α 亚单位分离出来，结合到 GTP 上，进一步激活细胞膜上的腺苷酸环化酶。通过腺苷酸环化酶的作用将 ATP 转变为 cAMP。cAMP 可激活胞内的磷酸激酶 A（PKA）。激活后的 PKA 可催化胞质中多种蛋白质的磷酸化，调节心肌细胞的功能。因此，β-肾上腺素受体这条通路主要是通过对细胞内蛋白质的磷酸化而实现的。

图 3-15　β-肾上腺素受体通路图解

生变化，成为调节细胞功能的调节物。不同蛋白质的磷酸化对心肌的功能有不同的调节作用。在心室肌中，以下几种蛋白质的磷酸化，对心室功能有重要的调节作用。

（1）肌球蛋白结合蛋白 C（MyBP-C）的磷酸化：前面已经谈到，MyBP-C 是附着在肌凝蛋白上的一种蛋白质。它对粗丝和细丝之间的滑动具有制动或刹车作用。当 β-肾上腺素受体调节通路被激活后，通过 PKA 的作用，MyBP-C 产生磷酸化。磷酸化后的 MyBP-C 丧失“刹车作用”，从而增加粗丝和细丝之间滑动的灵活性。这种作用可以加强心室肌的舒张，有利于舒张期心室的扩张。这种调节作用可以从两方面增强心脏的功能：一是为心脏收缩提供充足的血容量，从而产生更大的每搏量；二是增加心脏舒张末期心肌的长度（初长），从而提高心肌的收缩能力（Starling 定律）。有关 MyBP-C 对粗丝和细丝间滑动的作用机制，目前还不十分清楚。

（2）受磷蛋白（phosphlamban，PLB）的磷酸化：前面谈到心肌舒张时，肌质网 Ca^{2+}-ATP 酶途径是 Ca^{2+} 回到肌质网内的主要通道。Ca^{2+} 返回肌质网，是启动和完成心室舒张的关键。在心室，受磷蛋白（PLB）对这条通道具有重要的调节作用。PLB 具有双重调节作用：非磷酸化时抑制 *SERCA2a* 的活性，降低 Ca^{2+} 进入肌质网的速度，不利于心肌舒张。当 PLB 磷酸化后，这种抑制作用解除，*SERCA2a* 活性加强，增加 Ca^{2+} 向肌质网转运的速度，从而增强心肌的舒张作用。

（3）心脏肌钙蛋白 I（cTnI）的磷酸化：cTnI 是肌钙蛋白的一个亚单位。肌钙蛋白属于细丝中的一种蛋白质，能与 Ca^{2+} 相结合，从而打开肌动蛋白上与肌凝蛋白相结合的位点，启动建立横桥，最终引起肌小节收缩。肌钙蛋白由 3 个亚单位组成，分别是心肌肌钙蛋白 C（cTnC）、心肌肌钙蛋白 T（cTnT）和心肌肌钙蛋白 I（cTnI）。其中 cTnI 中的丝氨酸可以与磷酸基团相结合而磷酸化。磷酸化的 cTnI 引起心肌对 Ca^{2+} 的脱敏作用，即降低对 Ca^{2+} 的结合能力。由于对 Ca^{2+} 结合能力降低，继而引起心肌舒张速度增加。它的另外一个作用是加速横桥的往返速度。这些作用都有利于加强心室的舒张。

（4）RyR2 的磷酸化：PKA 促进 RyR2 磷酸化这一结果是大家公认的。但 RyR2 磷酸化以后对心肌功能的调节作用，不同实验室的结果不尽相同。因此存在较大分歧，这里不做详细介绍。读者可参阅有关文献。

从上面的讨论可以看到，β-肾上腺素受体通路可以从多方面调节心室肌的功能。这种调节作用有 2 个重要特点。一是调节机制是引起心肌细胞中一些调节蛋白磷酸化。蛋白磷酸化后蛋白质的性质发生变化，从而改变心肌的功能，产生调节作用。二是这条调节通路的主要生理作用，或首先的作用是加强心室的舒张作用，这条通路也可以加强心肌的收缩能力，但这种作用可能是间接的，是通过增加心肌初长而实现的（Starling 定律）（图 3-16）。

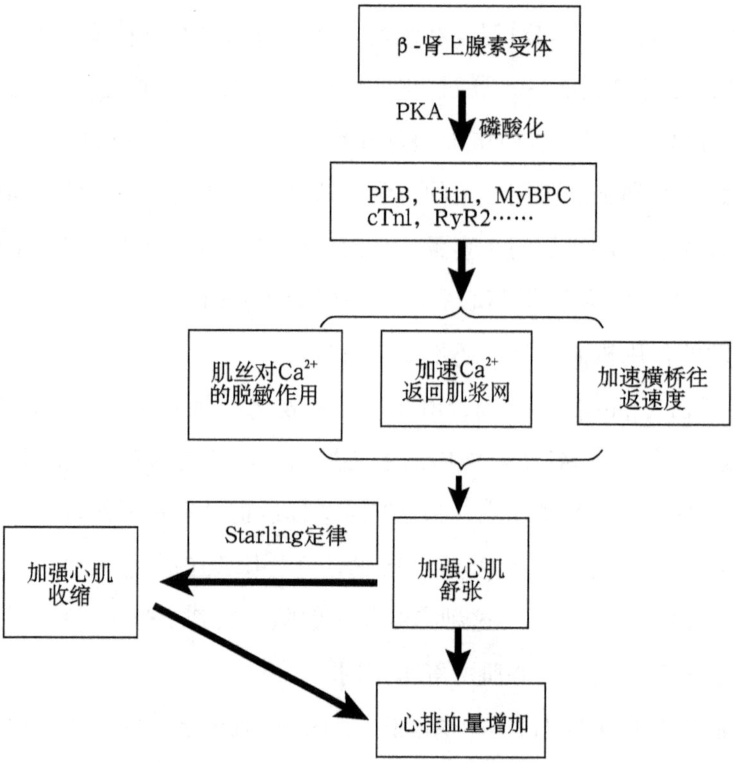

注：在生理条件下，体内 β-肾上腺素受体的激动剂是去甲肾上腺素和肾上腺素。β-肾上腺素受体被激活后，通过 G-蛋白的介导，激活腺苷酸环化酶，再将 AMP 转变为 cAMP。cAMP 可激活胞内的磷酸激酶 A（PKA）。PKA 可催化多种蛋白质的磷酸化，其中重要的有受磷蛋白（phosphlamban，PLB）、肌联蛋白（titin）、肌球蛋白结合蛋白 C（MyBP-C）、心脏肌钙蛋白 I（cTnI）、兰尼碱受体（ryanodine receptor，RyR2）等蛋白质的磷酸化。通过对这些蛋白质的磷酸化，最后对心室肌功能的调节体现在 3 个方面：肌丝对 Ca^{2+} 的敏感性降低（脱敏作用）；加速 Ca^{2+} 由肌质网 Ca^{2+}-ATP 酶途径进入肌浆网和加速横桥运动（往返速度）。这 3 种作用的最终结果是加强心室肌的舒张作用。因此，β-肾上腺素受体通路的直接调节作用是加强心室的舒张作用。心室舒张是心室肌的伸长，心室容积加大。心室舒张期的容积代表心室肌收缩前的长度，即心室肌的初长。根据 Starling 定律的原理，心肌的初长越长，心肌产生的收缩力越大。因此，这条通路也可以通过间接途径（Starling 定律）增强心肌的收缩能力。最终，β-肾上腺素受体通路的调节结果是加强心肌的功能，增加心排血量。

图 3-16　β-肾上腺素受体通路图解

小结　β-肾上腺素受体通路是心肌细胞接受神经和体液调节的一条重要途径，这条通路的直接作用是加强心肌的舒张作用，增加心脏舒张时的血液回流，从而增加心脏收缩时的排血量。这种调节作用的机制，主要是由 G-蛋白的介导，通过蛋白磷酸化实现的。

6. **肌联蛋白**（titin） 是一种仅仅存在于心肌和骨骼肌肌小节中的细胞骨架蛋白（cytoskeletal protein）。过去称为连接蛋白（connectin）。它是哺乳动物中分子质量最大的蛋白质，分子质量为 970 ～ 3700kDa（不同亚型有不同的分子质量），长度为 0.9 ～ 1.5μm。10 多年来，人们对这一蛋白进行了广泛的研究，有了很多新的认识。

从功能看，肌联蛋白具有以下 3 种功能：①骨架功能：由于它的骨架作用，肌小节才能保持正常的形态，才能保持粗丝和细丝之间的正常滑动，从而保证心肌产生有效的收缩和舒张。②弹性作用：肌联蛋白中有一些氨基酸序列具有很强的弹性，是肌小节伸长和缩短的结构基础，成为肌小节中的分子弹簧（molecular spring）。它的这种弹性作用，直接影响心室的收缩和舒张，特别对心脏的舒张，具有很重要的作用。肌联蛋白的弹性不是固定不变，而是可以调节的。③感受和调节功能。肌联蛋白本身可以感受心室中压力的变化，并通过对细胞基因表达的调节，影响心肌细胞的弹性。因此，肌联蛋白是肌小节中具有感受和调节的装置。

（1）肌联蛋白的结构和亚型：肌联蛋白的结构与心室壁的弹性有密切的关系。在前面“大动脉管壁的弹性对收缩压、舒张压、脉压以及平均动脉压的作用”一节中，对“弹性”一词的含义作过讨论。由于弹性有多种表示方法，包括弹性（elasticity）、顺应性（compliance）和僵硬度（stiffness）等。尽管这些名词可以从不同角度表示动脉管壁或心室壁的这一物理特性，但在文献中出现不同名词时，有时还是容易引起混淆。顺应性是单位血压变化所引起的容量变化，可以用 dV/dP 表示。顺应性越大，表示很小的压力变化就可以引起心室或血管较大容量改变。弹性则相反，是顺应性的倒数，即弹性 =1/ 顺应性。文献中还常常用僵硬度一词，僵硬度是材料力学中的名词，表示材料或结构抵抗变形的能力。与僵硬度相对应的是物体的柔韧性。柔韧性越大，僵硬度越小；相反，柔韧性越小，僵硬度越大。在下面的讨论中，根据文献资料，会使用不同的名词。

在结构上，肌联蛋白可以分为 4 段，分别对应肌小节中相应的结构（图 3–17）。它们是 M- 线区（M-line region）、A- 带区（A-band region）、I- 带区（I-band region）和 Z- 线区（Z-line region）。Z- 线区是肌联蛋白的氨基端，M- 线区是羧基端。Z- 线区和 M- 线区不仅是固定肌联蛋白的部位，而且是机械感受和信号产生的部位。A- 带区占整个分子的大部分，不同亚型的 A- 带序列是相同的，成为不同亚型的共同序列。A- 带区在肌小节中相对于粗丝的位置，不具有弹性。I- 带区具有很好的伸展性。在外力作用下可以被拉长。在功能上，这种伸展性能类似一个卷曲的弹簧。肌小节中粗丝与 M 线区相连，并结合在 A- 带区，不直接连接在 Z 线区上。粗丝与 Z- 线区的连接依靠肌联蛋白的 I- 带区。由于 I- 带区具有很好的弹性，使粗丝与 Z- 线区之间的连接形成了一种“弹性”（elastic binding）链接。

在氨基酸序列上，I- 带区有不同的域段（domain）。它们分别是 Ig、PEVK、N2B 和 N2A。成人心肌中上述不同氨基酸序列可以组成 2 种不同的亚型：N2B 和 N2BA（图 3–17）。从结构上看，N2B 亚型包括两段 Ig（近端和远端）、N2B 和 PEVK；N2BA 亚型包括三段 Ig（近端、中间和远端）、N2B、N2A 和 PEVK。

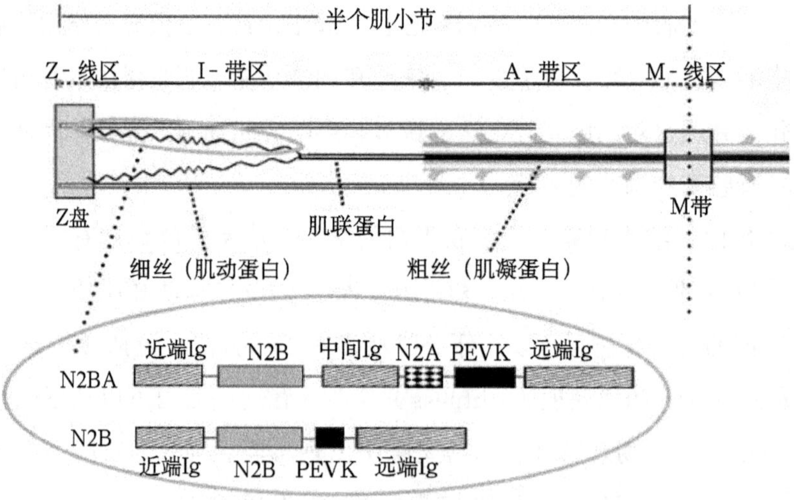

注：弹性作用：从上面的讨论可以看到，肌小节的弹性决定心肌细胞的弹性，而肌小节的弹性来自肌联蛋白的 I- 带区。如果肌小节中 N2B 的比例增加，心肌细胞僵硬度增加，心室不容易舒张，舒张末期心室内压升高。舒张末期心室内压升高是心力衰竭的一种表现，对心脏功能是不利的。

图 3–17　肌联蛋白结构示意图

2 种不同亚型都由一个单基因（a single gene）编码形成。基因转录后的 mRNA 经过不同的剪切方式（mRNA splice pathways），最后形成不相同的亚型。在结构上，N2BA 和 N2B 相比较，由于 N2BA 中有附加的 Ig 段，有较长的 PEVK 和增加了 N2A，因此 N2BA 分子质量较大（3.3MDa），长度较长。N2B 较小（2.97MDa）也较短。在弹性上，N2B 的僵硬度大，N2BA 的僵硬度较小。每一个肌小节中这 2 种肌联蛋白的亚型都同时存在。由于这 2 种亚型的弹性不同，心肌中这 2 种亚型的比例成为决定心肌细胞僵硬度的主要因素之一。正常条件下，N2B 和 N2BA 的比值（N2B/N2BA）是相对稳定的，大约是 30 ： 70（30/70）。比值增大，说明肌小节中 N2B 的相对含量大，心肌细胞变硬；比例减小则心肌细胞变软。因此机体可以通过表达不同亚型的肌联蛋白，调节心肌细胞的弹性。在氨基酸序列上，PEVK 中有很高比例的组氨酸（proline）、谷氨酸（glutamic acid）、缬氨酸（valine）和赖氨酸（lysine），这些氨基酸的磷酸化对肌联蛋白的弹性有明显的影响。在文献中，有时用 N2B，N2BA 表示它们之间的比例，有时又反过来用 N2BA/N2B 表示，所表示的意义完全相同。

上述具有弹性的氨基酸序列域段，由于它们的结构不同，所具有的弹性性质也各不相同，不同的域段在不同张力条件下发挥作用。例如当肌小节被拉长而产生牵拉时，开始时是 Ig 序列拉长；当肌小节进一步被拉长，长度达到 2.15 μm 时，PEVK 开始拉长；最后是 N2B 和 N2BA 被拉长。由此可见，肌小节被拉长的长度，是上述不同弹性成分综合作用的结果，或它们的复合表现。因此，这条张力–长度曲线成为一条非线性的曲线。

（2）肌联蛋白的功能：骨架作用。图 3–17 是半个肌小节的图解。表示肌小节中 3 种复合蛋白（细丝、粗丝和肌联蛋白）的相对位置。肌联蛋白的 N 末端固定在肌小节中 Z- 线区上，它有一段与细丝相结合，从而将细丝锚定（anchoring）在 Z- 线区上。肌联蛋白的 C 末端固定在 M- 线区上，并与粗丝结合在一起。在一个完整的肌小节中，2 根等长的肌联蛋白在 M- 线区上连接在一起，并将粗丝固定在肌小节的中央位置。由于肌联蛋白在肌小节中的这种骨架作用，可以使肌肉收缩时能获得最佳效果。

1）近年来的研究发现，实际上肌联蛋白是一个双向弹性线圈。当肌小节的长度过度缩短，小于安静时的长度，肌联蛋白会产生一种方向相反的弹性力量，称为“回位力”（restoring force），使肌小节的长度快速回到安静时的长度。回位力的效果是加快心室舒张的速度，使心肌产生一种“心室吸力”（ventricular suction）现象。这种吸力的产生加快了心室的充盈速度，特别是加快心室舒张早期的充盈速度，有利于血液的回流。这种现象的发生，在体力运动和心动过速时，对保持适量的心排血量具有重要的意义。在心力衰竭时，这种回位力的意义，还有待进一步的研究。

肌联蛋白的弹性不仅影响心室的舒张，也可以影响心肌的收缩。这是一种间接通过 Starling 定律原理实现的调节作用。Starling 定律的基本原理是，心肌的初长越长，其收缩力越大。在一个完整的心脏，心脏舒张期的容量，可以代表心室肌的初长。前面谈到心室肌的弹性直接影响心室的舒张。因此心肌细胞的弹性可以通过 Starling 定律间接影响心肌的收缩。例如交感神经兴奋，可以通过 β- 肾上腺素受体通路降低心肌的僵硬度，增加心室舒张的容积，增加心室肌的初长，进而增加心肌的收缩力量（正性变力作用），从而增加心排血量。因此，机体可以通过对肌联蛋白弹性的调节，通过 Starling 定律，间接影响心肌的收缩功能。

2）产生和传送信息作用：肌联蛋白本身可以被外力拉长，也可以被挤压而缩短，这种机械变化，可以由肌联蛋白感受。因此在功能上，肌联蛋白也是一种生物机械感受器。从肌联蛋白部位看，Z- 线区和 M- 线区是感受和产生信息的部位。肌联蛋白感受这种变化后，与一些信号蛋白相结合和相互作用，最终影响心脏中一些细胞的基因表达，进而影响细胞更新、增殖、凋亡等功能，最终可以影响心脏的重塑（cardiac remodeling）。这是近年来提出的一个新的研究方向，它的详细过程和机制还有待进一步的研究。

（3）对肌小节弹性的调节：心脏的收缩和舒张受很多因素影响。心室壁的弹性是直接影响心脏收缩和舒张的重要因素之一。如果心室的弹性增大或僵硬度增大，对收缩和舒张都会有影响，但首先是对心室舒张功能的影响，提高舒张末期心室内压，不利于静脉血液回流，进而影响心排血量。心室壁弹性主要受两方面因素的影响，一是心肌细胞本身的弹性；二是心肌细胞外的因素，例如增加心肌细胞周围的胶原蛋白和细胞外纤维化、心肌细胞周围的胶原组织等。心肌细胞的弹性主要决定于肌小节中的肌联蛋白。近年来的研究发现，肌联蛋白的弹性不是固定不变，而是经常处于一种动态平衡之中。因此，它的弹性是可以调节的。

1）长时程调节：心室内压的增高，对肌联蛋白是一种牵拉，这种机械变化可以被肌联蛋白感受（Z- 线区和 M- 线区），经过肌联蛋白的整合，将机械张力变化转变为生物信号，并将这些信息传递到有关的细胞系统，调节细胞的基因表达、蛋白质合成及蛋白质降解等活动，最终影响或调节心肌细胞的弹性。因此长时程调节是机体通过对心肌细胞基因表达的调控，是在心肌的结构上，调节心肌弹性的一种方式。前面谈到，正常条件下，N2B 和 N2BA 的比值是相对稳定的，大约是 30 ∶ 70。这一比值是可以改变的。如研究表明，给狗带上心脏起搏装置，引起心率加快，4 周后，N2B 的水平增加，而 N2BA 的水平降低，比值升高。高血压大鼠也显示出 N2B ∶ N2BA 的比值升高。相反，冠状动脉疾病的患者，或扩张型心肌病患者，他们 N2BA 的水平增加，从而使比值降低，心肌被动张力降低。相反，在舒张期心力衰竭时，N2B 升高，心肌细胞的僵硬度增加。

2）短时程调节：对心肌细胞弹性的另一种调节方式是肌联蛋白的磷酸化。蛋白的磷酸化可以改变蛋白质的性质，是调节机体功能的一种重要方式。肌联蛋白的 2 种亚型（N2B 和 N2BA）中，存在很多可以磷酸化的位点。前已述及，决定肌联蛋白弹性的氨基酸序列主要存在于肌联蛋白的 I- 带区。因此这两种亚型中 I- 带区的磷酸化程度对心肌细胞的弹性具有重要的调节作用。在研究中，可以测定肌联蛋白总体的磷酸化程度，也可以分别分析两种亚型的磷酸化程度。实验结果表明，当总体磷酸化程度升高时，心肌细胞的僵硬度降低，被动张力（fpassive）降低。相反，总体磷酸化程度降低时，心肌细胞变硬，被动张力升高。在疾病条件下，特别是在心力衰竭时，心肌细胞中肌联蛋白磷酸程度会有明显变化，由此影响到肌细胞的弹性，进而影响到心肌细胞的功能。对心肌细胞中肌联蛋白磷酸化程度的调节属于短时程调节。肌联蛋白在安静时已经具有一定的基础磷酸化水平，磷酸化水平升高，可以降低心肌细胞的僵硬度，磷酸化水平降低可以升高心肌细胞的僵硬度。因此，肌联蛋白磷酸化是处于一种动态平衡状态（homeostatic stiffness），通过对磷酸化水平的调节影响心肌细胞的僵硬度，是机体的一种正常调节功能。

前面讨论过 β- 肾上腺素受体通路。β- 肾上腺素受体受到刺激后，可以通过 β- 肾上腺素受体通路激活细胞内 PKA，引起肌联蛋白的磷酸化，降低肌联蛋白的僵硬度，增加它的顺应性，易化心室的舒张，这是肾上腺素调节心肌功能的机制，也是心脏通过磷酸化调节心肌弹性的一种短时程调节通路。关于肾上腺素引起肌联蛋白磷酸化后降低心肌细胞僵硬度的机制，目前并不完全清楚。有可能磷酸化后改变了肌联蛋白的折叠构象，从而降低心肌细胞的僵硬度。

体内存在很多引起蛋白磷酸化的激酶。首先发现 PKA、PKG 和 PKC 这 3 种激酶可以引起肌联蛋白磷酸化。而且发现，这些磷酸激酶对它们的作用底物是有选择性的，即不同的激酶可以作用于不同的氨基酸，并产生不同作用。例如 PKA 和 PKG 可以在 N2B 产生磷酸化，并降低心肌细胞的僵硬度，而 PKCα 可以磷酸化 PEVK 中的 2 个位点。当 PEVK 的这 2 个位点磷酸化后，不是降低心肌细胞的硬度，而是升高心肌细胞的僵硬度。因此，不同磷酸激酶可以通过对不同底物的磷酸化，表现出不同的调节特点。

小结　肌小节中的肌联蛋白，它一方面是肌小节的骨架蛋白，在形态和结构上具有保持肌小节稳定的作用，这种稳定的结构能保证肌小节收缩时的最大效率。另一方面，它是肌小节中具有弹性作用的结构。这种弹性是肌小节能够产生收缩和舒张的结构基础。近年来的研究证明，肌联蛋白的弹性是可以调节的，是一种“可调式弹簧”（adjustable coil）。肌联蛋白的弹性之所以可以调节，是因为肌联蛋白可以感受心室内血流动力学（压力）的变化，是肌小节中的一种感受器，它将这种机械性变化转变成为生物信号，通过信号的传递影响相应的细胞系统，从结构上改变心肌细胞的僵硬度（长时程调节）。另一条通路是通过肌联蛋白的磷酸化，快速改变肌联蛋白的功能，调节心肌的僵硬度（短时程调节）。这些调节的生理学意义在于适应机体的不同需求。此外，肌联蛋白也参与很多疾病的发生和发展过程。

（二）室壁的弹性

前面主要讨论了心脏（或心室）舒张过程中心肌细胞的变化以及影响心肌舒张的各种因素。本节主要讨论心室壁弹性对心脏功能的影响以及影响心室壁弹性的因素。前已述及，心室壁弹性决定于心肌细胞本身的弹性和心肌细胞外因素。心肌细胞的弹性主要由肌联蛋白决定，已在前面做过讨论。下面主要讨论心肌细胞外因素，即细胞外基质（extracellular matrix，ECM）对心脏弹性的影响。

1. 左心室的舒张功能与心室壁弹性的关系

（1）两种不同类型的心力衰竭：从心脏功能看，心力衰竭可以分成两大类：射血分数保留的心力衰竭和射血分数减少的心力衰竭。早年，大家十分注意心脏的收缩功能。前面谈到的“心脏射血分数（ejection fraction，EF）”，就是衡量心脏收缩功能的一个重要指标。因此从心脏的射血分数可将心力衰竭分为两类：心脏射血分数降低的心力衰竭（heart failure with reduced ejection fraction，HFrEF）和心脏射血分数保留的心力衰竭（heart failure with preserved jection fraction，HFpEF）。“心脏射血分数保留” 是指射血分数≥ 50%。近年的流行病学调查发现，HFpEF 与 HFrEF 的发生比例在逐年增加。HFpEF 患者的射血分数没有明显降低，说明心脏收缩功能并没有受到明显损伤。因此这种心力衰竭的最重要原因是舒张功能受到损伤。

（2）HFpEF 主要是舒张期心力衰竭：引起左心力衰竭的原因中，高血压、缺血性心脏病（以心肌梗死为主）和扩张型心肌病（先天性）是引起（左）心力衰竭的 3 个主要原因。在这 3 种心脏病中，由高血压诱发的心脏病与其他 2 种心脏病，在形态上有很大的区别。高血压性心脏病通常有左心室肥厚，但左心室腔的容积基本正常。继发于缺血性或先天性心肌病患者的心脏，最主要的表现是左心室室腔的扩张，而且这些患者常常伴有右心室扩大（图 3-18）。在功能上，高血压性心脏病的左心室的收缩功能并没有明显降低。患者在早期，只是在体力活动增加后，表现有心力衰竭的症状，例如心跳、气喘等。从功能角度看，高血压患者左心室肥厚是机体对外周阻力升高的一种保护性反应。由于心肌肥厚，增加了左心室的收缩力量，从而可以对抗动脉血压升高所造成的阻力，对保持适当心排血量是有利的。但长期左心室肥厚会产生很多负面影响，例如，由于肌肉肥厚与冠状血管增生不成比例，冠状血流储备减少，容易造成心肌缺血，诱发心律失常、心力衰竭和猝死等。因此不难理解，高血压患者如果产生了左心室肥厚，其并发症和病死率会明显升高。

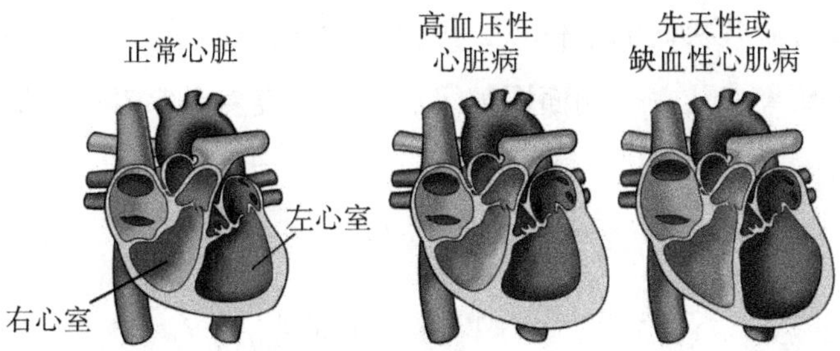

注：高血压性心脏病与其他 2 种心力衰竭（由心肌梗死产生的缺血型心脏病和先天性扩张型心肌病）之间的主要差别在于左心室的重塑。高血压性心脏病主要是左心室肥厚，但左心室室腔容量变化不大。相反，继发于缺血性或先天性心肌病患者的心脏，主要的表现是左心室室腔扩张，而且常常伴有右心室扩大。

图 3–18　高血压性心脏病与先天性或缺血性心肌病心脏形态变化示意图

（3）舒张性心力衰竭的核心是心室硬化：在形态上，高血压性心脏病是一种向心性左心室肥厚或称向心性重塑 [left-ventricular（LV）rconcentrically remodeled]。向心性左心室肥厚的特点是，左心室腔容积正常，心壁增厚；左心室质量 / 容量比值增加。功能上，患者主要的表现是安静时左心舒张减缓，左心室充盈速度减慢，特别是左心室等容舒张的时间延长。此时患者的射血分数仍然保持基本正常（≥ 50%）。这些表现说明患者的心脏产生了舒张性功能不全。从病理生理学发病机制看，产生舒张期功能不全的原因是心脏硬化，主要是左心室壁的硬化。

为了进一步研究心室僵硬度对心室舒张的影响，常常观察心室压力和心室容积之间的关系（pressure-volume relation）。心室腔容积的扩大与心室壁的弹性有直接的关系。心室壁越硬，越不容易扩张。换而言之，对一个心室壁硬化的心室，达到一定的舒张容积时，需要克服更大的阻力。图 3–19 表示心室硬化后心室压力和容量之间关系的变化。详细分析这张图的曲线，可以进一步了解心室压力和心室容积变化之间的关系。图中的横坐标代表左心室舒张容积，纵坐标代表左心室舒张压。对于正常的左心室（实线），心室壁的僵硬度小，心室容易被流入的血液扩张。从图中可以看到，当心室内压升高到大约 7mmHg 时，左心室的容积可以增加到约 105ml。而实验组（虚线），由于心室的硬度增加（心室壁硬化），心室不容易扩张，心室舒张达到上述相同容量（105ml）

时，心室内压力会升得更高到达大约 30mmHg。使这条“曲线向左上方移动”。从这条曲线的斜率（压力 / 容积）看，心室硬化后压力-容积曲线变得陡峭，即斜率明显增加。斜率增加说明心室不容易扩张，左心室的舒张速度降低。这是造成患者运动时缺乏耐力的最重要因素。换而言之，如果心室压力-容量曲线斜率增加（曲线向左上方移动），在没有心内膜病和没有心包疾病的条件下，可以认为这种变化说明心室壁硬化。上述心室压力和容量关系的研究，从一个侧面图解了心室壁硬度对心室舒张的影响。

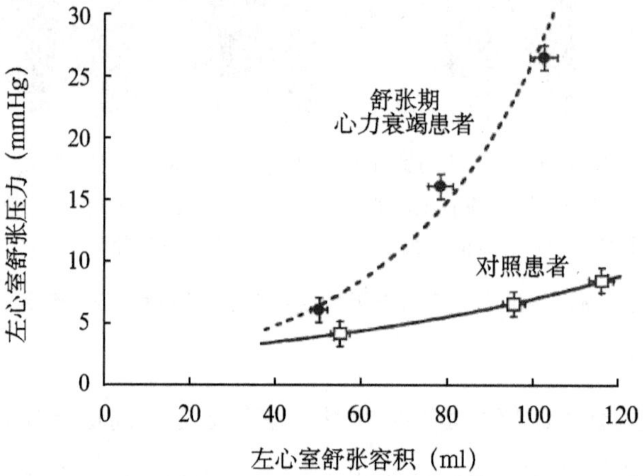

注：图中的横坐标代表左心室舒张容积，纵坐标代表左心室舒张压。对于正常的左心室（实线），心室壁的僵硬度小，心室容易被流入的血液扩张。

图 3-19　心室容积和压力之间的关系

心室壁僵硬度增加时，左心室 P-V 环也有类似的表现。图 3-20 中的实线代表正常对照左心室的 P-V 环（有关 P-V 环的形成，请参考前述“左心室 P-V 环”）。虚线代表左心室硬化后的 P-V 环。注意图中的 2 个参数：心室舒张末期的压力和心脏的射血分数。左心室硬化后，心室舒张末期压力升高，表明左心室达到同样的心室容积时，需要克服更大的阻力。这一结果与上图（图 3-19）的结果是相互对应的，说明患者的心脏舒张功能受到损害。再看图 3-20 中患者心脏的射血分数，从图中可以看到，患者心室舒张末期容积没有显的变化，每搏量也没有明显变化。因此射血分数（每搏量 / 心室舒张容积）没有明显变化此时患者的心脏保留了射血分数。因此，这种心力衰竭被称为“射血分数保留的心力衰竭（HFpEF）”。图中的左心室 P-V 环的变化从“压力-容积”关系上，反映了心室僵硬度对心室舒张的影响。也说明心室壁的僵硬度是决定心室舒张的重要因素。

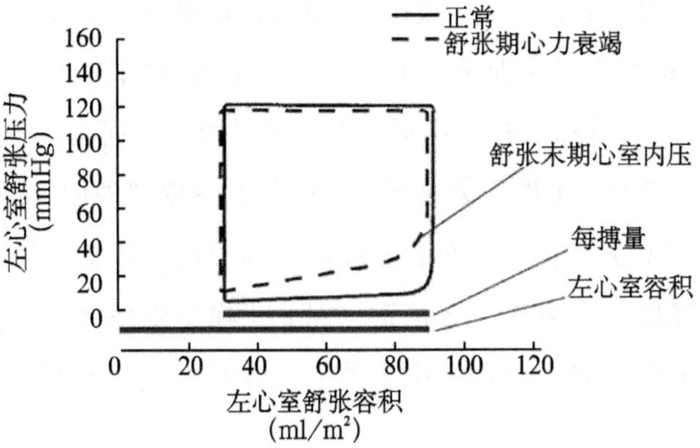

注：进一步比较 HFpEF 和 HFrEF 2 种心力衰竭，尽管都有心力衰竭，但有很大的差别。HFpEF 的特点是左心室产生了向心性肥厚、左心室壁硬化、射血分数保留。由于在安静时患者的射血分数没有明显降低，因此在临床上，患者开始往往只有在运动时产生心跳加快、气短等症状。但 HFrEF 患者左心室扩大，呈离心性心室扩大、心肌细胞顺应性增加（变软）、射血分数降低，常常伴有右心室扩大症状。在形态上这两种心力衰竭是有差别的（图 3-18）。在治疗上，过去 30 年中，对 HFrEF 患者的治疗有了明显的进步。相反，对于 HFpEF 患者，尽管在临床上使用了与 HFrEF 类似的药物，但治疗效果并没有明显改善。因此，从发病原因、形态学特点、发病机制、临床表现以及治疗反应看，这两种心力衰竭存在很大差别。目前的观点认为，HFpEF 和 HFrEF 是两种不同的心力衰竭。由于对 HFpEF 的治疗效果远不如 HFrEF，因此，应当加强对 HFpEF 发病机制的研究，加深对 HFpEF 的认识，从发病机制上寻找治疗新药的途径。

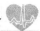

图 3-20 心室压力-容积关系图

（4）细胞外基质（extracellular matrix，ECM）与心室壁的硬化：前面谈到，心室壁弹性主要受两方面因素的影响，一是心肌细胞本身的弹性，二是心肌细胞外的因素。心肌细胞外因素主要是指细胞外基质（ECM）。ECM 是分布在细胞表面或分布在细胞之间的大分子物质，主要成分是多糖（glycosaminoglycans）和蛋白。在形态上多糖和蛋白组成一个网状结构，存在于细胞之间和不同组织之间。ECM 中的蛋白质包括胶原蛋白（collagen）、弹性蛋白（elastin）、纤维连接蛋白（fibronectin）等，其中以胶原蛋白为主。ECM 中的胶原蛋白（纤维状）具有很好的伸展性能，能将心脏中不同结构紧密连接在一起，成为 ECM 中最为重要的成分。它的主要作用包括：一是防止心脏被过度拉长，心脏舒张时，肌原纤维所保持的被动张力，可以防止心脏被过度牵拉而过度拉长。二是保持心肌具有一定的弹性，心室壁具有一定的弹性，有利于心室收缩时的射血。三是作为心脏的支架，保持心肌的位置和排列，从而保持心脏的一定形状，心脏保持一定形状有利于保持心脏收缩时的同步性质，有利于心脏射血时发挥最大的效率。因此，ECM 中的胶原纤维能够影响心腔的大小、形状和弹性，进而影响心脏的功能。当心肌受到损伤时，例如心肌梗死，通过对胶原蛋白合成和降解的调节，可以改变胶原纤维的数量和性质，达到修复心脏的目的。在心脏压力超负荷的条件下，例如长期动脉血压升高（高血压）时，心脏的收缩功能加强，造成左心室内压力升高（压力超负荷，pressure overload），可以引起心脏 ECM 中的胶原含量明显增加，从而引起心室的僵硬度增加。因此高血压性心脏病产生舒张性心力衰竭的原因是心室壁僵硬度升高（包括心肌细胞和 ECM 的硬化）。而 ECM 的硬化主要来自胶原蛋白的增加。相反，如果 ECM 中的胶原减少，心脏的僵硬度降低，将引起心室扩张。因此，在正常条件下，ECM 在形态和结构上，保证了心脏的正常功能；而在疾病条件下，ECM 成为发病的重要靶点，是心脏硬化产生的重要原因之一。

从 ECM 功能看，ECM 的作用不仅仅从张力、弹性和支架 3 个方面影响心脏的功能，它的另外一项重要功能是 ECM 和它周围细胞之间的相互作用。这种相互作可以调节细胞的增殖、转运、生长和发育。因此在正常条件下，ECM 与器官的发育和分化有密切的关系。这方面的内容，本文不做详细讨论。

（5）ECM 中的胶原蛋白与心室的弹性：前面谈到，ECM 是心脏硬化产生的重要原因之一。ECM 由很多成分组成，其中胶原蛋白是决定心室壁弹性的主要成分。ECM 中除了胶原蛋白外，多糖是另外一种重要的成分。胶原蛋白和多糖的关系，可以看成是胶原纤维蛋白埋置（imbed）在多糖凝胶中的一种复合体，是一种水乳交融的复合体。从胶原的类型看，心脏中的胶原纤维属于Ⅰ型、Ⅲ型、Ⅴ型和Ⅵ型，其中以Ⅰ型为主，它的含量占总量的 70% ～ 80%。其次是Ⅲ型，约占 10%。此外，Ⅰ型胶原僵硬度高，而且，在疾病条件下（心脏硬化），Ⅰ型胶原纤维的合成增加，降解减少，使Ⅰ型胶原的绝对数量和相对数量都增加。例如在心脏硬化时，可以见到Ⅰ型胶原和Ⅲ型胶原之比增加。因此，Ⅰ型胶原成为决定和调节 ECM 硬度的主要成分。从胶原的更新率（turnover）看，心脏中胶原的更新率较高。动物实验结果表明，成年兔皮肤中的胶原合成速率（合成分数，fractional synthesis rate）是 0.86%，而在心脏则是 8.94%，说明心脏中胶原蛋白更新率远远高于皮肤。在心脏受到损害后，有利于心脏的代偿，对恢复心脏的功能是有利的。但它的不利方面是疾病时加快了心肌的纤维化进程。

在形态上，胶原主要有 3 种存在形式：网状（weaves）、螺旋状（coils）和支板（struts）（图 3-21），这些不同形式的胶原蛋白，在心室形成一个胶原纤维网。胶原纤维网作为一种支架，支撑心脏中的心肌细胞和其他组织。这一胶原网存在于血管周围（冠状血管）、单个心肌细胞周围、心肌细胞束间和心室内膜和外膜下，它们分别称为肌外膜（epimysium）（位于心室内膜和外膜下面）；肌束膜（perimysium）（环绕在心肌细胞束的周围，将不同肌束连接在一起）；肌内膜（endomysium）（围绕在单个肌纤维周围）。胶原网中支板（Strut）的结构比较特殊，它们在心肌细胞的横向上，将心肌细胞连接在一起。心室壁中 ECM 的硬化，主要是指上述胶原网的硬化。

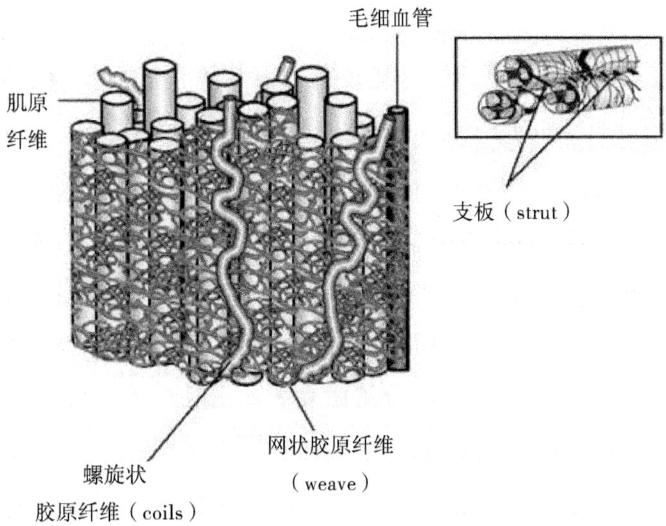

注：心脏中胶原主要有 3 种存在形式：网状（weaves）、螺旋状（coils）和支板（struts）。

图 3-21 心脏中的胶原蛋白

上面主要讨论了心室弹性与心脏收缩和舒张的关系，以及 ECM 中胶原蛋白与心室壁弹性的关系。胶原蛋白含量和性质的变化是由胶原蛋白代谢决定的。由于 ECM 中的胶原蛋白由心脏中成纤维细胞合成和分泌，因此心脏中成纤维细胞成为调节心室弹性的关键。近年的研究结果表明，心脏中成纤维细胞不仅仅对心室弹性具有重要的调节作用，它还是决定整个心脏功能的两种主要细胞（心肌细胞和成纤维细胞）之一。

2. 心脏中的成纤维细胞

（1）成纤维细胞的主要功能：成纤维细胞是一种结缔组织细胞，分布在心脏各种细胞之间。成纤维细胞和心肌细胞是正常哺乳动物心脏中数量最多的 2 种细胞。近年的研究结果改变了人们过去对成纤维细胞的认识，认识到它不仅在调节正常心肌的功能中起着关键的作用；在病理条件下，例如，在高血压、心肌梗死和心力衰竭时产生的有害心脏重塑中，同样起着关键的作用。

众所周知，推动血液在血管中运动的动力来自心肌的收缩和舒张。实现心肌的收缩和舒张，不仅需要心肌的正常工作，还必须有适当的条件，例如，心肌必须在由胶原蛋白组成的支架中工作，这种支架作用不仅是心肌收缩和舒张所必需的条件，也是获得最高收缩效益的必需条件。这种工作环境主要由细胞外基质（ECM）提供，而心脏细胞外基质是由心脏中的成纤维细胞合成和分泌构建而成。因此，从心脏 ECM 的结构上，可以看到心脏成纤维细胞的重要作用。突出心脏中成纤维细胞的作用，是多年来人们对心脏功能认识的一种进步。

近年来的研究表明，心脏成纤维细胞还具有很多其他非常重要的功能，例如它可以分泌很多生物活性因子（bioactive molecules），包括细胞因子（cytokines）、血管活性肽（vasoactivepeptides）和生长因子（growth factors）等。因此心脏成纤维细胞是一个具有这些生物活性因子通过自分泌作用、旁分泌作用和激素作用，分别调节自身、邻近细胞和通过血液循环影响身体其他部位的功能。因此，心脏成纤维细胞本身具有对刺激做出适当反应的功能，对机械刺激（例如机械牵拉）和缺氧刺激做出反应，对化学性刺激（例如促炎性细胞因子、血管活性肽和内分泌激素）做出反应等。成纤维细胞能够感受这些刺激，不仅如此，成纤维细胞本身还在心脏组成了一个高度精密的网络系统（ahighly organized network），在这一系统之中，不仅成纤维细胞之间有联系，它们与心肌细胞通过细胞与细胞之间的接触也建立了联系，这种联系可能是由一类细胞连接蛋白（例如 connexin-43）完成的。心脏成纤维细胞感受上述机械和化学的变化后，会将这些信号通过成纤维细胞之间和成纤维细胞与心肌细胞之间的联系传送到心脏中的每一个细胞。因此，心脏成纤维细胞又具有信号传递的功能。这些功能的发现，大大改变了人们对成纤维细胞的认识。由于成纤维细胞具有如此重要的作用，Porter 和 Turner 在一篇综述中对正常心脏功能有如下的描述。

“正常哺乳动物的心脏功能，受两类细胞（心肌细胞和心脏成纤维细胞）的调节，这两类细胞之间的相互作用及它们之间的协调和动态平衡决定心脏的功能。”有关成纤维细胞的材料很多，本文仅对其中与心脏弹性有关的问题做进一步讨论。

（2）成纤维细胞的来源和数量：心脏中的成纤维细胞有 2 种来源。在胚胎期，成纤维细胞来自中胚层的间充质细胞（mesenchymal cells）。在成年心脏，成纤维细胞还可以来自血液循环中的干细胞或来自存在于心脏中的干细胞。从组织的体积看，心脏中心肌细胞约占 75%；但从细胞数量上看，心肌细胞只占细胞总数的 30% ～ 40%。而成纤维细胞占心脏细胞总数的 60% ～ 70%。心脏中的成纤维细胞是心脏中数量最多的细胞。成纤维细胞分布在心肌组织中的各个部位，可以认为，每一个心肌细胞都与成纤维细胞有密切的关系。因此，心脏中的成纤维细胞是心肌中联系最广的细胞。这些数量和结构上的特点是心脏中成纤维细胞发挥其功能作用的基础。

（3）成纤维细胞（fibroblast）与肌成纤维细胞（myofibroblast）：前面谈到，在正常心脏中，成纤维细胞的功能包括支架功能（通过 ECM）、分泌功能、反应功能、感受功能、网络信号传递功能等。但在疾病条件下，心脏中成纤维细胞的功能会发生巨大的变化，这种功能的变化来自成纤维细胞表现型（phenotype）的转变。也可以认为，心脏中有 2 种亚型的成纤维细胞，一种是成纤维细胞，另外一种是肌成纤维细胞。从细胞的遗传信息看，细胞的基因型（genotype）是细胞基因信息的总和。与基因型相对应的是表现型，表现型是一个生物体的实际特征，是指生物体所有性状的总和。表现型与当时的环境条件有密切的关系。基因型、表现型与环境之间的关系，可用下列公式来表示：

表现型 = 基因型 + 环境

换句话讲，在环境条件发生变化时，细胞的表现型可以发生变化，从而改变它的某些性状。研究成纤维细胞（fibroblast）转变成为肌成纤维细胞（myofibroblast）表现型的条件，是深入了解心脏纤维化机制的一条重要途径。当心脏受到损伤时，例如心肌梗死、高血压或心肌病等，会在损伤部位引起炎症反应，产生炎性细胞浸润。炎性细胞可以产生很多生物活性物质（化学物质），例如 TGF-β 和 IL-1β 等，这些活性物质弥散进入心脏组织后，可以与成纤维细胞表面存在的相应受体相结合，从而引起成纤维细胞的表现型发生变化，促进形成肌成纤维细胞。目前认为，炎性细胞产生的生物活性物质，是引发成纤维细胞表现型转变的启动因子（图 3-22）。

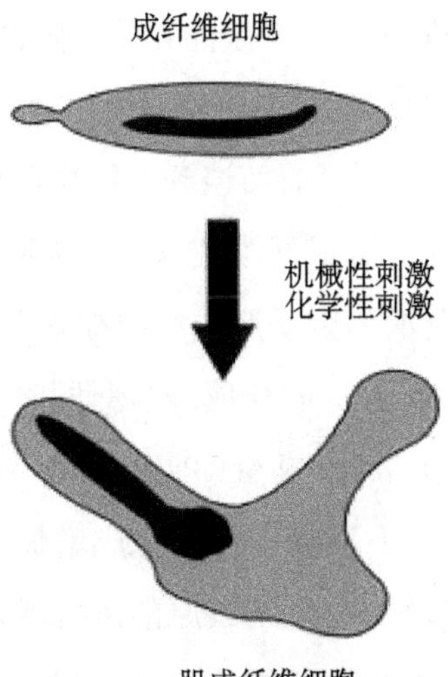

图 3-22　成纤维细胞向肌成纤维细胞的转变

此外，近年来还发现，对成纤维细胞的机械性牵拉，这种机械性刺激也可以引起成纤维细胞向肌成纤维细胞转变。机械性牵拉还可以引起成纤维细胞增加 TGF-α、TGF-β 和 ET-1 等的分泌。

心脏中成纤维细胞转变成为肌成纤维细胞，是心脏受到损伤后的一种病理生理学反应。在形态上，肌成纤维细胞体积增大，伪足增多。在功能上，肌成纤维细胞发生很大变化，例如通过调整 MMPs 和 TIMPs 的分泌比例，改变 ECM 的性质；通过分泌多种生物活性因子，包括趋化因子（chemokines）、细胞因子（cytokines）、生长因子（growth factors）和炎性介导物质（inflammatory mediators）等，调节自身和邻近细胞的功能等。成纤维细胞表现型的转化，在正常心肌中不会发生，这种转变只发生在病理条件下。这种表现型的变化，成为心脏纤维化的主要原因。肌成纤维细胞可以从多方面影响心脏纤维化过程。

1）产生 α-平滑肌肌动蛋白（α-smooth muscle actin，α-SMA）：肌成纤维细胞能够产生具有收缩能力的肌动蛋白（α-平滑肌肌动蛋白），这是肌成纤维细胞区别于成纤维细胞的一个重要特点，由于肌成纤维细胞能够产生肌动蛋白，因此肌成纤维细胞具有成纤维细胞和平滑肌细胞双重特点。肌成纤维细胞所产生的肌动蛋白增加了肌成纤维细胞本身的游动性。在心脏受损的炎症部位可以产生趋化因子（chemokines）。因此，肌成纤维细胞中的平滑肌肌动蛋白和趋化因子这 2 种因素的作用，促进肌成纤维细胞向受损部位迁移。这些肌动蛋白由肌成纤维细胞分泌到 ECM 中，有利于瘢痕组织的收缩。这些作用（包括游走性和收缩性）加强了胶原蛋白的固定作用和瘢痕的收缩，从而使基质的重塑部位具有一定的机械张力，有利于对心脏的修复。肌成纤维细胞中出现平滑肌肌动蛋白，常常成为鉴定肌成纤维细胞的标志。

2）改变胶原蛋白的含量和性质：前面谈到心脏中的胶原纤维属于Ⅰ型、Ⅲ型、Ⅴ型和Ⅵ型，其中以Ⅰ型为主。在心脏成纤维细胞转变为肌成纤维细胞后，Ⅰ型胶原蛋白的含量明显增加。产生这种变化的原因是肌成纤维细胞合成Ⅰ型胶原蛋白的能力加强，也加强了纤维连接蛋白（fibronectin）的合成。与此同时，肌成纤维细胞合成胶原降解酶（MMPs）的能力降低（下调），而合成 MMPs 抑制物（TIMP-1）的能力增加（上调），因此降低了对Ⅰ型胶原的降解。Ⅰ型胶原纤维合成增加，降解减少，综合效果是心脏 ECM 中的Ⅰ型胶原蛋白的含量增加、Ⅰ型胶原的沉着增加、Ⅰ型胶原蛋白与Ⅲ型胶原蛋白的比例增加，最终促进了心脏的纤维化过程。肌成纤维细胞通过 MMPs 和 TIMPs 调节 ECM 中胶原蛋白的含量，实际上是一种协同调节，是肌成纤维细胞的一种调节方式，在下面“组织基质金属蛋白酶抑制酶（TIMPs）”一节中还会做进一步解释。由肌成纤维细胞合成和分泌的胶原蛋白，不仅在数量上增加了心脏中胶原蛋白的含量，也改变了胶原蛋白的性质。例如新合成的胶原蛋白，它们的氧化更新率较低；更加容易聚集在一起；具有更高的僵硬度。这些变化的结果，增加了心室壁的僵硬度。

3）肌成纤维细胞的存在时间：在心脏修复过程中的另一特点是，在心脏修复后成熟的瘢痕中，肌成纤维细胞一直存在。出现这种情况的原因不清。一般条件下（例如皮肤），当瘢痕成熟后，成纤维细胞逐渐凋亡和游走至瘢痕外，瘢痕的组成中细胞成分很少。然而在慢性或反复的损伤修复后，心脏纤维性组织的沉积变成一种持续的进展过程，而不是一种暂时的现象。肌成纤维细胞一直存在这一现象，在大鼠的动物模型中可以见到。心肌梗死后 6 个月，大鼠肌成纤维细胞仍然存在。在人的尸体解剖上，心肌中这种肌成纤维细胞可以存在几个月甚至几年。肌成纤维细胞的长时间存在，会对机体产生不利影响，例如可以促进瘢痕的进一步肥厚和纤维化，从而直接影响重塑的病理过程，降低心脏的功能，导致心力衰竭。

上面谈到肌成纤维细胞在心脏纤维化过程中的很多作用，这些作用的研究很多都来自离体细胞培养实验，是否完全能应用到整体心脏，还需要进一步的研究予以证明。

3. 胶原蛋白的合成和降解

（1）胶原蛋白的合成：胶原蛋白是一种十分稳定的蛋白质，它由心脏中的成纤维细胞产生。在正常条件下，它的合成和降解之间的平衡是保持 ECM 中胶原稳定的基础。胶原的合成和更新比较缓慢，更新率为 80 ～ 120 天。Ⅰ型胶原的合成分两个阶段。首先在成纤维细胞内通过基因转录和翻译，生成前Ⅰ型胶原蛋白（procollagen type Ⅰ）。所生成的前胶原蛋白经胞吐作用（exocytosis），分泌到细胞外基质（ECM）中做进一步加工处理（图 3–23）。

进入 ECM 后，第一步是将前胶原蛋白氨基酸序列末端（包括氨基端和羧基端）所连接的肽（前末端肽，terminal propeptide）酶解下来。这一反应由特异性前胶原蛋白酶催化完成。在羧基端，催化这一反应的蛋白分解酶是Ⅰ型前胶原羧基端蛋白分解酶（procollagen type Ⅰ carboxy-terminal proteinase，PCP）；在氨基端，蛋白分解酶是Ⅰ型前胶原氨基端蛋白分解酶（procollagen type Ⅰ N-terminal proteinase，PNP）。降解下来的前末端肽（terminal propeptide）分别称为Ⅰ型胶原羧基端前肽（carboxy-terminal propeptide，PICP）和Ⅰ型胶原氨基端前肽（amino-terminal propeptide，PINP）。丧失前肽的前Ⅰ型胶原蛋白则转变为成熟Ⅰ型胶原蛋白（mature collagen type Ⅰ），这种成熟

Ⅰ型胶原蛋白在赖氨酰氧化酶（lysyl oxidase）的作用下，引起胶原蛋白和弹性蛋白产生交叉连接反应，使Ⅰ型胶原蛋白具有更高的抗拉强度。Ⅰ型胶原蛋白的降解由基质金属蛋白酶（matrixmetaloproteinases，MMPs）完成。降解后的胶原蛋白所形成一些短肽片段，称为马曲金肽（matrikines）。

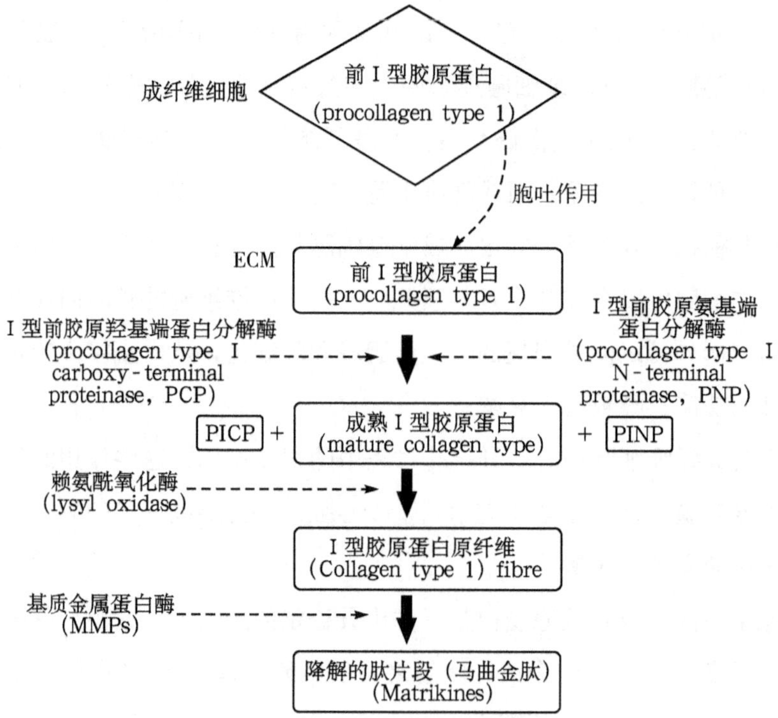

图 3-23　胶原蛋白合成和降解

由胶原分子酶解下来的前末端肽可以通过扩散（弥散）作用进入血液。如果胶原蛋白中，每一个前末端肽在合成过程中都被酶解下来，这些前末端肽在血液中的含量就可以代表 ECM 中胶原蛋白的合成量。研究表明，由Ⅰ型前胶原羧基端分离的前肽（propeptides），即 PICP（carboxy-teminal propeptide）存在上述关系，即所产生的Ⅰ型胶原数目与释放出来的 PICP 数量之比为 1 ∶ 1。在这一条件下，血液中 PICP 的含量升高，说明 ECM 中胶原蛋白合成速率增加；含量降低，表明合成速率降低。因此，测定血液中前肽含量，有可能发展成为测定胶原合成的一种生化指标。究竟血液中的前肽含量是否可以作为一种生化指标，还需要有大量临床患者的结果作为佐证。有关胶原蛋白合成的生化指标，是目前受到关注的一个重要问题，读者可参阅有关文献。

（2）胶原蛋白的降解

1）基质金属蛋白酶（matrix metalloproteinases，MMPs）：ECM 中胶原蛋白的降解由 MMPs 完成。自从 1962 年在蝌蚪上发现 MMPs 家族中的第一个成员，到目前为止，已经发现多达 26 个成员。它们都是锌离子（Zn^{2+}）依赖蛋白酶。通过这一家族酶的作用，可以降解 ECM 中所有蛋白质，是 ECM 中降解蛋白质的最主要酶系统。在 ECM 中，MMPs 可以将胶原蛋白降解成为胶原肽碎片（马曲金肽）。

这一系统的合成、激活、抑制、降解等直接关系到 ECM 的性质和功能，不仅影响心脏的正常功能，而且是心脏重塑过程中的主要调节者，与心肌梗死、心肌病、高血压、心力衰竭等的病理生理学过程有密切关系。近年来试图测定血液中某些 MMPs 的含量作为生化指标，用于心脏疾病的诊断和预后。此外，由于 MMPs 对 ECM 中胶原蛋白代谢具有重要的调节作用，如果能通过药物干预改变 ECM 中胶原蛋白的更新率和功能，有可能对心脏纤维化具有治疗效果。因此，对 MMPs 的研究成为目前新药开发的一个方向，受到大家的重视。

a. MMPs 的分类：随着新成员的发现，MMPs 的分类方式也在变化。目前有 2 种分类方法，一是根据 MMP 被发现的先后顺序，以数字代表不同的 MMPs，例如 MMP-1、MMP-2 等。还有一种是根据 MMPs 的酶解底物分类，分成胶原酶（collagenases）、明胶酶（gelatinases）、间质溶解素（matrilysins）、基质溶解酶（stromelysins）、膜型基质金属蛋白酶（membrane-type MMPs，MT-MMPs）等。如果将这 2 种分类方法结合起来，MMPs 的分类包括：胶原酶（collagenases）：MMP-1，MMP-8，MMP-13 和 MMP-18；明胶酶（gelatinases）：MMP-2 和 MMP-9；基质溶解酶（stromelysins）：MMP-3，MMP-10 和 MMP-11；间质溶解素（matrilysins）：MMP-7 和 MMP-26；膜型基质金属蛋白酶（membrane-type MMPs，MT-MMPs）：MMP-14，MMP-15，MMP-16，MMP-17，MMP-24 和 MMP-25；其他：MMP-12，MMP-19，MMP-20，MMP-21，MMP-23，MMP-27 和 MMP-28。从发表的文献看，似乎大家还是偏爱数字分类，即 MMP-1、MMP-2 等。

b. MMPs 在不同组织有不同的分布：心脏中的 MMPs 包括：胶原酶（MMP-1，MMP-8 和 MMP-13）；明胶酶（MMP-2 和 MMP-9）；基质降解酶（MMP-3，MMP-7 和 MMP-10）和膜型 MMP（MMP-14，也称为 MT1-MMP）。

c. MMPs 的活化和调节：心脏中的 MMPs 主要由心脏成纤维细胞合成。首先是在细胞内，通过基因的转录和翻译合成无活性的酶原，再由细胞分泌到 ECM 中。MMPs 在 ECM 中经过活化变成具有活性的 MMPs。心脏 ECM 中还存在一种内源性抑制 MMPs 的酶系统：组织基质金属蛋白酶抑制酶（Tissue inhibitor of metalloproteinases，TIMPs），它能抑制 MMPs 在 ECM 中的活动。因此在 ECM 中，同时存在作用完全相反的酶系统：MMPs 具有降解胶原蛋白的作用，而 TIMPs 具有抑制 MMPs 的作用。这 2 种酶之间作用的消长，即它们之间的动态平衡，直接影响胶原蛋白的降解，对 ECM 的性质具有决定作用，成为心脏纤维化的发生和发展的重要机制。

图 3-24 是 MMPs 合成和降解途径的简要图解。MMPs 属于蛋白质，因此对 MMPs 的合成调节，可以在转录和翻译两个水平上进行。在心脏，以下因素可以在转录水平调节 MMPs 的合成。这些因素包括促炎性细胞因子：肿瘤坏死因子（TNF-α）和白细胞介素 -1（IL-1），转化生长因子 -β（transforming growth factor-β，TGF-β）以及一些其他的生物活性分子，例如血管紧张素Ⅱ（angiotensin Ⅱ，Ang Ⅱ）、内皮素（endothelin）、活性氧物质（reactive oxygen species，ROS）等。在翻译阶段，也有很多因素影响这一过程，包括活性氧物质（ROS）、过氧亚硝酸盐（peroxynitrite）、烷化剂（alkylating agents）、重金属（heavy metals）和二硫化物（disulfides）等。

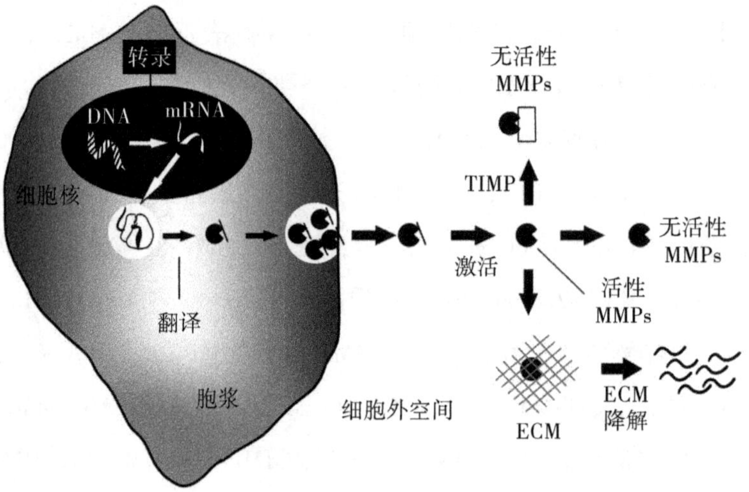

注：MMPs 在细胞核通过基因转录形成相应的 mRNA，合成后的 mRNA 进入胞质，在核糖体上通过翻译合成相应的无活性的 MMPs 酶原。酶原通过细胞分泌进入细胞外基质（ECM）。ECM 中的酶原经过活化，成为具有活性的 MMPs。激活 MMPs 酶原的因素包括蛋白酶（例如弗林蛋白酶，Furin）、其他的 MMPs、活性氧（ROS）等。在 ECM，MMPs 可与内源性抑制物（TIMP）相结合，结合后的 MMPs 丧失活性，成为一种无活性 MMPs。MMPs 本身也可以被蛋白水解酶降解失去活性。

图 3-24　基质金属蛋白酶（MMPs）的合成和降解示意图

2）组织基质金属蛋白酶抑制酶（Tissue inhibitor of metalloproteinases，TIMPs）：

自从 1972 年发现第一个 TIMP，至今共发现了 4 种 TIMPs。它们的分子质量为 21 ～ 30kDa。TIMPs 对 MMPs 的抑制作用主要是在 MMPs 被激活后，TIMPs 与 MMPs 相结合，结合后的 TIMP-MMPs 复合物丧失降解蛋白质的功能（图 3-25）。

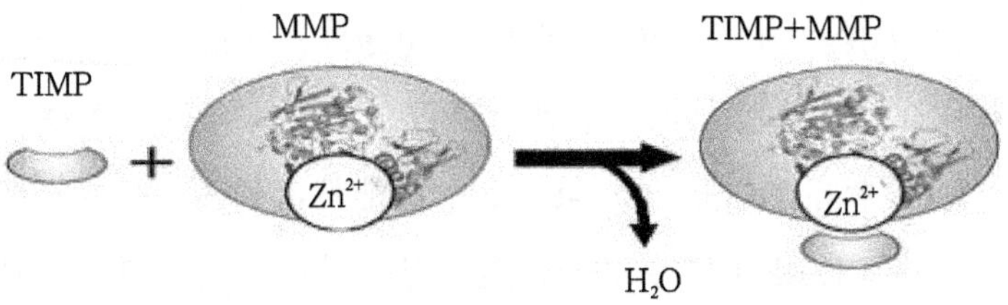

注：TIMPs 氨基端中的半胱氨酸（Cys1）与 MMPs 中的 Zn^{2+} 相结合（螯合），从而封闭了 MMPs 的活性部位，使 MMPs 丧失活性。在 TIMPs 和 MMPs 相结合的过程中有一个水分子（H_2O）产生，所产生的水可以被利用于 MMPs 活性部位多肽的水解。

图 3-25 TIMPs 对 MMPs 的抑制机制示意图

a. TIMPs 抑制 MMPs 的特点：心脏中的 MMPs 主要由心脏成纤维细胞合成。首先是在细胞内，通过基因的转录和翻译合成无活性的酶原，再由细胞分泌到 ECM 中。在 ECM 中，MMPs 经过活化转变成为成具有活性的 MMPs。被活化的 MMPs 与 TIMPs 具有很高的亲和性，它们的解离常数（Kd）值可达到 10 ～ 9mmol/L 水平。它们结合的摩尔（浓度）比为 1 ∶ 1。TIMPs 与 MMPs 相结合时，主要是存在于 TIMPs 氨基端中的半胱氨酸（Cys1）与 MMPs 中的 Zn^{2+} 相结合（螯合），从而封闭了 MMPs 的活性部位，使 MMPs 丧失活性。MMPs 与 TIMPs 相结合时并没有形成共价键，这种结合是可逆的。4 种 TIMPs 对大多数 MMPs 都有抑制作用，因此，对 MMPs 的抑制作用并不专一，即不存在某一种 TIMPs 只对某些 MMPs 产生抑制作用，而对其他 MMPs 没有作用。尽管这四种 TIMPs 对 MMPs 都有抑制作用，但它们之间也存在一定差别。例如 TIMP1 对 MT1-MMP、MT3-MMP、MT5-MMP 和 MMP-19 的抑制作用较小，而对 MMP-9 的选择性更强一些。TIMP-2 除了对 MMPs 具有抑制作用，它还具有激活 MMP-2 的作用。

b. TIMPs 在体内的分布：所有 4 种 TIMPs 都可以在心脏中表达。早年的研究认为 TIMP-4 是心脏和脑中的主要成员，后来发现 TIMP-4 主要分布在肾、肺、胰腺、结肠和睾丸中。近年的研究表明，TIMP-1 和 TIMP-2 可能是心脏成纤维细胞主要表达的 TIMPs。

c. 对 TIMPs 基因表达的调控：从功能上看，TIMPs 与 MMPs 是完全相反的：TIMPs 可以抑制 MMPs 的活性，降低 MMPs 的作用。这两种酶都由心脏成纤维细胞合成和分泌。在正常心脏，这两种酶的基因表达是以一种协同表达方式进行的。早在 1995 年，Tyagi

等就发现，在心脏、皮肤、肺和肾等器官，MMP-1 和 TIMP-1 在基因转录和翻译这两个水平上存在一定的比例关系。由于它们的功能完全相反，因此 TIMPs 和 MMPs 的比例关系决定 MMPs 的活性程度，进而决定 ECM 中的蛋白质的降解程度。因此，在成纤维细胞中合成和分泌的 MMP 和 TIMPs 的比例关系成为心脏成纤维细胞对 ECM 的一种调节方式，即通过调整 MMPs 和 TIMPs 之比，影响心脏 ECM 更新率，实现对 ECM 的调节。

对成纤维细胞中 TIMPs 表达的研究表明，不同的 TIMPs 对同一种诱导物质的反应是不相同的。例如，使用佛波酯（phorbol esters，一类能促进肿瘤生长的有机化合物）刺激 TIMPs 的表达，可以引起 TIMP-1 转录水平升高。与此同时，TIMP-2 的表达保持在基础水平，没有变化。使用类固醇地塞米松，可以增加 TIMP-3 的表达，但抑制 TIMP-1 的表达。说明不同的刺激物可以选择性地调节 TIMPs 的表达。研究还表明，同一种刺激物，对 MMPs 和 TIMPs 的表达也有选择性。例如，在肾系膜细胞（肾中的一种基质细胞），TGF 可以减少 MMP-2 的转录，相反，对 TIMP-1 则是增加转录。因此，TGF 可以降低 MMPs 水平，而升高 TIMPs 的水平。这两种作用的综合效应是促进细胞外基质的聚集。由此可见，不同组织对同一刺激具有不同的反应；同一刺激作用的时间不同，引起的效果也不尽相同；不同浓度的刺激也可以产生不同的效果。因此，可以将这些特性称之为组织、时间和浓度依赖性。说明成纤维细胞对 MMPs 和 TIMPs 的调节的多样性和复杂性。对这种调节的详细机制还有待进一步的研究，本文不做进一步讨论。

不难理解，在正常心脏和在心脏重塑中，MMPs 和 TIMPs 的比例对心脏的功能和形态具有关键的作用。例如，高血压患者产生 HFpEF 的初期，可以表现为 MMPs 下调，TIMP-1 上调，这种变化降低了对 ECM 的降解，促进心脏的纤维化，促进 HFpEF 的形成。相反，在扩张型心肌病中，可见到 MMPs 增加而 TIMPs 降低，此时 MMPs/TIMPs 升高，可以促进 ECM 中蛋白质的降解，引起心脏扩张。

d. MMPs 的其他抑制物（alpha 2-macroglobulin、RECK 等）：在理论上，被激活的 MMPs 可以被 3 种生理性抑制物所抑制，包括 TIMPs、α 2- 巨球蛋白（α 2-macroglobulin）和逆转诱导富含半胱氨酸 kazal 蛋白（reversion inducing cysteine-rich protein with kazal motif，RECK）。α 2- 巨球蛋白在血浆和液态环境中具有阻断 MMPs 的活性，在组织中的抑制作用很小。RECK 在心脏的基础表达很小，对心脏功能的调节还没有得到证实。因此，在上述天然 MMPs 的抑制物中，TIMPs 是最为重要的成员。

e. TIMPs 的非 MMPs 抑制作用：值得注意的是，有些 TIMPs 也能与前 MMPs 相结合，这种结合是在 MMPs 活化之前。例如，TIMP-1 能与 pro-MMP-9 相结合，而 TIMP-2

能与 pro-MMP-2 相结合。说明 TIMPs 的作用并不单一。已经证明，TIMPs 能与前 MMPs 相结合这种结合是在 MMPs 活化之前。而且证明，TIMPs 的这些非抑制 MMPs 作用范围很广，包括参与细胞凋亡的调节、诱导成纤维细胞生长、促进心脏中成纤维细胞转变成为肌成纤维细胞（表现型的转变）、诱导胶原蛋白的合成等。因此，TIMPs 的命名（组织基质金属蛋白酶抑制酶）并不能代表它的全部功能。TIMPs 有可能是一种具有多功能的调节蛋白，从不同方面调节心脏中 ECM 的更新和重塑。

小结　心室壁的弹性或僵硬度直接影响心室的舒张功能，是产生舒张性心力衰竭的重要病理生理学环节。心室壁的弹性主要由心肌细胞弹性和细胞外基质（ECM）决定。心肌细胞弹性主要由肌联蛋白（Titin）决定，而 ECM 主要涉及其中的胶原蛋白。胶原蛋白由成纤维细胞合成和分泌。心室壁中胶原蛋白的数量和质量是变化的，是可以调节的。成纤维细胞既合成和分泌胶原蛋白的合成酶系统，也合成降解胶原蛋白的酶系统。在心脏，合成后的胶原蛋白由 MMPs 降解，这一降解酶（MMPs）又受到 TIMPs 的抑制。降解酶（MMPs）的作用加强，可增加胶原蛋白的降解，降解酶抑制酶（TIMPs）的作用加强，可以加强胶原蛋白的合成（图 3-26）。从目前的研究资料看，MMPs 和 TIMPs 之间的动态平衡有可能是决定心室壁中胶原蛋白状态的关键，由此影响心室壁的弹性，进而影响心室的舒张功能，成为舒张性心力衰竭的重要病理生理学机制。在临床上，测定血液中 MMPs 和 TIMPs 的代谢产物有可能发展成为诊断舒张性心力衰竭的生物化学指标。此外，对 MMPs 和 TIMPs 的深入研究，有可能成为治疗舒张性心力衰竭新型药物的靶向物质。因此 MMPs 和 TIMPs 受到很多研究人员的关注。

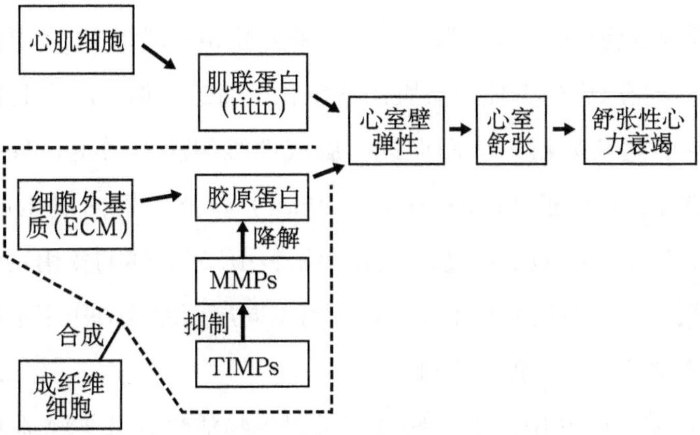

图 3-26　舒张性心力衰竭的病理生理学机制

4. 肾素－血管紧张素系统（renin-angiotensin system，RAS）**与 ECM** 在临床上，抗血管紧张素的制剂常常用作治疗高血压及其并发症的药物。说明肾素-血管紧张素系统参与高血压及其并发症的病理生理学机制。近年来这方面的研究受到广泛重视，研究资料很多，本文不做全面介绍，仅仅介绍这方面的一些新的概念，可能有助于读者进一步的阅读。

肾素-血管紧张素系统的研究不仅在理论上扩展了人们对 RAS 的认识，而且在临床治疗中，一些抑制血管紧张素Ⅱ（Ang Ⅱ）合成或阻断 Ang Ⅱ作用的药物，已经成为治疗高血压中的常规用药（例如 ACE 抑制药，Ang Ⅱ受体阻断药等）。因此，从基础理论和临床治疗上，这方面的研究受到大家的重视。体内最早发现由肾释放的肾素（renin），可将血液中的血管紧张素原转变为血管紧张素，升高动脉血压。因此，经典 RAS，主要包括 2 种物质：肾素（renin）和血管紧张素转换酶。它们分别将血管紧张素原的氨基酸序列转变为 Ang Ⅰ和 Ang Ⅱ。后来的研究表明，血管紧张素有很多来源。在正常条件下，心脏中成纤维细胞具有分泌生物活性因子的能力，是心脏中的一种分泌性细胞系统。心脏成纤维细胞可以分泌多种类型的生物活性因子，包括促炎性细胞因子（TNF α 、IL-1、IL-6、TGF-β），血管活性肽（angiotensin Ⅱ、endothelin-1、natriuretic peptides）等。可见，血管紧张素可以来自心脏成纤维细胞。在疾病条件下，由肌成纤维细胞合成和分泌的上述生物活性分子（包括血管紧张素），是心脏成纤维细胞的一种病理生理学反应。它们通过自分泌（autocrine）、旁分泌（paracrine）或内分泌激素（hormone）发挥作用，成为心脏重塑中的重要调节者。

Ang Ⅱ对心脏的作用是多方面的。这些作用包括促进心脏成纤维细胞表现型的转化（转变成为肌成纤维细胞）；增强心脏成纤维细胞的增殖；增加 ECM 中蛋白质的合成，从而增加 ECM 中的胶原成分，促进心脏的纤维化；通过增加心脏中其他调节因子，例如促进 TGF-β 的表达和分泌，从而促进心脏成纤维细胞的增殖。Ang Ⅱ还可以促进 TNF α 、IL-6、ET-1、利钠肽（natriuretic peptides）以及血管内皮生长因子（VEGF）等的表达和分泌，影响心脏的重塑过程。这些活性物质对机体的作用发生在机体的不同层面，包括细胞层面、组织层面和整体层面。对不同层面的调节作用是独立进行的，但又与其他因素相互关联成为一种复合刺激。

近年的研究证明，RAS 中还有一些具有很强生物活性的肽类物质和它们的受体，包括血管紧张素（1～9）（括号中 1～9 表示肽链中氨基酸序列 1～9 位的氨基酸，下同）[Ang（1～9）]、血管紧张素（1～7）[Ang（1～7）]、血管紧张素Ⅲ（Ang Ⅲ）、血管紧张素Ⅳ（Ang Ⅳ）、肾素前体受体（pro-renin receptor，PRR）、Mas 受体（一种与有保护心脏、肾和大脑有关的受体）、胰岛素调节氨基肽酶（受体）（insulin-regulated aminopeptidase，IRAP）等。这些生物活性物质的作用与前述传统的 RAS 有很大的差别，能在组织局部发挥重要的调节作用（图 3-27）。

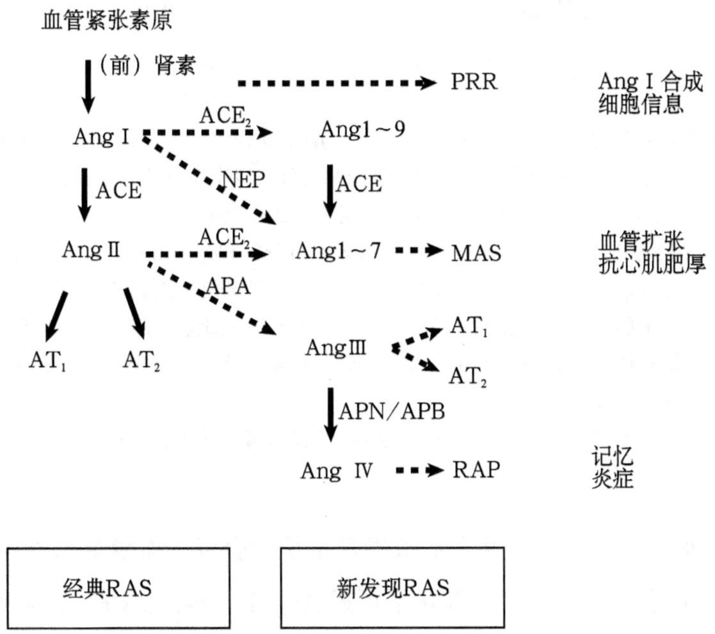

注：左侧为经典 RAS，主要包括 2 种酶：肾素（renin）和血管紧张素转换酶（angiotensin converting enzyme，ACE）。它们分别将血管紧张素原的氨基酸序列转变为 Ang Ⅰ和 Ang Ⅱ。Ang Ⅱ再作用到 2 种特异受体：AT1 和 AT2，完成它们的调节作用。这些作用包括：通过 Ang Ⅱ对血管平滑肌细胞的直接作用，保持血管的紧张性；通过分泌醛固酮（aldosterone），保持身体对盐和水的平衡。右侧为新发现 RAS，包括血管紧张素（1～9）[Ang（1～9）]、血管紧张素（1～7）[Ang（1～7）]、血管紧张素Ⅲ（Ang Ⅲ）、血管紧张素Ⅳ（Ang Ⅳ）、肾素前体受体（pro-renin receptor，PRR）、Mas 受体（一种具有保护心脏、肾和大脑有关的受体）、胰岛素调节氨基肽酶（insulin-regulated aminopeptidase，IRAP）等。这些生物活性物质的作用与前述传统的 RAS 有很大的差别，能在组织局部发挥重要的调节作用（右侧）。

图 3-27 RAS 的分类：经典 RAS 和新发现 RAS

由于这些新生物活性物质和受体的发现，Kumar 等最近在一篇综述中，对 RAS 做了 2 种分类。一是根据 RAS 传统激素作用和新发现的生物活性物质的作用，分成经典 RAS（classical RAS）和新发现 RAS（novel RAS）（图 3-27）。二是根据 RAS 的合成部位和作用部位将 RAS 分为三类：系统 / 循环（systemic/circulating）、局部 / 组织（local/tissue）和细胞内（intracellular systems）（图 3-28）。

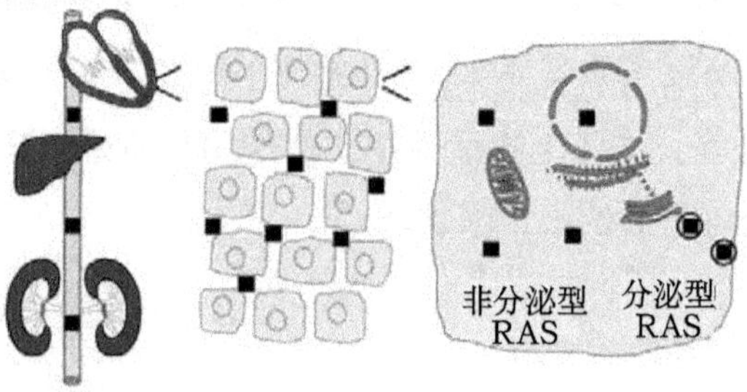

注：根据 Ang Ⅱ产生的部位（以空心圆圈表示）将 RAS 划分为系统 / 循环、组织和细胞内 3 种类型。在循环 RAS，Ang Ⅱ在血液循环中合成。血管紧张素原来自肝，肾素来自肾，氨基转化酶（ACE）来自血管内皮细胞。循环 RAS 代表一种内分泌系统的作用。在组织 RAS，Ang Ⅱ在组织间隙中形成，合成 Ang Ⅱ的各种物质大多数都在组织中产生。组织 RAS 的作用方式是自分泌和旁分泌作用。在胞内 RAS 中，Ang Ⅱ在细胞内合成，合成后的 Ang Ⅱ可以存在于分泌囊泡中，即以一种分泌形式的 RAS 存在；也可以存在在细胞的特定区域，或存在于细胞器之中，成为一种非分泌型的 RAS——胞内 Ang Ⅱ，一直存在于细胞胞质、线粒体和细胞核内。在线粒体和细胞核中已经发现有血管紧张素受体。这种来自胞内的 Ang Ⅱ作用，在文献中被称为 Ang Ⅱ胞内作用。

图 3-28　RAS 系统 / 循环、局部 / 组织和胞内 RAS

（1）系统 / 循环 RAS：Ang Ⅱ在血液循环系统中合成。血管紧张素原由肝产生后进入血液循环，在肾素（由肾产生）催化下形成 Ang Ⅰ，再经 ACE（由血管平滑肌合成）的催化，生成 Ang Ⅱ。Ang Ⅱ在血液循环中与不同组织和器官中的受体（AT1 和 AT2）相结合产生相应的生物学功能。这是一种典型的内分泌激素作用模式。

（2）局部或组织 RAS：Ang Ⅱ在组织中合成。血管紧张素原和催化酶都在组织合成，与前述系统 / 循环所使用的血管紧张素前体、肾素和 ACE 无关。它们使用组织蛋白酶（cathepsin）和糜蛋白酶（chymase）分别催化血管紧张素原和 Ang Ⅰ。血管紧张素原是一种分泌型的蛋白质，合成后分泌到组织间隙，因此 Ang Ⅱ的合成发生在组织间隙。新合成的 Ang Ⅱ可以作用于自身或作用于邻近的细胞，因此是一种自分泌和旁分泌作用。

（3）细胞内 RAS：Ang Ⅱ的合成和作用都发生在一个细胞内，称为胞内 RAS。这种胞内 RAS 作用是近年来才认识的一种 RAS 类型。对于这种 RAS 类型的生理和病理学机制和作用，目前还不完全了解。从已有的研究结果看，这种胞内 RAS 有可能是 RAS 功能和调节的另外一个领域，对心脏重塑具有重要的调节作用。胞内 RAS 是近年提出的一种全新的概念，展示了 RAS 功能和调节的另外一个领域。已有研究结果表明，在某些类型的细胞，或在某些病理条件下，胞内 RAS 有可能起关键的作用。对于胞内 RAS，还有一些问题尚未解决，包括 Ang Ⅱ在胞内合成的位置、胞内受体的性质、胞内系统与胞外系统之间的关系等，这些问题有待进一步研究解决。

任何形式的分类都是对已有认识（知识）进行的一种整理和归纳，都是主观的。这些分类的目的，是试图在更高层次上认识 RAS 的总体。但随着研究的进展，“分类”也在不断变化和发展。从 Ang Ⅱ分类的变化，可以看到人们对 Ang Ⅱ的认识在不断发展。有了这些分类知识，可以加深对现有知识的理解。由于抗 Ang Ⅱ的很多药物已经应用到临床，并取得了很好的疗效。介绍这方面的一些新观念，目的是提供一些思考线索。这些抗 Ang Ⅱ药物的作用机制，是否有可能并不是通过我们了解的传统途径实现的？

小结　本节讨论的主要问题是心肌细胞外因素如何影响心室壁的弹性，实际上是讨论心脏中成纤维细胞对细胞外基质（ECM）的调节。前已述及，心脏中成纤维细胞具有多方面的功能，包括分泌生物活性因子的功能、对刺激做出适当反应的功能、感受某些特定刺激的功能以及信号传递功能等。从形态上看，心脏中成纤维细胞的数量巨大，分布在心脏各个部位。当心脏的环境发生变化时，成纤维细胞可以感受它周围环境的变化（刺激），并将这些信息通过由成纤维细胞构成的网络系统，传递到心脏的各个部位（包括心肌细胞），影响心脏的功能。也可以通过它的分泌功能，实现成纤维细胞的调节功能。这些生物活性物质，可以调节自身的功能（自分泌调节），例如调节成纤维细胞 MMPs 和 TIMPs 的合成和分泌的比例，进而调节 ECM 中胶原蛋白的质和量。也可以通过这些生物活性物质调节周围细胞的功能（旁分泌调节）。还可以通过血流影响全身的功能（内分泌调节）。从这些特点可以看到，心脏成纤维细胞不仅仅可以合成基质蛋白，实际上它是决定心脏功能的 2 种主要细胞（心肌细胞和成纤维细胞）之一，在正常心脏功能和心脏重塑中，起着举足轻重的重要作用。图 3–29 以图解方式说明成纤维细胞的作用。

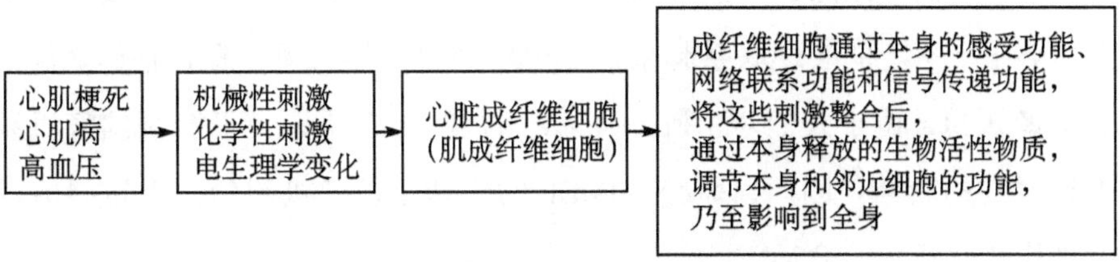

图 3–29　心脏成纤维细胞的作用图解

第二节 舒张性功能衰竭的病理生理学

一、概述

前已述及，临床上对心力衰竭有不同的分类方法。以心脏的收缩和舒张功能为指标，可以将心力衰竭分为收缩性心力衰竭（systolic heart filure，SHF）和舒张性心力衰竭（diastolic heart failure，DHF）。如果以左心室的射血分数为指标，可以分为射血分数降低的心力衰竭（HFrEF）和射血分数保留的心力衰竭（HFpEF）。过去常常将DHF等同于HFpEF。这是因为HFpEF患者的病理生理学变化主要来自舒张功能不全。但近年的研究发现，虽然产生HFpEF的主要原因是患者的舒张功能不全，但还有一些非心脏舒张功能不全的因素也参与了HFpEF的发病，这些因素包括心内因素（cardiac）和心外因素（extracardiac）。此外，近年发现有一些人虽然有舒张功能不全，但临床上没有心力衰竭的症状。此外，HFpEF患者的收缩功能有一定的损伤，而HFrEF患者的舒张功能也有一定的损伤。看来，DHF不能等同于HFpEF。因此，有人建议，在讨论这一类心力衰竭时，使用HFpEF可能更为准确。但目前的文献中，还常常将DHF等同于HFrEF，而将DHF等同于HFpEF。HFrEF的治疗有很大的进展。相反，对于HFpEF患者，尽管使用了与HFrEF患者类似药物，但预后并没有改善。针对HFpEF患者的高病死率和高并发症，目前还没有找到任何一项有效治疗手段。临床的需求促使人们更加关注对HFpEF的研究。尽管如此，目前对HFpEF的基本病理生理学机制还并不很清楚，也没有达到共识。我们可以列举出很多参与HFpEF的因素，例如左心室舒张功能受损、左心室伸展性降低、左心室舒张末期僵硬度增加，以及一些心外因素的参与等。也可以将这些因素归纳为心肌细胞的不正常（包括心肌细胞中的肌原蛋白的不正常）和ECM的不正常。然而这些“不正常”如何引起左心室功能不全，它们的病理生理学机制目前并不十分清楚。有学者认为，困难在于缺乏人类的活检标本和患者的尸体解剖材料。只有有了这些研究结果，才能将临床的资料、将血流动力学特点以及将患者心脏的细胞水平和分子水平上的表现联系起来，从中看到它们的联系，看到它们之间的因果关系。不少学者认为，由于人们对HFpEF的发病机制缺乏认识，不能从发病机制上开发具有明确针对性的新药。因此，研究HFpEF的病理生理学机制的一个重要方向是试图从研究中寻找开发新药的途径。

尽管在HFpEF的发病机制中还有很多问题没有解决，并存在不同的看法，但有一点是比较公认的，即HFpEF的主要损伤来自患者心脏的舒张性功能不全。本文前面介绍了心脏收缩和舒张的基本原理，下面的讨论将以这些基本知识为基础，讨论舒张功能受到损伤后，在临床上可能引起的病理生理学变化。

为了与 HFpEF 临床表现紧密联系起来，在下面的讨论中，以 HFpEF 的主要诊断标准作为主线，分析 HFpEF 的病理生理学机制。临床上对 HFpEF 的诊断标准有很多版本，但以下 3 条诊断标准是比较公认的：①患者具有心力衰竭的症状和体征；②患者保留有适当的左心室射血分数；③患者左心室充盈压升高（舒张性心功能不全）。这 3 条诊断标准总结了 HFpEF 的主要临床表现。它们都可以由舒张性心功能不全引起，分析这些临床表现可以从一个侧面认识舒张性功能不全可能产生的临床后果，从而提高对 HFpEF 的认识，这种分析只是分析舒张性功能不全产生的病理生理学过程和机制，并不是全面介绍 HFpEF 的发病过程。

二、舒张性心力衰竭的主要表现及其产生的病理生理学机制

（一）产生心力衰竭症状和体征的病理生理学机制

舒张性心力衰竭患者心脏的主要损伤是左心室壁的硬化。心室壁硬化在功能上的表现是左心室壁僵硬度增加或顺应性降低。左心舒张性功能衰竭可以由心内膜、心包膜或左心室硬化引起。因此，从发病原因上，在排除心内膜和心包疾病的条件下，可以认为心脏的硬化是引起左心舒张性功能衰竭的原因。下面从血流动力学的变化和发病过程，简要分析心脏硬化引起舒张性心力衰竭的机制。

血流动力学的变化是指在一个心动周期中，心室内压力的变化和心室容积的变化，以及它们之间的关系。图 3-30 以 P-V 环为中心展示了正常心脏（A）、收缩性心力衰竭（B）和舒张性心力衰竭（C）这 3 种心脏血流动力学的变化特点。图中 A、B 和 C 中的虚线表示正常心脏的压力容积关系。图 3-30 A 中 Dn、Ln 和 Sn 分别代表正常心脏舒张期心室 P-V 比值、P-V 环和收缩期 P-V 比值。P-V 环（Ln）的宽度（Vs）代表左心室的每搏量。Vt 代表左心室终末舒张容积。Vs 和 Vt 的比值（Vs/Vt）表示正常左心室的射血分数。正常心脏左心室在舒张时，由于心室壁的僵硬度小，顺应性大，容易扩张，因此心室容积增加时心室内压力上升缓慢，图 3-30 A 中舒张期 P-V 比值（Dn）小，曲线上升比较平缓。图 3-30 A 中 Sn（收缩期 P-V 比值），代表心室压力和心室容积之比（斜率）。在前面讨论 Starling 定律时已经提到，这条线就是 Starling 发现的心肌初长和心肌收缩产生张力之间的关系：心室舒张时的容积越大，表示心肌收缩前的长度（初长）越长，收缩时产生的张力越大。这条曲线的斜率可以代表心肌的收缩能力：斜率越大（向

左上方移动），表示心肌收缩性能越高；相反则表示心肌收缩能力降低。图 3-30 B 代表收缩性心力衰竭的心脏。这里有 2 项主要变化：① P-V 环（Ls）的面积减小。减小的主要原因是每搏量（Vs）减小，因此射血分数（Vs/Vt）降低；②收缩期 P-V 比值（Ss）降低（向右下方移动），说明患者心肌的收缩性能降低。图 3-30 C 代表舒张性心力衰竭心脏。心室舒张期的压力（Dd）向（左）上方移动。从图上可以看到，Dd 线在任何一个容积点（横坐标）上和正常对照（Dn）相比，压力都升高。换句话讲，在舒张性心力衰竭患者的心脏，舒张期中任何时间点的压力都高于正常心脏。原因是心室壁僵硬度升高后，心室舒张比较困难，只有加大心室的被动张力才能扩张心室的容量。Dd 向（左）上方移动，说明心脏产生了舒张功能不全。这是舒张性心力衰竭在血流动力学上产生的最主要变化。图 3-30 C 中每搏量（Vs）和心室终末容积都没有变化，说明患者在安静时射血分数基本保持不变。图 3-30 以图解方式，从血流动力学的角度分析了舒张性心力衰竭的特点，给读者一个直观效应。

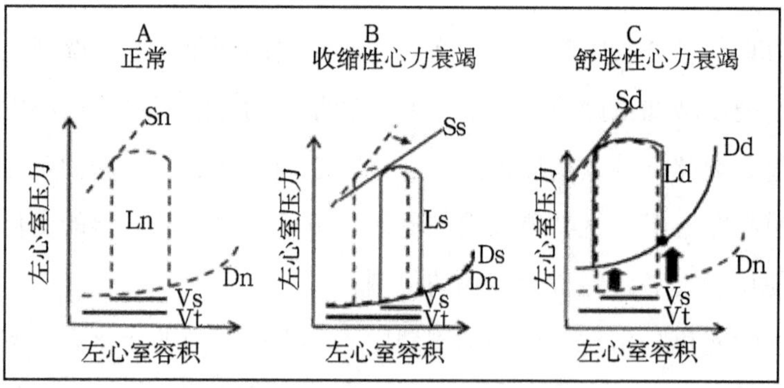

图 3-30 收缩期心力衰竭和舒张期心力衰竭时压力 - 容积比值和压力 - 容积环的变化

（二）保留适当左心室射血分数的机制

射血分数是指每一次心搏中由心室射出的血量占心室充盈总量的百分数。每一次心搏心室射出的血量（每搏量，stroke volume）和心室充盈总量（心室舒张末期的容量，end-diastolicvolume）之比越大，表示心室收缩时能将更多的血液射向动脉（图 3-31）。因此，射血分数可以作为一个指标，从一个侧面反映心脏的收缩功能。射血分数升高，表示心脏的收缩功能升高；射血分数降低，表示收缩功能降低。应当注意的是，在心室的舒张末期容积不变的条件下，这种关系是正确的。而当心室终末舒张容积发生变化时，射血分数的意义也会变化。例如在收缩性心力衰竭的心脏，心室产生了离心性扩张，心室在舒张时的容积明显增加。此时，如果心室的每搏量保持正常，由于舒张容积

（分母）已经增大，射血分数将降低。因此，不能简单地用射血分数表示心脏的收缩功能，而要注意它的适用条件。

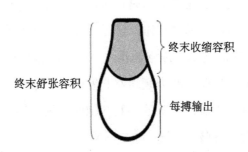

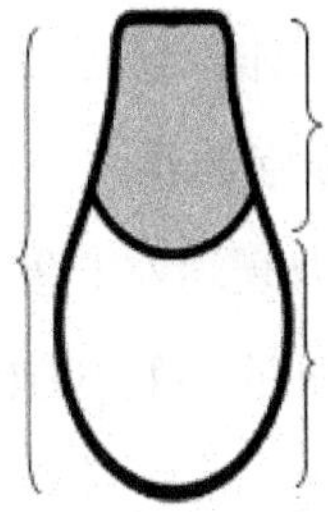

图 3-31　终末收缩容积、终末舒张容积和每搏量之间的关系

心脏的收缩功能与心肌的收缩性能（contractility）有密切关系。心肌收缩性能是指心肌的收缩能力。例如，对于一条心肌，当心肌的收缩能力升高时，在一定的前负荷条件下，心肌产生的最大收缩张力将升高。相反，当心肌收缩能力降低时，在同样的前负荷条件下，产生的最大收缩张力降低。在前面“Starling 定律”中讨论过它的机制：前负荷越大，收缩产生的张力越大；在一定条件下，两者之间成直线关系。如果心肌的收缩性能增加，这条直线的斜率会增加；相反，直线的斜率降低。在完整心脏，心室终末舒张容积相当于心肌的前负荷，每搏量代表心肌产生的张力。文献中有时将这种关系称之为“Starling 功能（Starling function）”。

再看图 3-30。图中（图 3-30C）患者的心室舒张期压力（Dn）虽然升高，但心室终末容积（Vt）没有明显变化。P-V 环（Ln）向（左）上方移动，但每搏量（Vs）没有变化。因此射血分数（Vs/Vt）没有变化。安静时射血分数没有变化的原因，是心室肌肉的收缩能力没有降低，图 3-30C 中的收缩期 P-V 比值（Sd）与正常 Sn 没有变化。

（三）左心室充盈压升高的机制

左心室充盈压升高，是指和正常心脏相比，在相同左心室舒张容积的条件下，左心室内的压力（被动压力）大于正常时的压力。前面谈到，在临床上如果发现患者左心室充盈压升高，在排除心内膜和心包疾病的条件下，可认为产生左心室充盈压升高的原因是心室的僵硬度升高或顺应性降低。心室僵硬度升高引起左心室充盈压升高的原因是心室壁不容易扩张，必须有更高的压力才能扩张心室。因此，左心室充盈压力升高，可以从一个侧面反映心室壁僵硬度升高，从而成为诊断 HFpEF 的三项标准之一。前面已经谈到，决定心室僵硬度的因素，主要包括心肌细胞本身和心肌细胞外基质（ECM）（详见前述）。下面简要分析这两种因素的可能机制。

1. **心肌细胞的硬化** 心肌细胞硬化是指细胞本身的僵硬度升高。临床患者心肌细胞的僵硬度可以在实验室中直接测定。方法是通过心导管进入心脏取得心脏内膜活体组织标本（endomyocardial biopsy）。标本在体外经过处理后，在心肌细胞被拉长时（肌小节的长度达到 2.2μm），直接测定单个细胞的张力。此时的张力称为心肌细胞安静（休止）时的被动张力。研究表明，舒张性心力衰竭左心室的心肌细胞，安静时的被动张力明显增加。说明舒张性心力衰竭患者的心脏的心肌细胞的僵硬度增加。这一结果，不同研究室的报告基本都一致，没有分歧。

对心肌细胞僵硬度的调节有 2 个主要途径：对 N2B 和 N2BA 亚型基因表达的调节和对肌联蛋白磷酸化的调节。

（1）肌联蛋白的亚型对心肌细胞僵硬度的影响：每一个肌小节中都同时存在 N2B 和 N2BA 2 种亚型。正常条件下，N2AB/N2B 的比值和是相对稳定的。在 HFpEF 患者心脏，心肌细胞僵硬度升高，从理论上分析，有可能是 N2B 亚型的比例增加，从而增加了心肌细胞的僵硬度。的确，已有报道表明，从 HFpEF 患者心脏活体组织取样标本中发现，N2BA/N2B 降低。比值降低，说明心肌细胞中这 2 种亚型的基因表达发生了变化，属于一种长时程调节。这种亚型基因表达的转变是如何实现的？前面的讨论中已经谈到，肌联蛋白不仅具有骨架和弹性功能，它还具有重要的感受和调节功能。原发性高血压患者的动脉血压升高，左心室的收缩力量加大，只有收缩力量超过主动脉压，才能将血液射入主动脉。此时，机体会通过自身的调节，增强心肌的收缩力量。左心室肌肉收缩力量加强，必然引起心肌细胞的张力升高，心肌细胞中的肌联蛋白具有感受压力的感受器，并能将其转变为生物信号，调节心肌细胞的基因表达，实现亚型的转变。尽管目前人们对这种调节的机制还很不了解，但这条通路是存在的。

但是对于 HFpEF 患者肌联蛋白亚型表达变化的结果，文献中有不同的报道。有的研究结果表明，在 HFpEF 患者的心肌细胞中，N2BA/N2B 的比值是增加的，N2BA 含量是增加的。从理论上看，N2BA 成分的升高，会引起心室壁的僵硬度降低，似乎对心脏是不利的，但有文献认为，HFpEF 患者 N2BA 表达的增加，是由于心肌细胞外基质的纤维化，造成了心室壁的硬化，整个心室的僵硬度升高。由于心室壁僵硬度升高，心肌细胞中较软的 N2BA 亚型表达增加，这是对心室壁纤维化的一种代偿作用。它的病理生理学意义在于避免心室壁的僵硬度过度增加。

文献报道中出现这种不同的结果，人们无法置疑结果本身，只能分析为什么会有不同的结果，即分析可能的原因。例如患者的病程长短、不同的发病阶段、不同的用药情况等，这些条件有可能影响到心肌细胞僵硬度的变化，从而产生上述差别。试验结果不同，这一现象从一个侧面表明，人们对 HFpEF 患者心肌细胞中不同亚型的基因表达还了解太少，还没有了解肌联蛋白亚型转变的全貌，以及这些变化的病理生理学机制和意义。

（2）肌联蛋白的磷酸化对心肌细胞硬度的影响：近年来不少研究者对心力衰竭患者心肌细胞中肌联蛋白磷酸化与心肌细胞僵硬度之间的关系，进行了深入的研究。Borb é ly 等利用不同患者心脏活体组织标本，研究了心肌细胞中肌联蛋白亚型表达、肌联蛋白总体磷酸化程度、肌联蛋白亚型磷酸化程度等因素对心肌细胞被动张力的影响。他们发现，HFpEF 患者心脏的肌联蛋白整体的磷酸化程度降低，并发现不同肌联蛋白亚型磷酸化降低程度并不相同。由图 3-32 可见，心力衰竭患者（包括 HFpEF 和 HFrEF 患者）心肌细胞的僵硬度都明显升高。其中 HFpEF 心肌细胞的张力升高最高。在使用 PKA 增加肌联蛋白磷酸化程度后，HFpEF 和 HFrEF 心肌细胞被动张力都有下降。其中 HFpEF 下降最为明显。说明 HFpEF 心肌的肌联蛋白的磷酸化缺失最为明显。在分析不同亚型磷酸化缺失造成的影响时，他们认为 HFpEF 心肌在加入 PKA 后，心肌细胞被动张力降低的主要原因是 HFpEF 心肌中 N2B 亚型磷酸化。由于 N2B 亚型磷酸化，降低了心肌细胞的张力。他们推测，HFpEF 患者的心肌的 N2B 亚型的磷酸化缺失程度最为严重，N2B 亚型磷酸化的缺失成为造成 HFpEF 患者心肌细胞硬化的主要原因。由此推论，HFpEF 患者不仅心肌细胞中肌联蛋白整体磷酸化程度降低，而且这种磷酸化程度的降低具有肌联蛋白亚型选择性（titin isoform-dependent），即其中 N2B 的磷酸化缺失是主要的。

近年来也有报道表明，肌联蛋白中有些部位的磷酸化，不仅不能降低心肌细胞被动张力，相反可以增加心肌细胞被动张力。例如在小鼠、猪的动物模型上看到，肌联蛋白中 PEVK 的高磷酸化可以增加心肌细胞被动张力。在狗动物模型上也看到，PEVK 中脯氨酸（proline）、谷氨酸（glutamate）、缬氨酸（valine）和赖氨酸（lysine）的磷酸化，不但不降低心肌细胞的僵硬度，相反升高心肌细胞的僵硬度。因此，尽管在大多数情况下，肌联蛋白的磷酸化可以降低心肌细胞的硬度，但也有例外。为什么肌联蛋白不同部位的磷酸化，对心肌细胞被动张力有不同的作用？说明目前对肌联蛋白不同部位磷酸化的机制和病理生理学意义还不了解。这方面的研究只是刚刚开始。

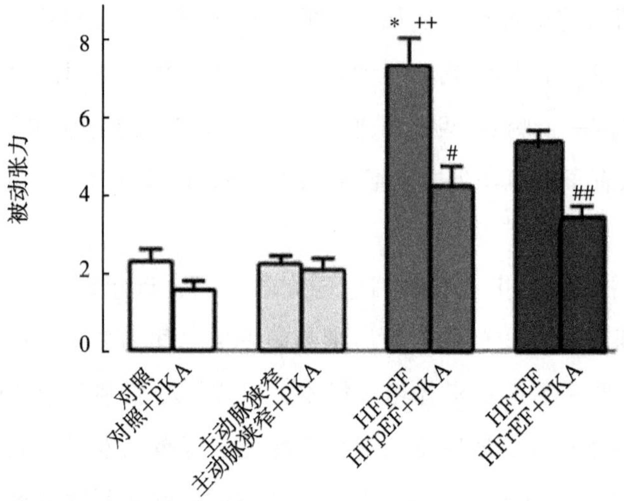

注：HFpEF 患者心肌细胞的被动张力最高。在体外加入 PKA 后，被动张力降低也最为明显。++：与对照组或与主动脉狭窄患者相比 $P < 0.001$；*：与 HFrEF 患者相比 $P < 0.01$；#：与 HFpEF 患者相比 $P < 0.0001$；##：与 HFrEF 患者相比 $P < 0.0001$。

图 3-32　肌联蛋白亚型表达、亚型磷酸化以及心肌细胞安静时被动张力（fpassive）之间的关系

2. 心肌细胞外基质（ECM）的变化

（1）ECM 与心脏硬化的关系：在“心室的弹性”中，曾经对心肌细胞外基质的生理学和病理生理学，包括 ECM 的形成、功能、调节等问题做过详细的讨论。ECM 由心脏中的成纤维细胞合成和分泌构建而成。因此在疾病的条件下，通过对成纤维细胞的刺激，可以改变成纤维细胞的基因表现型（亚型），形成肌成纤维细胞，从而改变成纤维细胞的合成和分泌功能，进而改变 ECM 中不同成分的含量和性质，特别是改变 ECM 中胶原蛋白的含量和性质，造成心脏的纤维化，引起心脏硬化。这些讨论是从生理和病理生理学机制上，分析心室壁纤维化的可能途径和机制。究竟这种理论上的分析是否正确，必须在临床患者的研究中得到证实。

（2）HFpEF 患者心脏中 ECM 的变化：前面谈到，ECM 由很多成分组成，其中胶原蛋白是决定心室壁硬度的主要成分。Ⅰ型胶原含量大、僵硬度高，在心脏硬化时，Ⅰ型胶原的绝对数量和相对数量的增加有可能是引起心室硬度增加的主要原因。近年来可以通过心导管技术获得心内膜活体组织标本（endomyocardial biopsy），进而测定心肌组织中胶原容积分数（CVF）、测定肌小节蛋白组成、测定心肌细胞收缩性能等。还可以结合患者心脏的血流动力学的资料，进一步分析形态和功能的关系。由于这些标本来自患者的心脏，可以看到 HFpEF 患者 ECM 中胶原蛋白的变化和这些变化的意义，很有说服力。

在这些研究中，心脏中胶原蛋白的含量，常常以胶原容积分数（CVF）表示，这一形态学检查的参数，可以从定量上对比不同心脏中胶原的含量。

Van Heerebeek 等以左心室心内膜活体组织标本，测定 CVF 这一形态学参数。他们的结果表明，收缩性和舒张性心力衰竭患者心脏中 CVF 都升高（图 3-33）。舒张性心力衰竭患者左心室壁中胶原蛋白含量增高，这一现象在不同实验室都得到证明，结果比较一致。说明 HFpEF 患者心室壁中的结缔组织含量是增加的。

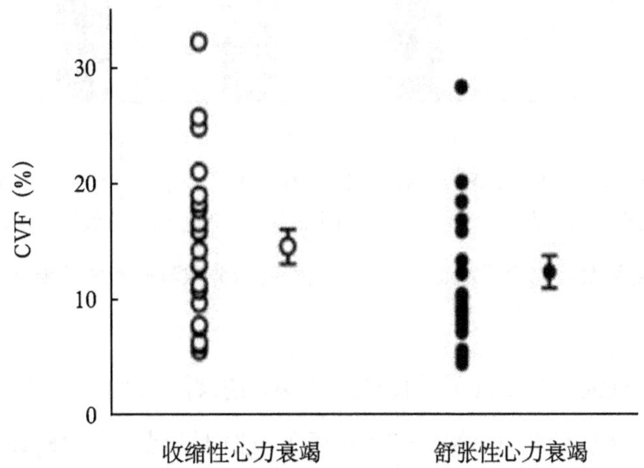

注：本图以每例患者的测定值作图。左侧为散点图，右侧为均值（± 标准误）。心室心内膜正常组织活体标本 CVF 的正常值为（5.4 ± 2.2）%，未标注在图上。CVF，胶原蛋白容积比（%）。图中表示 CVF 在 HFpEF 和 HFrEF 两类患者心脏中都升高，两者升高的程度相差不大。

图 3-33 舒张性心力衰竭患者左心室内膜胶原蛋白容积分数（CVF）

实验中进一步分析 HFpEF 患者胶原蛋白的含量与心室壁的僵硬度之间的关系时发现，胶原蛋白含量和心室壁僵硬度之间的关系并不是想象中那么简单。Borbély 等将舒张性心力衰竭患者心脏中 CVF 分成 3 组，分别为低（CVF 在 0 ～ 5%，组Ⅰ）、中（5% ～ 10%，组Ⅱ）和高（10% ～ 15%，组Ⅲ）。发现舒张性心力衰竭患者中，有 1/3 患者的心脏 CVF 是低的。代表心室僵硬度的 3 个指标：左心室终末舒张压（LVEDP）、左心室壁终末舒张张力（σ）和左心室终末舒张容积指数（LVEDVI），比较与 3 种不同程度 CVF 的关系时发现，并不是 CVF 越高，心室壁僵硬度越大。选择其中的 1 张图，即左心室终末舒张压（LVEDP）和 3 种不同程度 CVF 的关系图予以说明。从图可以看到，这 3 种不同 CVF 的心脏心室壁僵硬度没有多大的差别（图 3-34）。说明舒张性心力衰竭患者心脏中胶原蛋白的多少与心室僵硬度之间并不存在相关关系，并不是胶原蛋白越高，心室僵硬度越大。

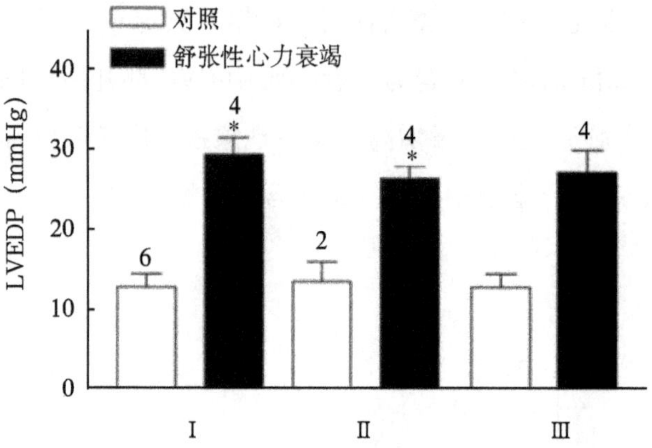

注：Ⅰ、Ⅱ和Ⅲ分别表示 CVF 在 0 ～ 5%，组Ⅰ；5% ～ 10%，组Ⅱ；10% ～ 15%，组Ⅲ。LVEDP：左心室终末压力（表示左心室僵硬度）。*：与对照组相比，$P < 0.05$。图中的数字表示患者数。

图 3–34　舒张性心力衰竭患者心脏不同胶原容积分数与心室壁僵硬度之间的关系

Aoki 等对数量较大（172 例）的慢性心力衰竭患者，做了心导管和心脏内膜活体组织取样，并进行了连续随访（2001—2008 年）。他们发现，在 HFpEF 和 HFrEF 两组患者中，心脏中 CVF 值没有明显差别（1.83 ± 1.54）% 和（2.07 ± 2.35）%。比较 CVF 和心室僵硬度的关系时发现，HFrEF 患者的 CVF 与左心室终末舒张压有明显的相关关系，即 CVF 越高，左心室的终末压力越高，说明左心室的僵硬度越高。而在 HFpEF 患者则没有这种关系。他们还发现，如果将 CVF 以其中线分成两组（轻微纤维化组和严重纤维化组），在 HFrEF 患者中，严重纤维化组患者的全部病死率和心血管并发症发生率都高于轻微纤维化组。说明 CVF 的高低可以成为预测患者预后的一种因子。但在 HFpEF 患者中并没有这种关系，并不是纤维化程度越高，并发症发生率和病死率越高。究竟 HFpEF 患者心脏纤维化的病理生理学意义何在，目前还不十分清楚。

从上述材料看，以心肌细胞被动张力（fpassive）作为反映心肌细胞的僵硬度的指标，不同实验室的结果基本一致：舒张性心力衰竭左心室的心肌细胞，安静时的被动张力明显增加，说明心肌细胞的僵硬度增加。但从肌联蛋白的亚型变化看，不同研究报道的结果并不一致。有报道认为 HFpEF 患者心脏 N2BA/N2B 减低，僵硬度较高的 N2B 亚型增加，心肌细胞僵硬度升高。相反，也有报道认为，在 HFpEF 患者 N2BA/N2B 的比值是增加的，僵硬度较小的 N2BA 亚型含量增加。从肌联蛋白的磷酸化程度看，HFpEF

患者心脏的肌联蛋白整体的磷酸化程度降低，心肌细胞的僵硬度升高。而且认为，其中N2B（较硬的亚型）的磷酸化缺失程度最为严重，是造成HFpEF患者心肌细胞硬化的主要原因。但近来从动物模型的研究结果看，肌联蛋白中PEVK的高磷酸化不仅不降低细胞被动张力，反而增加心肌细胞的被动张力。从ECM的组成看，DHF患者左心室壁中胶原蛋白含量增高，这一现象在不同实验室结果是比较一致的。说明HFpEF患者心室壁中的结缔组织含量是增加的。但是胶原蛋白含量和心室壁僵硬度之间的关系并不是想象中那么简单。研究中常常以胶原蛋白容积分数（CVF）为指标，比较CVF和心室僵硬度的关系。

出现上述这些现象，说明人们对HFpEF的发病机制还了解太少，对其中的很多关键机制还不清楚。这也从一个侧面提示，对HFpEF病理生理学机制的深入研究，不仅可以揭示HFpEF的发病机制，还有可能在治疗上带来新的进展。

小结 DHF的三项诊断标准，从不同侧面指出了这类心力衰竭的特点。DHF竭患者有临床心力衰竭的表现。患者产生心力衰竭，开始于左心室舒张期压力升高，进而导致患者产生一系列心力衰竭临床表现。患者心脏保有适当的射血分数，说明左心室的收缩功能还没有受到明显影响，因此患者在安静时还未表现心力衰竭的症状。患者左心室的舒张期充盈压升高，说明心室硬化。目前对心室硬化的原因和机制还了解不多。深入研究舒张期心力衰竭的病理生理学机制，有可能在治疗和预防舒张性心力衰竭上找到新的方向。

参考文献

[1] Ahmed SH，Lindsey ML.Titin phosphorylation：myocardial passive stiffness regulated by the intracellular giant.Circ Res，2009，105（7）：611-613.

[2] Aoki T，Fukumoto Y，Sugimura K，et al.Prognostic impact of myocardial interstitial fibrosis in non-ischemic heart failure. -Comparison between preserved and reduced ejection fraction heart failure.Circ J，2011，75（11）：2605-2613.

[3] Baum J，Duffy HS.Fibroblasts and myofibroblasts： what are we talking about?J Cardiovasc Pharmacol，2011，57（4）：376-379.

[4] Benjamin MM，Khalil RA. Matrix metalloproteinase inhibitors as investigative tools inthe pathogenesis and management of vascular disease. EXS，2012，103：209-279.

[5] Benkusky NA，Weber CS，Scherman JA， et al. Intact β-Adrenergic Response and

Unmodified Progression Toward Heart Failure in Mice With Genetic Ablation of a Major Protein Kinase A Phosphorylation Site in the Cardiac Ryanodine Receptor. Circulation Research，2007，101（8）：819–829.

[6] Berk BC，Fujiwara K，Lehoux S.ECM remodeling in hypertensive heart disease.J Clin Invest，2007，117（3）：568–575.

[7] Bers DM，Despa S.Cardiac myocytes Ca^{2+} and Na^{+} regulation in normal and failing hearts.J Pharmacol Sci，2006，100（5）：315–322.

[8] Bers DM.Cardiac excitation-contraction coupling. Nature，2002，415（6868）：198.

[9] Bers DM.Altered cardiac myocyte Ca regulation in heart failure.Physiology（Bethesda），2006，21：380–387.

[10] Birkedalhansen H，Moore W GI，Bodden MK，et al. Matrix Metalloproteinases：A Review.Critical Reviews in Oral Biology & Medicine An Official Publication of the American Association of Oral Biologists，1993，4（2）：197.

[11] Borb é ly A，Falcao-Pires I，van Heerebeek L，et al.Hypophosphorylation of the Stiff N2B titin isoform raises cardiomyocyte resting tension in failing human myocardium. Circ Res，2009，104（6）：780–786.

[12] Borb é ly A，Papp Z，Edes I，et al.Molecular determinants of heart failure with normal left ventricular ejection fraction.Pharmacol Rep，2009，61（1）：139–145.

[13] Borb é ly A，van der Velden J，Papp Z，et al.Cardiomyocyte stiffness in diastolic heart failure.Circulation，2005，111（6）：774–781.

[14] Borlaug BA，Paulus WJ.Heart failure with preserved ejection fraction：pathophysiology，diagnosis，and treatment. European Heart Journal，2011，32（6）：670.

[15] Camelliti P，Borg TK，Kohl P.Structural and functional characterisation of cardiac fibroblasts.Cardiovasc Res，2005，65（1）：40–51.

[16] Cannell MB，Kong CH.Local control in cardiac E-C coupling.J Mol Cell Cardiol，2012，52（2）：298–303.

[17] Castro-Ferreira R，Fontes-Carvalho R，Falcão-Pires I，et al.The role of titin in the modulation of cardiac function and its pathophysiological implications.Arq Bras Cardiol，2011，96（4）：332–339.

[18] Catterall WA.Structure and regulation of voltage-gated Ca^{2+} channels.Annu Rev Cell Dev Biol，2000，16（1）：521–555.

[19] Cens T， Rousset M，Leyris JP，et al. Voltage– and calcium-dependent inactivation in high voltage-gated Ca^{2+}， channels. Progress in Biophysics & Molecular Biology，2006，90（1 - 3）：104–117.

[20] Chatterjee K.Pathophysiology of systolic and diastolic heart failure.Med Clin North Am，2012，96（5）：891–899.

[21] Danser AH. Cardiac angiotensin II： does it have a function?Am J Physiol Heart Circ Physiol，2010，299（5）：H1304–1306.

[22] Fabiato A，Fabiato F.Excitation-contraction coupling of isolated cardiac fibers with disrupted or closed sarcolemmas. Calcium-dependent cyclic and tonic contractions. Circ Res，1972，31（3）：293–307.

[23] Fearnley CJ， Roderick HL， Bootman MD. Calcium Signaling in Cardiac Myocytes. Cold Spring Harbor Perspectives in Biology，2011，3（11）：a004242.

[24] Fill M，Copello JA. Ryanodine receptor calcium release channels.Physiological Reviews，2002，82（4）：893.

[25] Findlay I.Physiological modulation of inactivation in L-type Ca^{2+} channels：one switch.J Physiol，2004，554（Pt 2）：275–283.

[26] Flashman E，Redwood C，Moolman-Smook J，et al.Cardiac myosin binding protein C：its role in physiology and disease.Circ Res，2004，94（10）：1279–1289.

[27] Fontana V，Silva PS，Gerlach RF，et al.Circulating matrix metalloproteinases and their inhibitors in hypertension.Clin Chim Acta，2012，413（7–8）：656–662.

[28] Fontes-Carvalho R，Leite-Moreira A.Heart failure with preserved ejection fraction：fighting misconceptions for a new approach.Arq Bras Cardiol，2011，96（6）：504–514.

[29] Franzini-Armstrong C，Protasi F，Ramesh V.Shape，size，and distribution of Ca^{2+}release units and couplons in skeletal and cardiac muscles.Biophys J，1999，77（3）：1528–1539.

[30] Gautel M.Cytoskeletal protein kinases：titin and its relations in mechanosensing. Pflugers Arch，2011，462（1）：119–134.

[31] Gluba A, Bielecka-Dabrowa A, Mikhailidis DP, et al.An update on biomarkers of heart failure in hypertensive patients.J Hypertens, 2012, 30 (9): 1681–1689.

[32] Guo W, Jorgensen AO, Jones LR, et al.Biochemical characterization and molecular cloning of cardiac triadin.J Biol Chem, 1996, 271 (1): 458–465.

[33] Györke S, Terentyev D.Modulation of ryanodine receptor by luminal calcium and accessory proteins in health and cardiac disease.Cardiovasc Res, 2008, 77 (2): 245–255.

[34] Hamdani N, Bishu KG, von Frieling-Salewsky M, et al.Deranged myofilament phosphorylation and function in experimental heart failure with preserved ejection fraction.Cardiovasc Res, 2013, 97 (3): 464–471.

[35] Hayashi T, Martone ME, Yu Z, et al.Three-dimensional electron microscopy reveals new details of membrane systems for Ca^{2+} signaling in the heart.J Cell Sci, 2009 , 122 (Pt 7): 1005–1013.

[36] Heymans S, Schroen B, Vermeersch P, et al.Increased cardiac expression of tissue inhibitor of metalloproteinase–1 and tissue inhibitor of metalloproteinase–2 is related to cardiac fibrosis and dysfunction in the chronic pressure-overloaded human heart. Circulation, 2005, 112 (8): 1136–1144.

[37] Hidalgo C, Hudson B, Bogomolovas J, et al.PKC phosphorylation of titin's PEVK element: a novel and conserved pathway for modulating myocardial stiffness.Circ Res, 2009, 105 (7): 631–8, 17p following 638.

[38] Hudson B, Hidalgo C, Saripalli C, et al.Hyperphosphorylation of mouse cardiac titin contributes to transverse aortic constriction-induced diastolic dysfunction.Circ Res, 2011, 109 (8): 858–866.

[39] Iyer RP, Patterson NL, Fields GB, et al.The history of matrix metalloproteinases: milestones, myths, and misperceptions.Am J Physiol Heart Circ Physiol, 2012, 303 (8): H919–930.

[40] James J, Robbins J. Signaling and Myosin-binding Protein C. Journal of Biological Chemistry, 2011, 286 (12): 9913–9919.

[41] Janicki JS, Brower GL.The role of myocardial fibrillar collagen in ventricular remodeling and function.J Card Fail, 2002, 8 (6 Suppl): S319–325.

[42] Kink JA, Maley ME, Preston RR, et al.Mutations in paramecium calmodulin indicate functional differences between the C-terminal and N-terminal lobes in vivo. Cell, 1990, 62（1）: 165–174.

[43] Kobayashi T, Jin L, de Tombe PP.Cardiac thin filament regulation.Pflugers Arch, 2008, 457（1）: 37–46.

[44] Krüger M, Kötter S, Grützner A, et al.Protein kinase G modulates human myocardial passive stiffness by phosphorylation of the titin springs.Circ Res, 2009, 104（1）: 87–94.

[45] Krüger M, Linke WA.The giant protein titin: a regulatory node that integrates myocyte signaling pathways.J Biol Chem, 2011, 286（12）: 9905–9912.

[46] Kumar R, Thomas CM, Yong QC, et al. The intracrine renin-angiotensin system. Clinical Science, 2012, 123（5）: 273.

[47] Kushnir A, Marks AR. The Ryanodine Receptor in Cardiac Physiology and Disease. Advances in Pharmacology, 2010, 59（10）: 1–30.

[48] Lewinter MM, Granzier HL. Titin is a major human disease gene. Circulation, 2013, 127（8）: 938.

[49] LeWinter MM, Wu Y, Labeit S, et al.Cardiac titin: structure, functions and role in disease.Clin Chim Acta, 2007, 75（1–2）: 1–9.

[50] Lindsey ML, Zamilpa R.Temporal and spatial expression of matrix metalloproteinases and tissue inhibitors of metalloproteinases following myocardial infarction.Cardiovasc Ther, 2012, 30（1）: 31–41.

[51] Lipskaia L, Chemaly ER, Hadri L, et al. Sarcoplasmic reticulum Ca^{2+}ATPase as a therapeutic target for heart failure. Expert Opinion on Biological Therapy, 2010, 10（1）: 29–41.

[52] López B, González A, Díez J.Circulating biomarkers of collagen metabolism in cardiac diseases.Circulation, 2010, 121（14）: 1645–1654.

[53] Luft FC.Molecular mechanisms of arterial stiffness: new insights.J Am Soc Hypertens, 2012, 6（6）: 436–438.

[54] McCurdy S, Baicu CF, Heymans S, et al.Cardiac extracellular matrix remodeling: fibrillar collagens and Secreted Protein Acidic and Rich in Cysteine（SPARC）.J Mol

Cell Cardiol, 2010, 48 (3): 544-549.

[55] Moore L, Fan D, Basu R, et al.Tissue inhibitor of metalloproteinases (TIMPs) in heart failure.Heart Fail Rev, 2012, 17 (4-5): 693-706.

[56] Murphy G. Tissue inhibitors of metalloproteinases.Genome Biology, 2011, 12 (11): 233.

[57] Niggli E.Ryanodine receptors: waking up from refractoriness.Cardiovasc Res, 2011, 91 (4): 563-564.

[58] Paulus WJ, Tschöpe C, Sanderson JE, et al.How to diagnose diastolic heart failure: a consensus statement on the diagnosis of heart failure with normal left ventricular ejection fraction by the Heart Failure and Echocardiography Associations of the European Society of Cardiology.Eur Heart J, 2007, 28 (20): 2539-2550.

[59] Periasamy M, Bhupathy P, Babu GJ.Regulation of sarcoplasmic reticulum Ca^{2+} ATPase pump expression and its relevance to cardiac muscle physiology and pathology. Cardiovasc Res, 2008, 77 (2): 265-273.

[60] Porter KE, Turner NA. Cardiac fibroblasts: at the heart of myocardial remodeling. Pharmacol Ther, 123 (2): 255-278.

[61] Solaro RJ, Kobayashi T.Protein phosphorylation and signal transduction in cardiac thin filaments.J Biol Chem, 2011, 286 (12): 9935-9940.

[62] Song DW, Lee JG, Youn HS, et al.Ryanodine receptor assembly: a novel systems biology approach to 3D mapping.Prog Biophys Mol Biol, 2011, 105 (3): 145-161.

[63] Spinale FG, Coker ML, Heung LJ, et al.A matrix metalloproteinase induction/activation system exists in the human left ventricular myocardium and is upregulated in heart failure.Circulation, 2000, 102 (16): 1944-1949.

[64] Spinale FG.Myocardial matrix remodeling and the matrix metalloproteinases: influence on cardiac form and function.Physiol Rev, 2007, 87 (4): 1285-1342.

[65] ter Keurs HE.The interaction of Ca^{2+} with sarcomeric proteins: role in function and dysfunction of the heart.Am J Physiol Heart Circ Physiol, 2012, 302 (1): H38-50.

[66] Triggle DJ. L-type calcium channels. Current Pharmaceutical Design, 2006, 12 (4): 443.

[67] Turner NA, Porter KE.Regulation of myocardial matrix metalloproteinase expression and activity by cardiac fibroblasts.IUBMB Life, 2012, 64 (2): 143-150.

[68] Tyagi SC, Kumar SG, Banks J, et al.Co-expression of tissue inhibitor and matrix metalloproteinase in myocardium.J Mol Cell Cardiol, 1995, 27（10）: 2177-2189.

[69] Ullrich ND, Valdivia HH, Niggli E.PKA phosphorylation of cardiac ryanodine receptor modulates SR luminal Ca^{2+} sensitivity.J Mol Cell Cardiol, 2012, 53（1）: 33-42.

[70] van den Borne SW, Diez J, Blankesteijn WM, et al.Myocardial remodeling after infarction: the role of myofibroblasts.Nat Rev Cardiol, 2010, 7（1）: 30-37.

[71] van der Velden J.Diastolic myofilament dysfunction in the failing human heart.Pflugers Arch, 2011, 462（1）: 155-163.

[72] van Heerebeek L, Borb é ly A, Niessen HW, et al.Myocardial structure and function differ in systolic and diastolic heart failure.Circulation, 2006, 113（16）: 1966-1973.

[73] van Heerebeek L, Franssen CP, Hamdani N, et al.Molecular and cellular basis for diastolic dysfunction.Curr Heart Fail Rep, 2012, 9（4）: 293-302.

[74] Van Petegem F, Minor DL Jr.The structural biology of voltage-gated calcium channel function and regulation.Biochem Soc Trans, 2006, 34（Pt 5）: 887-893.

[75] Vargov á V, Pytliak M, Mech í rov á V.Matrix metalloproteinases.EXS, 2012, 103（3）: 1-33.

[76] Vasquez C, Benamer N, Morley GE.The cardiac fibroblast: functional and electrophysiological considerations in healthy and diseased hearts.J Cardiovasc Pharmacol, 2011, 57（4）: 380-388.

[77] Yamasaki R, Wu Y, McNabb M, et al.Protein kinase A phosphorylates titin' s cardiac-specific N2B domain and reduces passive tension in rat cardiac myocytes.Circ Res, 2002, 90（11）: 1181-1188.

[78] Xing SY, Jing PS. Advances in diastolic heart failure.World Journal of Cardiology, 2010, 2（3）: 58.

[79] Zhang L, Kelley J, Schmeisser G, et al.Complex Formation between Junctin, Triadin, Calsequestrin, and the ryanodine receptor proteins of the cardiac junctional sarcoplasmic reticulum membrane.Journal of Biological Chemistry, 1997, 272（37）: 23389-23397.

[80] Zile MR, Baicu CF, Gaasch WH.Diastolic heart failure--abnormalities in active relaxation and passive stiffness of the left ventricle.N Engl J Med, 2004, 350 (19): 1953-1959.

[81] Zile MR, Baicu CF.Biomarkers of diastolic dysfunction and myocardial fibrosis: application to heart failure with a preserved ejection fraction.J Cardiovasc Transl Res, 2013, 6 (4): 501-515.

[82] Zile MR, Brutsaert DL.New concepts in diastolic dysfunction and diastolic heart failure: Part I: diagnosis, prognosis, and measurements of diastolic function. Circulation, 2002, 105 (11): 1387-1393.

（范少光　范大立）

第四章

高血压与冠心病

第一节　高血压与冠心病的关系

一、高血压是冠心病的独立危险因素

流行病学研究显示高血压和冠心病有很强的相关性，高血压是冠心病主要的独立危险因素之一。高血压患者发生冠心病的危险是非高血压患者的 2 ～ 3 倍，血压升高水平与冠心病发生率呈线性相关。血压升高可加速动脉粥样硬化的发生和发展，与冠心病的发生率、病死率等呈正相关。在一项前瞻性观察研究中，共纳入全球年龄在 40 ～ 70 岁的约 100 万人，平均随访 12 年，结果表明诊室血压水平与冠心病事件的相对风险呈连续、独立、对数线性的正相关。血压在 115/75mmHg ～ 185/115mmHg，收缩压每升高 20mmHg 或舒张压每升高 10mmHg，冠心病的发病风险增加 1 倍。包括中国人群的亚太队列研究也证实诊室血压水平与冠心病事件密切相关，且比西方人群的相关性更强。亚洲人群收缩压每升高 10mmHg，发生致死性心肌梗死的风险增加 31%，而西方人群增加 21%。研究表明随着增龄，血压与冠心病的相关性也发生着变化，对于＜ 50 岁的人群，舒张压与冠心病的关系密切，而 60 岁以上的人群，则是收缩压与冠心病相关性更大。

二、高血压导致冠心病的机制

高血压是冠心病独立的致病性危险因素。高压血流长期冲击动脉壁，导致动脉内膜机械性损伤；血压上升增加血管壁切力，导致血管壁平滑肌细胞增生，管壁增厚，血管壁顺应性下降，同时可以增加低密度脂蛋白在受损内皮下的沉积，促进动脉粥样硬化的进展。高血压患者随着增龄，主动脉弹性下降，脉压进一步增大。脉压反映大动脉粥样硬化程度加剧、动脉弹性降低，是心血管疾病的独立危险因素。脉压增大增加血管剪切

应力，使内皮细胞功能受损，释放血管舒张因子和收缩因子的平衡被破坏，血管顺应性降低，促进动脉粥样硬化的发生、发展。

正常人及多数轻、中度高血压患者血压昼夜节律呈杓型曲线，交感神经和副交感神经、肾素-血管紧张素、下丘脑-垂体-肾上腺轴及体液激素分泌节律的调节等多种因素参与了血压昼夜节律的调节。夜间血压是心血管危险更强的预测因子，血压昼夜节律减弱、消失或逆转者，使心血管系统长时间处于高水平压力之下，易加速动脉硬化，促进靶器官损害的发生。血压昼夜节律异常者常有持续交感活性的增高，进一步激活交感神经活性和肾素-血管紧张素系统，儿茶酚胺分泌增多，引起一系列靶器官损害表现。血压昼夜节律异常的高血压患者血浆内皮素水平显著增高，可能存在内皮素增多-血压昼夜节律异常-靶器官损害的恶性循环，加重动脉粥样硬化。

基因组学的研究发现某些基因如 *ACE* 基因的多态性与冠心病相关，这类人群如患有高血压则合并冠心病的风险明显升高，从基因多态性的角度也解释了为何有些高血压人群更易发生心血管事件。

颈动脉粥样硬化与冠状动脉粥样硬化之间有相似的病理生理基础，颈动脉内中膜厚度（IMT）可作为预测冠状动脉损害的指标。颈动脉超声是评价动脉粥样硬化简单易行的方法，定期对高血压患者进行颈动脉超声检查，通过检测颈动脉 IMT 和斑块可预测是否存在冠状动脉病变。对于存在颈动脉粥样硬化病变的高血压患者应进一步评估是否存在冠状动脉疾病。

第二节 高血压合并冠心病患者的管理

一、血压控制目标

流行病学研究已证实血压与冠心病风险之间呈连续性相关。随机对照降压临床试验结果显示，收缩压每降低 10 ～ 14mmHg 和（或）舒张压每降低 5 ～ 6mmHg，冠心病风险降低约 1/6。因此，高血压患者血压达标，可降低冠心病发病风险。

有效降压可显著减少冠心病合并高血压患者心血管事件的发生率。前瞻性研究发现，对年龄＞ 60 岁的老年高血压患者，降压治疗可降低总病死率 20%、脑卒中发生率 40%、冠心病发生率 15%。老年男性高血压患者将血压降至 150/90mmHg 以下，可降低全因死亡率、心血管病死率、非致死心肌梗死及非致死脑卒中发生率；但将血压进一步控制在 140/80mmHg 以下，并没有进一步获益，反而导致临床事件的增加，即 J- 型曲线现象，尤其是合并冠心病的患者此现象较突出。J- 型曲线现象的发生机制为：血压过低导致冠状动脉灌注减少，从而导致心肌缺血，发生缺血性心血管事件。心肌灌注主要在舒张期，舒张压是冠状动脉的灌注压。随血压波动，冠状动脉具有一定的自我调节能力，然而冠状动脉病变的血管随血压的自我调节能力有限。尽管降压治疗可以改善高血压患者的预后，过低的舒张压超出冠状动脉的自我调节能力时势必会影响冠状动脉灌注，成为冠状动脉事件发生率增高的拐点。可以肯定的是舒张压急剧、过度降低对于合并冠心病的高血压患者是灾难性事件，目前还需要一些临床研究数据支持舒张压的具体降压目标。脉压增大的老年高血压患者若在降压治疗后出现较低的舒张压（＜ 60mmHg），在治疗过程中临床医生应认真评估这些患者的相关症状和体征，尤其对于合并心肌缺血的患者应避免降压治疗导致的不良反应。

老年人高血压的目标值一直是争论的话题。HYVET 研究将平均血压为 173.0/90.8mmHg 的 80 岁以上高血压患者随机接受吲达帕胺，必要时联合培哚普利和安慰剂治疗。研究结果显示接受降压治疗组血压平均降低 30/13mmHg，从而减少了 30% 卒中、64% 心力衰竭和 50% 心肌梗死的发生。因此推荐对于 80 岁以上的高血压患者，合理的降压目标是＜ 150/80mmHg。2016 年 10 月发表的 CLARIFY 注册研究，入选 22 672 名稳定型冠心病患者，平均年龄为 65.2 岁，对降压治疗后血压和心血管结局间的关系分析显示，冠心病合并高血压患者的收缩压＜ 120mmHg、舒张压＜ 70mmHg 发生心血管不良事件的风险增加。目前对于 65 ～ 79 岁高血压患者推荐的降压目标是＜ 140/90mmHg，但仅来自专家推荐并非来自 RCTs 数据。

我国《高血压防治指南 2010》建议一般高血压患者的降压目标为＜ 140/90mmHg，65 岁及以上的老年人收缩压应＜ 150mmHg，如能耐受还可进一步降低。高血压合并病情稳定的冠心病患者的血压应降至 130/80mmHg 以下，在患者能耐受的情况下，逐步降压达标。对于舒张压＜ 60mmHg 的冠心病患者，应在密切监测血压的情况下逐渐实现收缩压达标。应避免快速降压交感神经激活引起的反射性心动过速。《2014 年美国成人高血压管理指南》（JNC8）鉴于缺乏高血压伴有心脏病患者治疗目标的大规模试验的临床证据，对冠心病或心力衰竭患者无专门推荐。特别提出此类患者血压状况复杂，主要的问题不是降压，而是处理基础性疾病，建议医师根据患者个体情况处理，不应强调越低越好，应强调适度降压、个体化处理原则，合理平稳地降压，不宜过快、过度降低血压，力求更好地保护靶器官，减少心血管事件发生。

《2015年AHA/ACC/ASH关于合并冠心病的高血压治疗科学声明》推荐，对于合并冠心病的高血压患者进行心血管事件二级预防的合理的血压控制目标是＜140/90mmHg，既往有心肌梗死、卒中或短暂脑缺血病史、冠心病等危症者（颈动脉疾病、外周血管疾病、腹主动脉瘤等）建议目标血压应＜130/80mmHg。对于有心肌缺血证据的冠心病患者，应缓慢降压治疗。血流动力学稳定的急性冠脉综合征（ACS）患者，血压控制目标为＜140/90mmHg，病情稳定后的血压目标＜130/80mmHg，治疗过程中应缓慢降压并避免舒张压降至60mmHg以下。血压控制目标见表4-1所示：

表4-1　血压控制目标

目标血压（mmHg）	患者情况	推荐级别 / 证据水平
＜150/90	年龄＞80岁	Ⅱ a/B
＜140/90	CAD	Ⅰ /A
	ACS	Ⅱ a/C
＜130/80	CAD	Ⅱ b/C
	心肌梗死后，Ⅱ b/C 卒中或TIA， 颈动脉疾病， PAD，AAA	Ⅱ b/C

注：AAA：腹主动脉瘤；ACS：急性冠脉综合征；CAD：冠状动脉疾病；PAD：外周动脉疾病；TIA短暂脑缺血发作。

2016年《欧洲心血管疾病预防临床实践指南》建议：＜80岁的高血压患者，收缩压应降至140mmHg以下；（极）高危且能耐受多种降压药物治疗的患者可考虑将血压降至120mmHg以下。对于＞80岁且初始血压≥160mmHg的高龄高血压患者，收缩压降至140～150mmHg的范围是合理的目标。

二、高血压患者冠心病相关危险因素的管理

血压水平是冠心病事件发生和预后的独立危险因素，但不是唯一的决定因素。80%～90%高血压患者有血压升高以外的心血管危险因素，如糖尿病、脂代谢异常、代谢综合征、肥胖、吸烟等，这些危险因素将会大大增加心血管事件的发生率。高血压患者仅仅控制血压是不够的，综合管理冠心病患者的多重心血管危险因素十分重要，包括限盐、戒烟、限制饮酒、调整饮食、适度运动、控制体重等。应对高血压患者进行心

血管风险分层，确定启动降压治疗的时机，采用优化的降压治疗方案，确立合适的血压控制目标，实施危险因素的综合管理。

对于高血压患者降低心血管事件风险仅仅关注降压是远远不够的。多个指南强调降低心血管事件的风险要进行生活方式的管理，尤其是饮食和运动以及管理肥胖和脂代谢异常。《2013 年 ACC/AHA 心血管疾病评估指南》推荐应用计算 10 年心血管事件风险的方法决定使用他汀治疗的强度。年龄≤ 75 岁的心血管疾病患者，LDL-C ≥ 190mg/dl 或 10 年心血管疾病风险≥ 7.5%，应接受高强度的他汀治疗。年龄＞ 75 岁者或有糖尿病但 10 年心血管疾病风险＜ 7.5% 的患者，应该接受中等强度的他汀治疗。2016 年《欧洲心血管疾病预防临床实践指南》建议：将 LDL-C 控制在 70mg/dl 以下是预防高危人群发生心血管事件的合理目标。如果 LDL-C 基线水平为 70 ～ 135mg/dl，治疗目标将 LDL-C 进一步降低 50%。高血压也是导致慢性肾病（CKD）患者进一步发生肾损害的重要原因，因此 CKD 患者的血压控制目标比普通人群更为严格。心血管疾病是终末期肾病患者死亡的主要原因，其发生风险比普通人群高 5 ～ 30 倍。研究表明控制心血管危险因素的标准治疗包括他汀、血管紧张素转换酶抑制剂（ACEI）或血管紧张素受体拮抗剂（ARB）和抗血小板等药物在降低 CKD 患者的心血管事件风险同样有效。

此外，近年对传统危险因素之外与冠心病可能相关的影响因素也有所关注。如心率、血压变异性、昼夜血压节律等。

研究提示静息心率增加预示高血压患者预后不良，并独立于其他传统危险因素。静息心率加快者，其血管壁承受的周期性张力时间及频率均增加，动脉粥样硬化的风险更大；心率增快可通过上调炎症细胞因子导致内皮功能障碍，内皮细胞功能障碍导致一氧化氮（NO）释放减少、内皮源性收缩因子释放增多，促进动脉粥样硬化疾病的发生、发展。高血压患者存在交感神经系统和副交感神经系统平衡的失调，高血压可引起静息心率增加，而静息心率增加又可以加重高血压，两者互相促进。在高血压治疗方案中，不仅要考虑将血压降至理想水平，还应重视改善其自主神经失衡状态，有效控制静息心率，以期减少高血压患者未来发生心脑血管事件的可能性。

血压变异性是心血管事件的独立危险因素。血压变异增大可导致血管壁顺应性降低，进而加重高血压靶器官的损害。近年研究表明，除血管机械性损伤外，神经-体液系统异常也是血压变异增大导致心血管系统功能结构异常的重要机制。血压变异性增大可促进血管紧张素Ⅱ产生，刺激血管平滑肌细胞及细胞外间质增生，导致动脉血管粥样硬化，出现心血管事件。高血压患者除平稳控制血压外，也要加强对血压变异性的控制，最大程度预防或逆转高血压靶器官损害。钙拮抗药（CCB）和抑制交感神经活性的药物可以降低血压变异性。

高血压患者尤其是老年高血压患者血压昼夜节律改变与靶器官损害和心血管事件相关，而且独立于血压水平，是发生心血管疾病的独立危险因素。非杓型血压模式较杓型血压模式更易导致心血管事件的发生和发展。患者夜间持续血压升高，导致外周血管长期处于高负荷状态，可引起血管壁结构发生改变，加上患者自主神经功能和神经–体液调节机制紊乱、交感神经及副交感神经活动异常，共同导致外周血管阻力增加，发生动脉粥样硬化甚至狭窄，最终发生冠心病。

第三节 高血压合并冠心病的治疗

高血压合并冠心病患者不应仅仅关注降压治疗，缓解心绞痛症状、改善生活质量、控制心血管病多重危险因素十分重要。在药物治疗过程中需监测血压、心率变化，关注患者临床症状变化及不良反应，改善患者治疗依从性。

《2015 年 AHA/ACC/ASH 关于合并冠心病的高血压治疗科学声明》推荐，慢性稳定型冠心病合并高血压患者的降压治疗方案包括：β - 受体阻滞药，ACEI 或 ARBs、噻嗪类利尿药；如不能耐受 β - 受体阻滞药，可换用非二氢吡啶类 CCB。如血压或心绞痛症状控制不满意，可以在 β - 受体阻滞药、ACEI、噻嗪类利尿药的基础上加用长效二氢吡啶类 CCB。高血压患者应用抗血小板或抗凝药物一般无特殊禁忌。对于正在应用抗血小板或抗凝药物的高血压患者，如严重的高血压未控制，应积极降压治疗降低发生出血性卒中的风险。多数 ACS 患者对标准降压治疗方案反应良好，有明确证据能够降低 ACS 患者风险的降压药物包括：β - 受体阻滞药、ACEI 或 ARB、醛固酮拮抗药，硝酸酯类也是有效的。《2016 年加拿大高血压诊治指南》推荐：多数合并冠心病的高血压患者推荐应用 ACEI 或 ARB 治疗；对于不伴心力衰竭、心肌梗死或冠状动脉旁路移植术史的稳定型心绞痛患者，β - 受体阻滞药或 CCB 均可作为初始治疗选择；不推荐应用短效 CCB；需要联合用药的高危患者的治疗应个体化，对于某些特定人群，ACEI 和非二氢吡啶类 CCB 的联合优于联用 ACEI 和噻嗪类利尿药。

下面简述常用降压药物的作用特点。

1.ACEI　通过抑制血管紧张素转换酶阻断肾素–血管紧张素系统发挥降压和心血管保护作用。前瞻性开放标签的 ANBP–2 研究纳入 65 ～ 84 岁的老年高血压患者，研究显示与应用利尿药相比，应用ACEI的男性高血压患者在血压降低幅度相似时获益更多。大量临床证据证实，ACEI不仅是有效的降压药物，对于冠心病防治有重要临床意义。《2015年AHA/ACC/ASH关于冠心病合并高血压治疗的科学声明》推荐：合并前壁心肌梗死、糖尿病、顽固高血压、左室功能不全的高血压患者，应加用ACEI治疗；无左室功能不全及糖尿病的低危ACS的高血压患者，ACEI应作为一线的降压药物。

2.ARB　通过阻断血管紧张素Ⅱ 1型受体发挥降压作用，其降压疗效与ACEI相似，但目前尚缺乏高血压合并冠心病心血管获益证据。一个26项研究的meta分析显示，血压每降低5mmHg，ACEI与ARB两组在降低卒中、缺血性心脏病和心力衰竭风险方面无显著差异；但在无血压下降时，ACEI比ARB类药物能更显著降低缺血性心脏病风险。纳入20个随机对照研究的meta分析表明：ACEI在降压的同时可降低10%的全因死亡率和12%的心血管死亡率，ARB则未显示出降低全因死亡率和心血管死亡率的证据。

3. β-受体阻滞药　主要通过抑制过度激活的交感神经活性、抑制心肌收缩力、减慢心率发挥降压作用。β-受体阻滞药推荐用于合并心绞痛，有心肌梗死病史或左室功能不全的患者，尤其适用于伴快速心律失常、冠心病、慢性心力衰竭、交感神经活性增高以及高动力状态的高血压患者。β-受体阻滞药作为一线降压药物已经受到很多质疑，一项纳入147个随机试验的meta分析显示：尽管在预防卒中、心力衰竭的方面并不优于其他药物，β-受体阻滞药使得近期发生过冠脉事件患者有明确获益。《2015年AHA/ACC/ASH关于冠心病合并高血压治疗的科学声明》指出：如无禁忌，合并ACS的高血压患者应口服短效β1–受体阻滞药（如美托洛尔或比索洛尔），在起病24h内使用。如果血流动力学不稳定或存在失代偿心力衰竭，应延缓使用β-受体阻滞药，待病情稳定后再行评估是否可加用。

4. 利尿药　主要通过利钠排尿、降低容量负荷发挥治疗作用。适用于治疗高血压合并心力衰竭、水肿的冠心病患者。

对于合并ACS、心力衰竭或肾小球滤过率（GFR）＜30ml/min CKD的高血压患者，袢利尿药优于噻嗪类利尿药。醛固酮拮抗药能够改善心脏血管内皮功能，对抗醛固酮所致心肌及血管纤维化作用，有效防止和逆转心肌纤维化、心肌肥厚及心室重塑，从而改善心脏舒张及收缩功能，改善左室功能不全和心力衰竭患者的预后，推荐心肌梗死后、糖尿病、左室功能不全、心力衰竭的患者在应用β-受体阻滞药基础加用醛固酮拮抗药。血清肌酐水平升高者使用醛固酮拮抗药应密切监测血钾水平，GFR＜30ml/min者应慎用醛固酮拮抗药。

5.CCB 主要通过阻断血管平滑肌细胞上的钙离子通道发挥扩张血管作用。CCB 具有扩张冠状动脉作用，还可通过增加微循环血流和开放储备的侧支循环来改善心肌供血及发挥抗心绞痛作用，可用于伴稳定型心绞痛、颈动脉粥样硬化及周围血管病的高血压患者。高血压合并冠心病患者使用非二氢吡啶类 CCB 增加抗心绞痛的疗效，但维拉帕米、地尔硫䓬与 β-受体阻滞药合用可加重心动过缓或心脏传导阻滞。如存在 β-受体阻滞药使用的禁忌证，可代之以长效二氢吡啶类钙拮抗药（如氨氯地平、非洛地平、贝尼地平）。二氢吡啶类 CCB 应慎用于心动过速与心力衰竭患者，心脏房室传导障碍或病态窦房结综合征的高血压患者应禁用维拉帕米、地尔硫䓬。短效硝苯地平不推荐用于高血压合并冠心病患者。

6. **硝酸酯类** ACS 的高血压患者，可以静脉应用硝酸酯类降低血压，缓解冠状动脉缺血，减轻肺淤血。初始治疗给予静脉或舌下硝酸甘油，逐步过渡为长效制剂。对右心室梗死及血流动力学不稳定的患者应避免用硝酸甘油。

参考文献

[1] 中国高血压防治指南修订委员会 . 中国高血压防治指南 2010. 中华心血管病杂志，2011，39（7）：579-616.

[2] Beckett NS，Peters R，Fletcher AE，et al.Treatment of hypertension in patients 80 years of age or older.N Engl J Med，2008，358（18）：1887-1898.

[3] Rosendorff C，Lackland DT，Allison M，et al.Treatment of hypertension in patients with coronary artery disease：a scientific statement from the American Heart Association, American College of Cardiology, and American Society of Hypertension. Hypertension，2015，65（6）：1372-1407.

[4] James PA，Oparil S，Carter BL，et al.2014 evidence-based guideline for the management of high blood pressure in adults： report from the panel members appointed to the Eighth Joint National Committee（JNC 8）.JAMA，2014，311（5）：507-520.

[5] Vidal-Petiot E，Ford I，Greenlaw N，et al.Cardiovascular event rates and mortality according to achieved systolic and diastolic blood pressure in patients with stable coronary artery disease： an international cohort study.Lancet. 2016，388（10056）：

2142–2152.

[6] Piepoli MF, Hoes AW, Agewall S, et al.2016 European Guidelines on cardiovascular disease prevention in clinical practice: The Sixth Joint Task Force of the European Society of Cardiology and Other Societies on Cardiovascular Disease Prevention in Clinical Practice (constituted by representatives of 10 societies and by invited experts) Developed with the special contribution of the European Association for Cardiovascular Prevention & Rehabilitation (EACPR).Atherosclerosis, 2016, 252: 207–274.

[7] Stone NJ, Robinson JG, Lichtenstein AH, et al.2013 ACC/AHA guideline on the treatment of blood cholesterol to reduce atherosclerotic cardiovascular risk in adults: a report of the American College of Cardiology/American Heart Association Task Force on Practice Guidelines.Circulation, 2014, 129 (25 Suppl 2): S1–45.

[8] Leung AA, Nerenberg K, Daskalopoulou SS, et al.Hypertension Canada's 2016 Canadian Hypertension Education Program Guidelines for Blood Pressure Measurement, Diagnosis, Assessment of Risk, Prevention, and Treatment of Hypertension.Can J Cardiol, 2016, 32 (5): 569–588.

[9] Wing LM, Reid CM, Ryan P, et al.A comparison of outcomes with angiotensin-converting--enzyme inhibitors and diuretics for hypertension in the elderly.N Engl J Med, 2003, 348 (7): 583–592.

[10] van Vark LC, Bertrand M, Akkerhuis KM, et al.Angiotensin-converting enzyme inhibitors reduce mortality in hypertension: a meta-analysis of randomized clinical trials of renin-angiotensin-aldosterone system inhibitors involving 158, 998 patients. Eur Heart J, 2012, 33 (16): 2088–2097.

（范琰　付志方　刘梅林）

第五章

高血压与卒中

第一节 高血压与卒中概述

一、卒中的定义

卒中（stoke）是指突然发病、迅速出现局限性或弥散性脑功能缺损为共同临床特征，为一组脑血管病变所导致的脑器质性脑损伤，分为缺血性卒中（cerebral ischemic stroke，CIS）与出血性卒中（hemorrhagic stroke）。脑血管疾病（cerebrovascular disease，CVD）是指各种原因所致脑血管病变引起的脑部疾病。

二、高血压与卒中的流行病学

根据世界卫生组织（WHO）2015 年的数据，卒中位列全世界死亡原因的第二位，其所占比例 2004 年为 9.7%，预计到 2030 年将达到 12.1%。2013 年我国城市及农村的高血压患病分别为 161.8‰和 123.1‰，脑血管病患病率仅次于高血压及心脏病，分别为 12.1‰和 12.3‰。均较 2012 年有明显增长，缺血性卒中是最常见的卒中类型，在中国占所有卒中事件的约 70%，在西方国家为 80% ～ 85%。卒中后大约 1/3 患者在 1 年内死亡，另有 1/3 患者永久致残。卒中后生存者中病残率高，其治疗费用及其他间接经济损失给社会及家庭都带来了沉重的负担。

高血压是卒中最重要的独立可控危险因素。卒中发病率、病死率与收缩期和舒张期血压明确正相关，并呈线性关系。这种关系是一种直接的、持续的、独立的。高血压患者的卒中风险为非高血压患者的 3 ～ 4 倍。在整个常见血压范围内，包括正常血压范围，血压越高，卒中风险越高。

《中国高血压防治指南 2010》指出，在控制了其他危险因素后，收缩压每升高

10mmHg，卒中发病的相对危险增加 49%，舒张压每增加 5mmHg，卒中发病的相对危险增加 46%。

老年收缩期高血压研究（SHEP）与欧洲收缩期高血压（SYST-Eur）研究两项大型临床试验中高血压所致心肌梗死和卒中发生率相近，分别为 4.4% 与 5.2%，10.3% 与 8.1%。而中国收缩期高血压研究（SYST-China）和国家老年高血压治疗协作研究（NICE-EH）的两项研究中显示高血压患者心肌梗死和卒中发生率分别是 2.5% 与 12.9% 和 4% 与 16%。可见高血压所致卒中患病率在亚洲比欧美人群更高。

第二节 脑的血液循环及病理生理

一、脑的血液供应

脑的动脉系统包括颈内动脉系统和椎-基底动脉系统。颈内动脉系统（又称前循环）起自颈总动脉，沿咽侧壁上升至颅底，穿行颈动脉管至海绵窦，然后进入蛛网膜下腔。颈内动脉的主要分支有眼动脉、脉络从前动脉、后交通动脉、大脑前动脉和大脑中动脉，供应眼部和大脑半球前 3/5 部分（额叶、颞叶、顶叶和基底核）的血液。椎-基底动脉系统（又称后循环）：两侧椎动脉均由锁骨下动脉的根部上后方发出，经第 1 颈椎至第 6 颈椎的横突孔入颅，在脑桥下缘汇合成基底动脉。椎动脉分支有脊髓后动脉、脊髓前动脉、延髓动脉、小脑后下动脉，基底动脉的分支有小脑前下动脉、脑桥支、内听动脉、小脑上动脉和大脑后动脉。该系统供应大脑半球后 2/5 部分、丘脑、脑干和小脑的血液。

颈内动脉和椎 - 基底动脉通过几组吻合支形成丰富的侧支循环，其中最重要的是脑底动脉环（Willis 环）（图 5-1），它通过前交通动脉使两侧大脑前动脉互相沟通；颈内动脉或大脑中动脉与大脑后动脉之间由后交通动脉沟通，在脑底部形成环状吻合。该环由双侧大脑前动脉、颈内动脉、大脑后动脉、前交通动脉和后交通动脉组成，使两侧大脑半球及一侧大脑半球的前、后部分有充分的侧支循环，具有脑血流供应的调节和代偿作用。

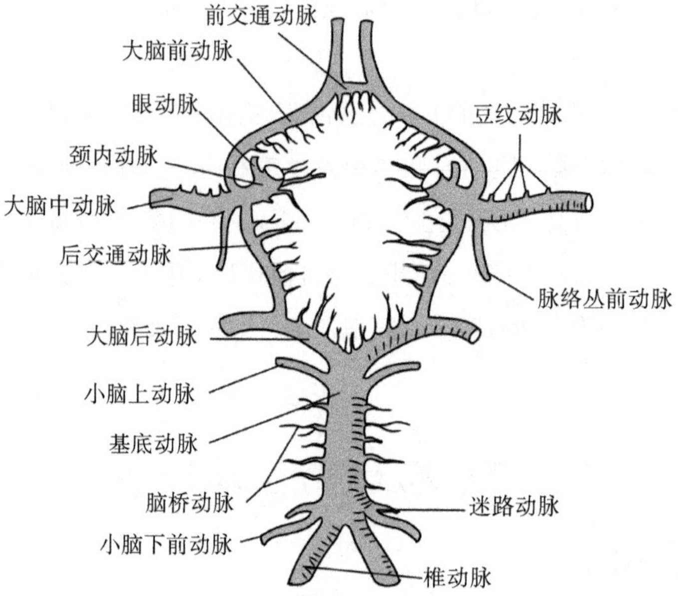

图 5-1 大脑 Willis 环示意图

二、脑血液循环调节及病理生理

正常成人的脑重约为 1500g，占体重的 2% ～ 3%，流经脑组织的血液 750 ～ 1000ml/min，占每分心搏出量的 20%，表明脑血液供应非常丰富，代谢极为旺盛。脑组织耗氧量占全身耗氧量的 20% ～ 30%。能量来源主要依赖于糖的有氧代谢，几乎无能量储备。因此脑组织对缺血、缺氧性损害十分敏感，无论氧分压明显下降或血流量明显减少都会出现脑功能的严重损害。

在正常情况下，脑血流量（cerebral blood flow，CBF）具有自动调节作用，CBF 与脑灌注压成正比，与脑血管阻力成反比。在缺血或缺氧的病理状态下，脑血管的自动调节机制紊乱，血管扩张或反应异常，脑水肿和颅内压的升高，就会出现缺血区内充血和过度灌注或脑内盗血现象。颅外血管（椎动脉、锁骨下动脉或无名动脉）狭窄或闭塞时可发生脑外盗血现象，出现相应的临床综合征，如锁骨下动脉盗血综合征。

由于脑组织的血流量的分布并不均一，灰质的血流量远高于白质，大脑皮质的血液供应最丰富，其次为基底核和小脑皮质，因此，急性缺血时大脑皮质可发生出血性脑梗死（红色梗死），白质易出现缺血性脑梗死（白色梗死）。

第三节　高血压与卒中的关系

一、不同亚型高血压与卒中

高血压的亚型包括单纯收缩期高血压（isolated systolic hypertension，ISH；收缩压＞140mmHg，舒张压＜90mmHg）、单纯舒张期高血压（isolated diastolic hypertension，IDH；收缩压＜140mmHg，舒张压＞90mmHg）、复合高血压（systolic and diastolic hypertension，SDH；收缩压＞140mmHg，舒张压＞90mmHg）。无论收缩期血压升高还是舒张期血压升高，卒中的患病率均较血压正常人群升高。

1. 收缩期血压升高与卒中　目前，关于卒中危险性研究所涉及的收缩期高血压主要包括单纯收缩期高血压（ISH）、临界单纯收缩期高血压（BISH）和老年单纯收缩期高血压。在Framingham研究中对2667人的随访分析中发现，有BISH者比血压正常者更易发生卒中，也更易死于卒中。我国一项60岁以上老年人群收缩期高血压随机对照临床试验（Syst-China）结果表明，有效降低老年收缩期高血压确实能降低卒中的发生。老年人收缩期高血压项目（SHEP）研究结果显示，60岁以上老年人经抗高血压药物治疗1年后出血性卒中发病率下降，2年后缺血性卒中发病率也出现下降，卒中总的发病率下降了36%。另外，欧洲老年人收缩期高血压临床试验（Syst-Eur）发现，降压治疗后使卒中发病的危险性下降了42%。《中国高血压防治指南2010》指出，无论是单纯收缩期高血压还是临界收缩期高血压（140mmHg≤收缩压＜160mmHg，舒张压＜90mmHg）的患者，其缺血性卒中和出血性卒中的发病率均高于正常血压人群。单纯收缩期高血压降压治疗试验显示，收缩压降低10mmHg、舒张压降低4mmHg可使卒中和缺血性心脏病的风险分别降低30%和23%。

2. 舒张期血压升高与卒中　国内外研究显示，降低舒张压确实可以减少卒中的发生。培哚普利预防卒中再发研究（PROGRESS）表明IDH患者相对年轻而且在男性和亚洲人群更多见。经过平均3.9年的随访，ISH、IDH和SDH组经积极降压治疗后主要血管事件（非致死性卒中、非致死性心肌梗死或血管性死亡）的发生率分别下降了27%、28%和32%。不同亚型高血压组降压治疗的效果无统计学差异。国内的一项5个大城市随访233 437人年的研究显示，IDH和SDH是60岁以下和60岁以上老年人群常见的高血压类型，收缩压与舒张压同时增高的患者（SDH）卒中和各亚型卒中的发病率和相对危险均居于首位，而ISH和IDH患者发生卒中的相对危险度相似。《中国高血压防治指南2010》指出，较早进行的以舒张压（≥90mmHg）为入选标准的降压治疗试验显示，舒张压每降低 5mmHg 可使卒中和缺血性心脏病的风险分别降低 40% 和 14%。

二、高血压对卒中不同亚型的影响

高血压对卒中的发生和发展起着重要作用。Lewington S 对 61 项前瞻性研究进行的 meta 分析显示，高血压与缺血性和出血性卒中的联系都很强。在中国人群中，SDH 患者发生卒中的危险性最高，并且发生出血性卒中的危险性高于其他类型卒中。《中国高血压防治指南 2010》指出，高血压合并有非瓣膜性房颤患者每年发生缺血性卒中的风险性为 3% ～ 5%。所有高血压合并房颤的患者都应进行血栓栓塞的危险评估。

根据我国 1995 年脑血管病分类，卒中分为蛛网膜下腔出血、脑出血、脑梗死 3 类，依据病因再分类，脑梗死中包含动脉粥样硬化性血栓性脑梗死、脑栓塞、腔隙性脑梗死等。短暂性脑缺血发作因其与卒中的发作关系密切，在此一并简述。

1. **高血压与短暂性脑缺血发作** 短暂性脑缺血发作（TIA）症状常在短期内恢复，不超过 24 小时，但常有反复发作。频繁的短暂性脑缺血发作往往是缺血性卒中的先兆。多数研究证实，短暂性脑缺血发作常伴有高血压，病因可能与动脉硬化微栓塞或血压波动血流动力学改变等有关。

2. **高血压与脑梗死** 脑梗死依据局部脑组织发生缺血坏死的机制分为脑血栓形成、脑栓塞和血流动力学机制所致的脑梗死。脑血栓形成的根本病因是动脉粥样硬化，高血压为动脉粥样硬化的独立危险因素。腔隙性脑梗死是由于大脑深部小血管阻塞出现的脑组织软化灶，即“腔隙灶”。引起腔隙性脑梗死的原因主要是长期高血压导致一些穿支小动脉血管发生玻璃样变、狭窄或完全堵塞。

3. **高血压与脑出血** 大量证据表明，高血压会增加脑出血的危险性，是自发性脑出血最重要的危险因素。从病因上讲，这种脑出血称为“高血压性脑出血”。尤其是在那些年龄超过 55 岁、服用降压药依从性较差的吸烟人群中更为明显。改善高血压的控制可以明显减少脑出血的发生。

4. **高血压与蛛网膜下腔出血** Feigin VL 等对 14 项纵向队列研究和 23 项病例对照研究的分析发现，高血压患者容易发生蛛网膜下腔出血。其中 30% 以上的女性更易发生蛛网膜下腔出血。亚太地区心血管危险因素流行病调查队列研究（APCSC 研究）也发现，吸烟和收缩压过高是蛛网膜下腔出血最主要的危险因素。蛛网膜下腔出血的危险性随着收缩压的升高而增加，收缩压每升高 10mmHg，其危险性就增加 31%。

第四节　高血压与短暂性脑缺血发作

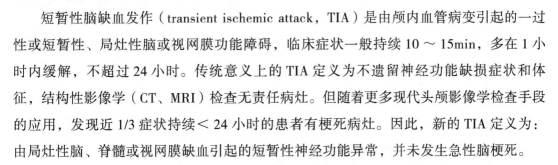

短暂性脑缺血发作（transient ischemic attack，TIA）是由颅内血管病变引起的一过性或短暂性、局灶性脑或视网膜功能障碍，临床症状一般持续 10 ～ 15min，多在 1 小时内缓解，不超过 24 小时。传统意义上的 TIA 定义为不遗留神经功能缺损症状和体征，结构性影像学（CT、MRI）检查无责任病灶。但随着更多现代头颅影像学检查手段的应用，发现近 1/3 症状持续＜ 24 小时的患者有梗死病灶。因此，新的 TIA 定义为：由局灶性脑、脊髓或视网膜缺血引起的短暂性神经功能异常，并未发生急性脑梗死。

在美国，每年大约 240 000 人发作 TIA；英国每年大约有 110 000 人初发或再发卒中，发作 TIA 的还要再多 2000 人。虽然 TIA 短期内不会留下功能异常，但其将来发生脑缺血事件的风险增高，特别是在 TIA 发生后的几天至几周内。一次 TIA 后 1 个月内卒中发生率为 4% ～ 8%，1 年内为 12% ～ 13%，5 年内则达 24% ～ 29%。TIA 患者在第 1 年内卒中发生率较一般人群高 13 ～ 16 倍，5 年内也达 7 倍之多。

【高血压引起 TIA 的发病机制】

TIA 是由动脉粥样硬化、动脉狭窄、心脏疾患、血液成分异常和血流动力学变化等多因素致成的临床综合征，其中高血压动脉粥样硬化占很大比重。高血压致 TIA 的发病机制主要有：①微栓塞学说：微栓子主要来源于颈内动脉系统动脉硬化性狭窄处的附壁血栓和动脉粥样硬化斑块的脱落、胆固醇结晶等，微栓子阻塞小动脉后出现缺血性卒中，当栓子破碎或溶解移向远端时，血流恢复，症状消失；②血流动力学改变：在颅内动脉有严重狭窄的情况下，血压的波动可使原来靠侧支循环维持的脑区发生一过性缺血；③无名动脉或锁骨下动脉狭窄或闭塞所致的椎动脉 - 锁骨下动脉盗血也可引发 TIA。

【临床表现】

TIA 好发于老年人，男性多于女性。临床特征：发病突然；局灶性脑或视网膜功能障碍的症状；持续时间短暂，一般 10 ～ 15min，多在 1 小时内，最长不超过 24 小时；恢复完全，不遗留神经功能缺损体征；多有反复发作的病史。

TIA 的症状是多种多样的，取决于受累血管的分布。

1. 颈内动脉系统的 TIA　多表现为单眼（同侧）或大脑半球症状。视觉症状表现为一过性黑矇、雾视、视野中有黑点、或有时眼前有阴影摇晃光线减少。大脑半球症状多为一侧面部或肢体的无力或麻木，可以出现言语困难（失语）和认知及行为功能的改变。

2. 椎－基底动脉系统的TIA 通常表现为眩晕、头晕、构音障碍、跌倒发作、共济失调、异常的眼球运动、复视、交叉性运动或感觉障碍、偏盲或双侧视力丧失。

【辅助检查】

1. 头颅CT和MRI 头颅CT和MRI检查大部分正常，部分病例可见脑内有小的梗死灶或缺血灶。主要用于排除与TIA类似表现的颅内病变。

2. 超声检查

（1）颈动脉超声检查：常可显示动脉硬化斑块。但其对检测轻、中度动脉狭窄的临床价值较低，也无法辨别严重的狭窄和完全颈动脉阻塞。

（2）经颅彩色多普勒超声（TCD）：是发现颅内大血管狭窄的有力手段。能发现严重的颅内血管狭窄、判断侧支循环情况、进行栓子监测、在血管造影前评估脑血液循环的状况。

3. 脑血管造影

（1）选择性动脉导管脑血管造影（数字减影血管造影，DSA）：是评估颅内外动脉血管病变最准确的诊断手段（“金标准”）。但脑血管造影价格较昂贵，且有一定的风险。

（2）计算机成像血管造影（CTA）和磁共振显像血管造影（MRA）：是无创性血管成像新技术，但是不如DSA提供的血管情况详尽，且可导致对动脉狭窄程度的判断过度。

4. 其他检查 血常规和生化检查也是必要的，有助于判断TIA的危险因素。

【诊断与鉴别诊断】

依据一过性出现神经系统症状、24小时恢复的病史，结合辅助检查常无明显异常病灶的特点进行诊断。根据患者症状发作的特点，需与下列疾病鉴别：

1. 癫痫的部分性发作 特别是单纯部分性发作，多有脑电图异常，可据此与TIA鉴别。

2. 心脏疾病 阿-斯（Adams-Stokes）综合征，严重的心律失常影响血流动力学，可出现一过性脑供血不足，出现头晕、晕倒和意识丧失，但常无神经系统症状和体征，心电图、动态心电图、电生理检查、超声心动图等可进行鉴别。

3. 梅尼埃病 发作时眩晕、呕吐等症状与椎－基底动脉系统TIA类似，但发作持续时间较长，多见于50岁以下患者，除眼球震颤外无神经系统定位体征，前庭功能检查可进行鉴别。

【治疗】

TIA是卒中的高危因素，对其治疗的目的主要为减少发作及预防复发、保护脑功能。高血压患者TIA需控制血压，对TIA尤其是反复发生TIA的患者应首先考虑选用抗血小板药物以预防卒中（血压控制及抗血小板药物应用原则同脑梗死，参考脑梗死治疗相关内容）。目前尚无有力的临床试验证据来支持抗凝治疗作为 TIA 的常规治疗，对房颤、频繁发作 TIA 或椎 – 基底动脉 TIA 患者可考虑选用抗凝治疗。反复发作性（在 4 个月以内）的大脑半球或视网膜短暂性缺血发作（TIA），病变同侧颈动脉狭窄程度＞70% 者，可行颈动脉内膜切除术（CEA）或介入治疗。

【预后】

TIA 患者早期发生缺血性卒中的风险较高。未经治疗或治疗无效的病例，约 1/3 发展为脑梗死，1/3 继续发作，1/3 可自行缓解。

第五节　高血压与缺血性卒中

缺血性卒中通常称为脑梗死（cerebral infarction， CI），是指由于各种原因所致脑部血液供应障碍，导致局部脑组织缺血、缺氧，而出现相应神经功能缺损的临床综合征。脑梗死是最常见的卒中类型，约占全部卒中的 70% ～ 80%。高血压是卒中和 TIA 最重要的危险因素。在近期发生过缺血性卒中的患者中，70% 患高血压。

脑梗死的分型对临床诊断、治疗治疗至关重要，通常依据病因分型或临床分型。临床分型通常采用牛津郡社区卒中研究(Oxfordshire community stroke project, OCSP)分型。OCSP 临床分型标准：①完全前循环梗死（total anterior circulation infarction，TACI）：表现为三联征，即完全大脑中动脉（MCA）综合征的表现：大脑高级神经活动障碍（意识障碍、失语、失算、空间定向力障碍等）；同向偏盲；对侧三个部位（面、上肢与下肢）较严重的运动和（或）感觉障碍。多为 MCA 近段主干，少数为颈内动脉虹吸段闭塞引起的大片脑梗死。②部分前循环梗死（partial anterior circulation infarction，PACI）：有以上三联征中的两个，或只有高级神经活动障碍，或感觉运动缺损较 TACI 局限。提示是 MCA 远段主干、各级分支或大脑前动脉（ACA）及分支闭塞引起的中、小梗死。③后循环梗死（posterior circulation infarction，POCI）：表现为各种不同程度的椎 – 基底动脉综合征。可表现为同侧脑神经瘫痪及对侧躯干感觉运动障碍；双侧感觉运动障碍；双眼协同活动及小脑功能障碍，无长束征或视野缺损等；为椎 – 基底动脉及分支闭塞引起的大小不等的脑干、小脑梗死。④腔隙性梗死（lacunar infarction，LACI）：表现为腔隙综合征，如纯运动性轻偏瘫、纯感觉性卒中、共济失调性轻偏瘫、

手笨拙 - 构音不良综合征等。大多是基底核或脑桥小穿通支病变引起的小腔隙灶。

脑梗死的病因分型目前主要采用类肝素药物（ORG 10172）治疗急性缺血性卒中试验（the trial of ORG 10172 in acute stroke treatment，TOAST）分型。TOAST 分型标准：①大动脉粥样硬化型：血管影像学检查证实与脑梗死神经功能缺损相对应的颅内或颅外大动脉狭窄＞ 50% 或闭塞，且血管病变符合动脉粥样硬化改变；或存在颅内或颅外大动脉狭窄＞ 50% 或闭塞的间接证据。要求至少有 1 个以上动脉粥样硬化卒中危险因素（如高龄、高血压、高血脂等）或系统性动脉粥样硬化（如斑块、冠心病等）证据，同时还需排除心源性栓塞所致脑梗死。②心源性栓塞型：临床表现和影像学与大动脉粥样硬化型相同。如果有不止一个血管支配区或多系统栓塞支持该分型。要求至少存在 1 种心源性卒中高度或中度危险因素。③小动脉闭塞型：可无明显临床表现或表现为各种腔隙综合征，但无大脑皮质受累的表现。要求头部 CT 或 MRI 正常或梗死灶直径＜ 1.5cm。④其他病因型：除以上 3 种外其他少见的病因。⑤不明原因型。

此外根据脑组织发生缺血坏死的机制可将脑梗死分为 3 种病理生理学类型：脑血栓形成、脑栓塞和血流动力学机制所致脑梗死。以下主要针对与高血压密切相关的脑血栓形成及腔隙性脑梗死进行相应阐述。

一、脑血栓形成

脑血栓形成是脑梗死中最常见的类型，通常指颅内动脉粥样硬化及各种动脉炎等血管病变，导致血管的管腔狭窄或闭塞，进而发生血栓形成，导致脑局部供血区血流中断，发生脑组织缺血、缺氧，出现相应的神经系统症状与体征。

【病因及发病机制】

高血压与动脉粥样硬化性脑血栓形成关系密切。动脉粥样硬化斑块导致管腔狭窄和血栓形成是脑血栓形成的最常见原因。动脉粥样硬化主要发生在管径 500μm 以上的动脉，可见于颈内动脉和椎-基底动脉系统任何部位，以动脉分叉处多见，如颈总动脉与颈内、外动脉分叉处，大脑前、中动脉起始段，椎动脉在锁骨下动脉的起始部，椎动脉进入颅内段，基底动脉起始段及分叉部等。

【临床表现】

1. **一般特点** 多见于中老年，常在安静或睡眠中发病，部分病例有 TIA 前驱症状如一过性肢体麻木、无力、眩晕等。神经系统局灶性症状体征多在发病后 10 余小时或 1 ～ 2 日达到高峰，临床表现取决于梗死灶的大小和部位。除脑干梗死或大面积脑梗死外，患者一般意识清楚。

2. 临床症状、体征　患者的临床症状、体征取决于血管病变的部位。

（1）颈内动脉闭塞：可出现单眼一过性黑矇、偏瘫、偏身感觉障碍和（或）同向性偏盲等，优势半球受累可伴失语症。

（2）大脑中动脉：主干闭塞导致三偏症状，即病灶对侧偏瘫（包括中枢性面舌瘫和肢体瘫痪）、偏身感觉障碍及偏盲，伴头、眼向病灶侧凝视，优势半球受累出现完全性失语症，患者可以出现意识障碍。皮质支闭塞偏瘫症状常较主干闭塞轻，优势半球受累可出现不完全性失语症。深穿支闭塞可表现为对侧中枢性均等性轻偏瘫、对侧偏身感觉障碍，可伴对侧同向性偏盲，优势半球病变出现皮质下失语。

（3）大脑前动脉：主干闭塞如发生于前交通动脉之前因对侧代偿可无任何症状，发生于前交通动脉之后可有对侧足和下肢的感觉运动障碍，上肢和肩部的瘫痪轻，可伴轻度感觉障碍，可出现尿失禁、精神障碍等。皮质支闭塞导致对侧中枢性下肢瘫，可伴感觉障碍，可有短暂性共济失调、强握反射及精神症状；深穿支闭塞导致对侧中枢性面舌瘫、上肢近端轻瘫。

（4）大脑后动脉：主干闭塞症状取决于侧支循环，可有对侧偏盲、偏瘫及偏身感觉障碍。皮质支闭塞依单侧或双侧病变及侧支循环代偿情况不同，可有同向性偏盲或象限盲、视觉失认、失读、命名性失语、记忆受损等。脚间支闭塞可有同侧动眼神经麻痹、对侧偏瘫、对侧共济失调、意识障碍等。深穿支闭塞可表现为病灶侧舞蹈样不自主运动、意向性震颤、小脑共济失调和对侧偏身感觉障碍等。

（5）椎-基底动脉：闭塞多发生于基底动脉起始部和中部。基底动脉或双侧椎动脉闭塞可引起脑干梗死，出现眩晕、呕吐、四肢瘫痪、共济失调、肺水肿、消化道出血、昏迷和高热等。

【辅助检查】

1. 血液和心电图检查　包括血常规、凝血功能、生化检查等，以发现脑梗死的危险因素。

2. 影像学检查　头颅 CT、MRI 是脑梗死定位、定性诊断的重要手段。多数脑梗死病例发病后 24 小时内 CT 可不显影，早期 CT 检查主要为排除脑出血。梗死后数小时，MRI 即可有病灶区信号改变，能早期发现大面积脑梗死。DSA、CTA 或 MRA 可发现血管狭窄和闭塞的部位。

3. 腰穿检查　通常在无 CT 检查条件时，用于与蛛网膜下腔出血相鉴别。通常可无异常，大面积脑梗死可有压力增高。如已通过影像学检查明确诊断为脑梗死，则无行脑脊液检查的必要。

4. **颈部血管超声及经颅多普勒超声（TCD）检查** 主要用于发现血管的狭窄、硬化斑块及血栓形成，但其准确性不如 DSA，仅用于筛查及监测病变进展。

【诊断与鉴别诊断】

1. **诊断** 中年及以上的高血压及动脉硬化患者，静息状态下或睡眠中急性起病，出现局灶性脑损害的症状和体征，并能用某一动脉供血区功能损伤解释，可考虑急性脑梗死可能。经 CT/MRI 发现梗死灶，或排除脑出血、瘤卒中或炎症性疾病等，可确定诊断。

2. **鉴别诊断** 主要与可引起局灶性神经系统症状、体征的疾病相鉴别。①脑出血通常在活动中起病、病情进展快、发病当时血压升高明显，CT 检查发现高密度出血灶可确诊为脑出血。②脑栓塞通常有栓子来源的基础疾病如心房纤颤、风湿性心脏病、心肌梗死、感染性心内膜炎及非心源性因素等，起病急骤，病情进展迅速，常在数秒至数分钟达到高峰。③颅内占位性病变在颅内压增高征象不明显时易与脑梗死混淆，通过 CT 或 MRI 检查可确诊（表 5-1）。

表 5-1 脑血栓形成、脑栓塞与脑出血的鉴别诊断

鉴别要点	脑血栓形成	脑栓塞	脑出血
发病年龄	多见于中老年	青壮年多见	多见于中老年
基础心源性疾病	可有	常有	可有
起病状态	安静状态或睡眠中	活动中突然发病	活动中
起病速度	10 余小时或 1 ～ 2 天症状达高峰	数秒至数分钟内达到症状高峰	数十分钟至数小时症状达到高峰
全脑症状	轻或无	严重者脑水肿、颅内压增高	头痛、呕吐、嗜睡、打呵欠等颅内压增高症状
意识障碍	通常轻或无	通常轻或无	较重
头颅 CT	脑实质内低密度病灶	脑实质内低密度病灶，可伴高密度病灶	脑实质内高密度病灶
脑脊液	无色透明	无色透明，合并出血可呈血性	血性（洗肉水样）

【治疗】

脑血栓形成的治疗原则提倡超早期、个体化、整体化的治疗，力争尽早开始治疗，根据不同的病因、发病机制、临床类型、发病时间等确定针对性强的治疗方案，除一般治疗外，要积极防治并发症、早期康复治疗，减少患者的死亡率、致残率。通常按病程可分为急性期（1个月），恢复期（2～6个月）和后遗症期（6个月以后）。重点是急性期的分型治疗。

（一）急性期的治疗

1. *一般治疗*　主要为对症支持治疗，积极防治并发症。

（1）血压的管理：约70%的缺血性卒中患者急性期血压升高，尤其是既往有高血压病史的患者。多数患者在卒中后24h内血压自发降低。病情稳定而无颅内高压或其他严重并发症的患者，24h后血压水平基本可反映其病前水平。脑梗死后局部酸性代谢产物聚集、缺氧损伤脑血流自动调节功能，失去自动调节后脑组织的灌注取决于动脉压，所以脑梗死后血压的升高可能是机体为保证充分脑灌注的积极反应。有研究发现大面积脑梗死后人为升高血压后脑灌注压增加，大脑中动脉平均流速增加，而颅内压增加很小，无临床意义。降低血压可以减轻脑水肿，减少出血性转化，预防进一步的血管损伤，预防卒中复发；但同时会减少缺血区血流灌注，使梗死体积进一步扩大。目前，由于血压与预后关系的不确定性，卒中急性期血压的处理也成为争论的焦点。

《中国急性缺血性脑卒中诊治指南2014》推荐：①准备溶栓者，应使收缩压＜180mmHg、舒张压＜100mmHg。②缺血性卒中后24h内血压升高的患者应谨慎处理。应先处理紧张焦虑、疼痛、恶心呕吐及颅内压增高等情况。血压持续升高，收缩压≥200mmHg或舒张压≥110mmHg，或伴有严重心功能不全、主动脉夹层、高血压脑病，可予谨慎降压治疗，并严密观察血压变化，可选用如拉贝洛尔、尼卡地平等等静脉药物，避免使用引起血压急剧下降的药物。③卒中后若病情稳定，血压持续≥140/90mmHg，无禁忌证，可于起病数天后恢复使用发病期服用的降压药物或开始启动降压治疗。④卒中后低血压的患者应积极寻找和处理原因，必要时可采用扩容升压措施。

美国心脏病协会（AHA）/美国卒中协会（ASA）《缺血性卒中患者早期处理指南（2014）》推荐：急性缺血性卒中的高血压处理应非常慎重，首先应该密切监测血压，处理焦虑、疼痛、恶心、呕吐和增高的颅内压。经上述处理后血压仍持续升高

≥ 220/120mmHg 时可用降压药，但需缓慢逐渐降压，第一个 24 小时血压下降 15% 左右。

（2）支持治疗：轻症无缺氧表现者无需常规吸氧，大面积梗死或脑干梗死病情危重累及气道者需气道支持及辅助通气。有吞咽功能异常者予鼻饲或胃造瘘肠内营养支持。

（3）对症治疗及并发症的防治：①脑梗死急性期常有应激性血糖升高，应常规监测血糖，必要时应用胰岛素控制血糖，但应注意避免低血糖的发生。②脑梗死急性期发热主要源于下丘脑体温调节中枢受损、并发感染或吸收热、脱水等，需区别不同原因的发热进行相应的治疗，对中枢性发热者，应以物理降温为主。③大面积脑梗死出现脑水肿者，可适当予脱水治疗，但应注意脱水治疗的电解质紊乱及肾功能不全的并发症。④存在意识障碍或瘫痪的患者容易发生呼吸道、泌尿道等感染，需注意采用适当的体位，经常翻身叩背及防止误吸等预防肺炎，已发生肺炎者予呼吸支持及抗生素治疗。尿路感染主要继发于尿失禁和留置导尿，应尽可能避免插管和留置导尿，注意会阴部清洁护理以减少尿路感染，已经发生感染者需应用抗生素治疗。⑤高龄和重症卒中患者急性期易发生应激性溃疡，需注意抗溃疡药物的应用，已发生消化道出血者按消化道出血常规处理。⑤高龄、瘫痪等增加深静脉血栓形成的危险，应鼓励患者尽早活动，下肢抬高，避免下肢静脉输液（尤其是瘫痪侧），必要时可予低分子肝素预防性抗凝治疗。⑥由于神经内分泌功能紊乱、进食减少、呕吐及脱水治疗等常并发电解质紊乱，应常规进行水电解质监测并及时纠正，需注意纠正低钠及高钠血症不宜过快，防止出现脱髓鞘病变和加重脑水肿。⑦卒中合并心脏损伤是脑心综合征的表现之一，主要包括急性心肌缺血、心肌梗死、心律失常及心力衰竭，一旦出现大面积脑梗死合并大面积心肌梗死，死亡率高。脑梗死急性期应密切观察心脏情况，及时发现心脏损伤并及时治疗，并注意慎用增加心脏负担的药物、注意输液速度及输液量。⑧卒中后如有癫痫发作或癫痫持续状态可给予相应处理，一般不预防性使用抗癫痫治疗。

2. **改善脑循环** 脑梗死是缺血所致，恢复或改善缺血组织的灌注成为治疗的重心，应贯彻于全过程，以保持良好的脑灌注压。临床常用的措施可归纳为下列几方面：

（1）溶栓治疗：已有确切的证据表明，缺血性卒中发病 3h 内应用重组组织型纤溶酶原激活物（rtPA）的静脉溶栓疗法，不仅显著减少了患者死亡及严重残疾的危险性，而且还大大改善了生存者的生活质量。

《中国急性缺血性脑卒中诊治指南 2014》推荐，溶栓治疗的适应证：①年龄≥ 18 岁；②发病在 6h 以内；③有缺血性卒中导致的神经功能缺损症状；④患者或家属签署知情同意书。禁忌证：①近 3 个月有严重头颅外伤史或卒中史；②可疑蛛网膜下腔出血；③近 1 周内有在不易压迫止血部位的动脉穿刺；④既往有颅内出血；⑤颅内肿瘤，动静脉畸形，动脉瘤；⑥近期有颅内或椎管内手术；⑦血压升高：收缩压 ≥ 180mmHg，或舒张压 ≥ 100mmHg；⑧活动性内出血；⑨急性出血倾向，包括血小板计数低于 100×10^9/L 或其他情况；⑩ 48h 内接受过肝素治疗（APTT 超出正常范围上限）；⑪已口服抗凝剂者 INR ＞ 1.7 或 PT ＞ 15s；⑫目前正在使用凝血酶抑制剂或 Xa 因子抑制剂，各种敏感的实验室检查异常（如 APTT，INR，血小板计数，ECT，TT 或恰当的 Xa 因子活性测定等）；⑬血糖＜ 2.7mmol/L；⑭ CT 提示多脑叶梗死（低密度影＞ 1/3 大脑半球）。

《中国急性缺血性脑卒中诊治指南 2014》溶栓方案推荐：①对缺血性卒中发病 3h 内和 3 ～ 4.5h 的患者，应按照适应证和禁忌证严格筛选患者，尽快静脉给予 rtPA 溶栓；②如没有条件使用 rtPA，且发病在 6h 内，可严格选择患者考虑静脉给予尿激酶；③不推荐在临床试验以外使用其他溶栓药物；④溶栓患者的抗血小板或特殊情况下溶栓后还需抗凝治疗者，应推迟到溶栓 24h 后开始。

（2）抗血小板治疗：已经有一些研究验证阿司匹林或其他抗血小板制剂治疗缺血性卒中的疗效。2 个大型研究结果 [国际卒中试验（IST）、中国急性卒中试验（CAST）] 显示缺血性卒中早期使用阿司匹林对于降低死亡率和残疾率有一定效果，症状性脑出血无显著增加，但与溶栓药物同时应用可增加出血的危险。

《中国急性缺血性脑卒中诊治指南 2014》建议：①对于不符合溶栓适应证且无禁忌证的缺血性卒中患者应在发病后尽早给予口服阿司匹林 150 ～ 300mg/d。急性期后可改为预防剂量（50 ～ 325mg/d）。②溶栓治疗患者，阿司匹林等抗血小板药物应在溶栓 24h 后开始使用。③对不能耐受阿司匹林的患者，可考虑选用氯吡格雷等抗血小板治疗。

《2014 AHA/ASA 卒中和 TIA 二级预防指南》建议：卒中后 24 ～ 48h 内口服阿司匹林（起始剂量 325mg）；急性期可应用氯吡格雷但其证据不充分；在溶栓 24h 内不宜应用阿司匹林；不推荐使用静脉抗血小板药物。

（3）抗凝治疗：抗凝治疗的目的主要是防止缺血性卒中的早期复发、血栓的进展及防止堵塞远端的小血管继发血栓形成，促进侧支循环。但急性期抗凝治疗虽已广泛应用多年，但一直存在争议。一般急性脑梗死患者不推荐常规立即使用抗凝剂。使用溶栓治疗的患者，一般不推荐在 24h 内使用抗凝剂。关于少数特殊患者的抗凝治疗，可在谨慎评估风险、效益比后慎重选择。常用抗凝药物有肝素、低分子肝素、口服抗凝药物等。

（4）降纤治疗：缺乏获益的临床试验证据，《中国急性缺血性脑卒中诊治指南

2014》推荐对不适合溶栓并经过严格筛选的脑梗死患者，特别是高纤维蛋白血症者可选用降纤治疗。常用的降纤药物有巴曲酶、降纤酶、蚓激酶等。《2014AHA/ASA 卒中和 TIA 二级预防指南》未推荐降纤治疗。

（5）扩容：对于一般缺血性脑梗死患者而言，目前尚无充分的随机临床对照研究支持扩容升压可改善预后，但对于脑血流低灌注所致的急性脑梗死如分水岭梗死可酌情考虑扩容治疗，但应注意可能加重脑水肿、心力衰竭等并发症。

（6）中药治疗：动物实验已经显示一些中药单成分或者多种药物组合制剂有降低血小板聚集、抗凝、改善脑血流、降低血黏滞度等作用。但是，目前没有大样本、随机对照研究显示临床获益和安全性。

（7）神经保护剂：目前尚缺乏有说服力的大样本临床研究资料。目前常用的有胞二磷胆碱、脑复康、钙拮抗药等。

3. 外科治疗及血管内介入治疗　对于有或无症状，单侧的重度颈动脉狭窄＞70%，或经药物治疗无效者可考虑行颈动脉内膜切除术（CEA）治疗。术前应评估双侧颈动脉血流状况。不推荐对急性缺血性卒中患者进行 24h 内的紧急 CEA 治疗。脑梗死伴有占位效应和进行性神经功能恶化者，为了挽救生命，可考虑行去骨片减压手术。无条件行 CEA 者可考虑行血管内介入治疗，但对于高龄患者行 CAS 要慎重。

4. 动脉内治疗　美国心脏协会 / 美国卒中协会在 2013 年 1 月 31 日在线发布了急性缺血性中风早期治疗的新指南，对于动脉内治疗，新指南给出了更多推荐，这主要源于新治疗设备的研发和新研究结果的发布。其中，经导管动脉溶栓治疗并没有更多新推荐。但对于机械取栓，新指南推荐了 4 种新的取栓装置。这些装置都可用于缺血性卒中急性期治疗，只是证据级别和应用效果有所不同。新指南指出，与静脉溶栓治疗类似，从症状出现到动脉溶栓实现再灌注的时间越短，患者临床转归越好，应尽量减少用药前的延误（Ⅰ/B）。进行动脉溶栓治疗要求患者处于经验丰富的卒中中心，所处中心能快速完成脑血管造影并配有训练有素的介入医师。应强调尽快诊断、尽快治疗。鼓励机构制定标准以认证能胜任动脉再通操作的医师（Ⅰ/C）。对于有静脉溶栓禁忌证的患者，使用动脉溶栓或机械取栓是合理的（Ⅱa/C）。对于大动脉闭塞、静脉溶栓失败的患者，进行补救性动脉内溶栓或机械取栓可能是合理的，但需要更多随机试验数据证实（Ⅱb/B）。

5. 康复治疗　卒中后在病情稳定的情况下尽早开始坐、站、走等活动；卧床者病情允许时应注意良姿位摆放（详见后文卒中的康复治疗）。

（二）恢复期治疗

对于病情稳定的恢复期患者，应尽早启动二级预防。对已确定的卒中危险因素应尽早给予干预治疗，如高血压应控制血压水平。关于卒中后患者的降压目标，各国指南较为一致。《中国高血压防治指南 2010》《2013 欧洲高血压管理指南》《2014 ASH/ISH 社区高血压管理指南》及《2014 加拿大高血压教育计划》均建议将 TIA/ 卒中后血压控制为＜ 140/90mmHg。针对老年人的血压管理，《2014 年美国成人高血压治疗指南（JNC8）》及《老年高血压的诊断与治疗中国专家共识》2011 年版建议血压控制目标为＜ 150/90mmHg，如能耐受可进一步降低至＜ 140/90mmHg。

《中国缺血性卒中和短暂性脑缺血发作二级预防指南 2014》对降压治疗的推荐意见：①既往未接受降压治疗的缺血性卒中或 TIA 患者，发病数天后如果收缩压≥ 140mmHg 或舒张压≥ 90mmHg，应启动降压治疗；对于血压＜ 140/90mmHg 的患者，其降压获益并不明确。②既往有高血压病史且长期接受降压药物治疗的缺血性卒中或 TIA 患者，如果没有绝对禁忌，发病后数天应重新启动降压治疗。③由于颅内大动脉粥样硬化性狭窄导致的缺血性卒中或 TIA 患者，推荐收缩压降至 140mmHg 以下，舒张压降至 90mmHg 以下。由于低血流动力学原因导致的卒中或 TIA 患者，应权衡降压速度与幅度对患者耐受性及血流动力学影响。④降压药物种类和剂量的选择以及降压目标值应个体化，应全面考虑药物、卒中的特点和患者 3 方面因素。

抗血小板治疗对缺血性卒中二级预防的作用是肯定的，需注意适应证的选择，监测出血风险。对于无栓塞风险的患者，不推荐常规应用抗凝药物预防。

（三）卒中的康复治疗

卒中具有高发病率、高致残率的特点。循证医学证实，卒中康复是降低致残率最有效的方法，也是卒中组织化管理模式中不可或缺的关键环节。现代康复理论和实践证明，有效的康复训练能够减轻患者功能上的残疾，提高患者的满意度，加速卒中的康复进程，降低潜在的护理费用，节约社会资源。《中国卒中康复治疗指南（2011 完全版）》推荐发病后 14 天以内（卧床期）即应进行康复治疗，主要进行良肢位摆放，关节被动活动，早期床边坐位保持和坐位平衡训练。出院后需进行康复指导，在家庭或社区进行康复训练，也可至康复医学科或康复中心继续进行康复。训练内容主要是坐位平衡、移乘、站立、重心转移、跨步、进食、更衣、排泄等以及全身协调性训练、立位平衡、实用步行、手杖使用及上下楼梯等。以后再根据患者居住环境制定康复计划并实施。同时强调对患者及其家属进行康复宣教，使患者可以在家中进行常规锻炼以维持功能。

【预后】

本病的病死率约为 10%，致残率高达 50% 以上，存活者中 40% 以上可复发，且复发次数越多病死率和致残率越高。

二、腔隙性梗死

腔隙性梗死（lacunar infarct）是指大脑半球或脑干深部的小穿通动脉，在长期高血压等危险因素基础上，血管壁发生病变，最终管腔闭塞，导致供血动脉脑组织发生缺血性坏死（其梗死灶直径＜ 1.5 ～ 2.0cm），从而出现相应神经功能缺损的一类临床综合征。腔隙性梗死占全部脑梗死的 20% ～ 30%。

【发病机制】

目前认为高血压相关的腔隙性梗死发病机制主要为高血压导致小动脉及微小动脉壁脂质透明变性，从而导致管腔闭塞产生腔隙性病变。高血压性小动脉硬化引起管腔狭窄时，继发血栓形成或脱落的栓子阻断血流，会导致供血区的梗死。多次发病后脑内可形成多个病灶。

【临床表现】

本病多见于中老年患者，男性多于女性，半数以上的病例有高血压病史。突然或逐渐起病，出现偏瘫或偏身感觉障碍等局灶症状。通常症状较轻、体征单一、预后较好，一般无头痛、颅内高压和意识障碍等表现。许多患者无临床症状而在行头颅影像学检查时发现。依据病变的部位和范围，患者可有不同的临床表现，但均为局灶性症状，称为腔隙综合征。

【辅助检查】

头颅 CT、MRI 可显示腔隙性脑梗死病灶。

【诊断与鉴别诊断】

中老年发病，有长期高血压等危险因素病史，急性起病，出现局灶性神经功能缺损症状，临床表现为腔隙综合征，可初步诊断。头颅 CT、MRI 证实有脑部腔隙病灶即可明确诊断。部分患者无临床症状，仅在影像学检查时发现。

腔隙性脑梗死需与其他可引起局灶性神经系统症状的疾病相鉴别，如与小量脑出血、感染、囊虫病、脑脓肿、脱髓鞘病、转移瘤等鉴别，影像学检查是鉴别诊断的重要依据。

【综合管理与预防】

腔隙性脑梗死无特效治疗，有卒中表现者急性期治疗同其他原因所致卒中。临床管理主要为控制脑血管病危险因素，尤其强调要积极控制高血压（< 140/90mmHg）。高血压是腔隙性脑梗死的最重要危险因素，降压治疗能有效预防卒中复发及认知功能衰退。二级预防可应用抗血小板聚集药物，以阿司匹林单药治疗为主，也可选用氯吡格雷和西洛他唑。钙拮抗药如尼莫地平等可减少血管痉挛，改善脑血液循环，降低腔隙性脑梗死复发率。目前无证据表明抗凝治疗有效。

【预后】

本病一般预后良好，死亡率和致残率较低，但复发率较高。

第六节　高血压与出血性卒中

出血性卒中包括脑出血和蛛网膜下腔出血。高血压是脑出血最常见原因，高血压伴发颅内小动脉病变，血压骤升引起动脉破裂出血称为高血压性脑出血。

一、　高血压性脑出血

脑出血（intracerebral hemorrhage，ICH）是指原发性非外伤性脑实质内出血。脑出血在卒中各型中发病率仅次于缺血性卒中，人群中脑出血发病率为 12 ～ 15/10 万人年。在西方国家中，脑出血约占所有卒中的 15%，我国的比例更高，为 18.8% ～ 47.6%。脑出血 3 个月内的死亡率为 20% ～ 30%，是急性脑血管病中最高的。

【发病机制及病理】

脑出血最常见的病因是高血压。高血压脑出血的主要发病机制是脑内细小动脉在长期高血压作用下发生慢性病变破裂。长期高血压可使脑细小动脉发生玻璃样变性、纤维素样坏死，甚至形成微动脉瘤或夹层动脉瘤，在此基础上血压骤然升高时导致血管破裂出血。豆纹动脉和旁正中动脉等深穿支动脉，自脑底部的动脉直角发出，承受压力较高的血流冲击，易导致血管破裂出血，故又称出血动脉。一般高血压性脑出血在 30min 内停止出血，血肿保持相对稳定，其临床神经功能缺损仅在出血后 30 ～ 90min 内进展。少数高血压性脑出血发病后 3h 血肿迅速扩大，血肿形态往往不规则，密度不均一，尤其是使用抗凝治疗及严重高血压控制不良时，其临床神经功能缺损的进展可延长至 24 ～ 48h。

绝大多数高血压性ICH发生在基底核的壳核及内囊区，约占ICH的70%，脑叶、脑干及小脑齿状核出血各占10%。受累血管依次为大脑中动脉深穿支豆纹动脉、基底动脉脑桥支、大脑后动脉丘脑支、供应小脑齿状核及深部白质的小脑上动脉分支、顶枕交界区和颞叶白质分支。

【临床表现】

高血压性脑出血常发生在50岁以上者，男性略多见，冬春季节发病较多，有高血压病史，无外伤、淀粉样血管病等脑出血证据。通常在活动和情绪激动时发生，突然出现局灶性神经功能缺损症状，常伴有头痛、呕吐，可伴有血压增高、意识障碍和脑膜刺激征。依出血部位及出血量不同而临床表现各异。常见的出血部位是壳核、丘脑、小脑和脑桥。

1. **壳核出血**　最为常见，约占全部脑出血的50%～60%，系豆纹动脉尤其是其外侧支破裂所致。临床表现为突发的病灶对侧偏瘫、偏身感觉缺失和同向性偏盲，还可出现双眼向病灶对侧同向凝视不能，优势半球受累可有失语。

2. **丘脑出血**　约占全部脑出血的10%，由丘脑膝状动脉和丘脑穿通动脉破裂所致。表现为突发对侧偏瘫、偏身感觉障碍、偏盲等症状。通常感觉障碍重于运动障碍，深浅感觉均受累，深感觉障碍更明显。可有特征性眼征，如上视障碍或凝视鼻尖，眼球偏斜或分离性斜视、眼球会聚障碍和无反应性小瞳孔等。小量出血累及丘脑中间腹侧核可出现运动性震颤、帕金森综合征样表现；累及丘脑底核或纹状体可呈偏身舞蹈-投掷样运动；优势侧丘脑出血可出现丘脑性失语、精神障碍、认知障碍和人格改变等。

3. **脑桥出血**　约占脑出血的10%，多由基底动脉脑桥支破裂所致。出血者多为于脑桥基底与被盖部之间。大量出血（血肿＞5ml）累及双侧被盖和基底部，常破入第四脑室，患者迅速出现昏迷、双侧针尖样瞳孔、呕吐咖啡样胃内容物、中枢性高热、中枢性呼吸障碍、眼球浮动、四肢瘫痪和去大脑强直发作等，多在48h内死亡。小量出血可无意识障碍，表现为交叉性瘫痪和共济失调性偏瘫，两眼向病灶侧凝视麻痹或核间性眼肌麻痹。

4. **小脑出血**　约占脑出血的10%，多由小脑上动脉分支破裂所致。常有头痛、呕吐，眩晕和共济失调明显，可伴有枕部疼痛。出血量较少者主要表现为小脑受损症状，如共济失调、眼震和小脑语言等，多无瘫痪。出血量较多者，尤其是小脑蚓部出血，病情迅速进展，发病时或病后12～24h内出现昏迷及脑干受压征象，双侧瞳孔缩小至针尖样，对光反射减弱，晚期瞳孔散大，中枢性呼吸障碍，最后枕大孔疝死亡。暴发型则常突然昏迷，在数小时内迅速死亡。

【辅助检查】

1. 血液检查　可有白细胞增高、血糖升高等。

2. 影像学检查

（1）头颅 CT 扫描：是临床首选的诊断方法，可准确、清楚地显示脑出血的部位、出血量、占位效应、是否破入脑室或蛛网膜下腔及周围脑组织受损的情况。脑出血 CT 扫描示血肿灶为高密度影，边界清楚；在血肿被吸收后显示为低密度影。

（2）头颅 MRI 检查：对急性期脑出血的诊断 CT 优于 MRI，但 MRI 检查能更准确地显示血肿演变过程，对某些脑出血患者的病因探讨会有所帮助。

（3）脑血管造影（DSA）：可清楚地显示异常血管及显示出造影剂外漏的破裂血管和部位，并非脑出血常规检查，一般在 CT 和 MRI 检查怀疑有血管异常时进行。

（4）腰椎穿刺检查：脑出血患者一般不进行腰椎穿刺检查，以免诱发脑疝。在为排除感染及蛛网膜下腔出血时可谨慎进行。

（5）血量的估算：临床可采用简便易行的多田氏公式，根据 CT 影像估算出血量。

田氏公式：出血量 =0.5× 最大面积长轴（cm）× 最大面积短轴（cm）× 层面数

【诊断与鉴别诊断】

50 岁以上中老年高血压患者在活动或情绪激动时突然发病，迅速出现局灶性神经缺失症状应首先想到脑出血的可能，头颅 CT 检查可确诊。在无条件做 CT 检查时需与脑梗死、引起昏迷的全身性中毒及代谢性疾病鉴别。明确脑出血者需依据临床表现、病史或治疗史、辅助检查等鉴别出血原因。

【治疗】

1. 一般治疗

（1）卧床休息：一般应卧床休息 2 ～ 4 周，避免情绪激动及血压升高。

（2）保持呼吸道通畅：昏迷患者应将头歪向一侧，以利于口腔分泌物及呕吐物流出，并可防止舌根后坠阻塞呼吸道，随时吸出口腔内的分泌物和呕吐物，必要时行气管切开。

（3）吸氧：有意识障碍、血氧饱和度下降或有缺氧现象（PO_2 ＜ 60mmHg 或 PCO_2 ＞ 50mmHg）的患者应给予吸氧。

（4）鼻饲：昏迷或有吞咽困难者在发病第 2 ～ 3 天即应鼻饲。

（5）对症治疗：过度烦躁不安的患者可适量用镇静药；便秘者可选用缓泻剂。

（6）预防感染：加强口腔护理，及时吸痰，保持呼吸道通畅；留置导尿时应做膀胱冲洗，昏迷患者可酌情用抗生素预防感染。

（7）观察病情：严密注意患者的意识、瞳孔大小、血压、呼吸等改变，有条件时应对昏迷患者进行监护。

2. 调控血压 脑出血患者血压的控制并无一定的标准，应视患者的年龄、既往有无高血压、有无颅内压增高、出血原因、发病时间等情况而定。

《中国脑出血诊治指南（2014）》推荐：

（1）应综合管理脑出血患者的血压，分析血压升高的原因，再根据血压情况决定是否进行降压治疗。

（2）当急性脑出血患者收缩压＞220mmHg时，应积极使用静脉降压药物降低血压；当患者收缩压＞180mmHg时，可使用静脉降压药物控制血压，根据患者临床表现调整降压速度，160/90mmHg可作为参考的降压目标值。早期积极降压是安全的，其改善患者预后的有效性还有待进一步验证。

（3）在降压治疗期间应严密观察血压水平的变化，每5～15min进行1次血压监测。

2014年4月3日著名医学杂志《柳叶刀神经病学》（《Lancet Neurol》）刊出了急性脑出血急性降压试验2（INTERACT2）研究的事后分析。比较了2839例发病6h内的急性脑出血患者收缩压低于140mmHg的目标值与指南推荐的降低血压至低于180mmHg的方法的差异。结果显示，对于脑出血患者，强化降压治疗（1h内将收缩压降至140mmHg）没有产生显著意义的死亡和严重致残的下降。mRS分析发现强化降压治疗患者功能预后改善。

《2015AHA/ASA自发性脑出血管理指南》指出：对于收缩压在150～220mmHg且无降压禁忌证的ICH患者，紧急将收缩压降至140mmHg是安全的，并且可能改善功能结果。对于收缩压＞220mmHg的ICH患者，考虑持续静脉降压药物紧急降压。

3. 降低颅内压 颅内压升高是脑出血患者死亡的主要原因，因此降低颅内压为治疗脑出血的重要任务。脑出血的降颅压治疗首先以高渗脱水药为主，如甘露醇或甘油果糖、甘油氯化钠等，注意尿量、血钾及心肾功能。可酌情选用呋塞米、白蛋白。应用脱水药时要注意水及电解质平衡。

4. 止血药物 高血压性脑出血一般不用止血药物。若有凝血功能障碍或血小板功能异常的患者，可根据病因选择不同的治疗方案，时间不超过1周。

5. *康复治疗*　早期将患肢置于功能位，如病情允许，危险期过后，应及早进行肢体功能、言语障碍及心理的康复治疗。

6. *手术治疗*　脑出血患者是否需手术治疗、手术方法及手术时机的选择要依据患者出血部位及出血量多少，结合临床表现而定。手术目的主要是尽快清除血肿、降低颅内压、挽救生命，其次是尽可能早期减少血肿对周围脑组织的压迫，降低致残率。主要采用的方法有以下几种：去骨瓣减压术、小骨窗开颅血肿清除术、钻孔穿刺血肿碎吸术、内窥镜血肿清除术、微创血肿清除术和脑室穿刺引流术等。

【预防】

基于人群的调查显示：在首次脑出血后患者复发的风险为 2.1% ～ 3.7%。高血压是脑出血最重要的可控危险因素，积极控制高血压可有效降低脑出血复发。《中国脑出血诊治指南（2014）》推荐：①应对脑出血患者进行复发风险评估，并针对病因控制危险因素；②积极治疗高血压病是预防脑出血复发的有效手段，推荐血压控制目标为＜ 140/90mmHg。

【预后】

脑出血患者的预后与出血量、部位、病因及全身状况有关。脑干、丘脑和大量脑室出血预后较差。轻症者甚至可完全恢复正常。高血压性脑出血如血压控制良好（＜ 140/90mmHg），复发脑出血的概率较低。

二、蛛网膜下腔出血

原发性蛛网膜下腔出血（subarachnoid hemorrhage，SAH）是指多种病因所致脑表面血管破裂后，血液流入蛛网膜下腔。此外还有外伤性 SAH 及因脑实质内、脑室出血、硬膜外或硬膜下血管破裂血液穿破脑组织流入蛛网膜下腔引起的继发性 SAH。原发性 SAH 最常见病因为颅内动脉瘤，其次为脑血管畸形，还有高血压性动脉硬化。本节主要就高血压脑动脉硬化所致 SAH 简要阐述。

【发病机制】

高血压相关 SAH 主要为脑动脉硬化形成动脉瘤，为梭形动脉瘤。其他先天性动脉瘤、脑血管畸形等在高血压影响下破裂的机会也增加。

【临床表现】

蛛网膜下腔出血的临床表现主要取决于出血量、积血部位、脑脊液循环受损程度等。

1. **起病形式** 多在情绪激动或用力等情况下急骤发病。

2. **主要症状** 突发剧烈头痛，持续不能缓解或进行性加重；多伴有恶心、呕吐；可有短暂的意识障碍及烦躁、谵妄等精神症状，少数出现癫痫发作。

3. **主要体征** 脑膜刺激征明显，眼底可见玻璃膜下出血，少数可有局灶性神经功能缺损的征象，如轻偏瘫、失语、动眼神经麻痹等。

4. **发病后的主要并发症** 包括再出血、脑血管痉挛、急性非交通性脑积水和正常颅压脑积水等。

【辅助检查】

1. **头颅CT** 头颅CT是诊断SAH的首选方法，CT显示蛛网膜下腔内高密度影可以确诊SAH，并可以初步判断或提示颅内动脉瘤的位置。

2. **脑脊液（CSF）检查** 通常CT检查已确诊者，腰椎穿刺不作为临床常规检查。如果出血量少或者距起病时间较长，CT检查可无阳性发现，而临床可疑蛛网膜下腔出血需要行腰椎穿刺检查CSF。均匀血性脑脊液是蛛网膜下腔出血的特征性表现，且示新鲜出血，如CSF黄变或者发现吞噬了红细胞、含铁血黄素或胆红质结晶的吞噬细胞等，则提示已存在不同时间的SAH。

3. **脑血管影像学检查** DSA、CTA、MRA，有助于发现颅内的异常血管。

4. **经颅超声多普勒（TCD）** 动态检测颅内主要动脉流速，是及时发现脑血管痉挛（CVS）倾向和痉挛程度的最灵敏的方法。

【诊断及鉴别诊断】

突然发生的剧烈头痛、恶心、呕吐和脑膜刺激征阳性的患者，无局灶性神经缺损体征，伴或不伴意识障碍，应高度怀疑本病。同时CT证实脑池和蛛网膜下腔高密度征象或腰椎穿刺检查提示压力增高和血性脑脊液等可确诊。SAH意识障碍需与脑出血鉴别，脑膜刺激征需与颅内感染鉴别，血性脑脊液需与瘤卒中或颅内转移瘤等鉴别。

【治疗】

1. **一般处理及对症治** SAH确诊后有条件应争取监护治疗，密切监测生命体征和神经系统体征的变化；保持气道通畅，维持稳定的呼吸、循环系统功能，降低颅内压，纠正水、电解质平衡紊乱，对症治疗，加强护理，预防吸入性肺炎、尿潴留、深静脉血栓等并发症。

2. **防治再出血**

（1）安静休息：绝对卧床4～6周，镇静、镇痛，避免用力和情绪刺激。

（2）调控血压：去除疼痛等诱因后，如果平均动脉压＞ 125mmHg 或收缩压＞ 180mmHg，可在血压监测下使用降压药物，保持血压稳定在正常或者起病前水平。可选用钙拮抗药、β - 受体阻滞药或 ACEI 类等。《重症动脉瘤性蛛网膜下腔出血管理专家共识（2015）》建议：目前尚无最佳的血压控制目标值，动脉瘤处理前可将收缩压控制在 140 ～ 160mmHg，处理动脉瘤后，应参考患者发病前的基础血压来修正目标值，如高于基础血压的 20% 左右，避免低血压造成脑缺血。

2012 年 AHA/ASA《动脉瘤性蛛网膜下腔出血的诊疗指南》建议：①应用降压药物控制血压以预防缺血性卒中、脑出血和心、肾及其他靶器官损害；②治疗高血压可能减少动脉瘤性蛛网膜下腔出血的风险。建议将收缩压降至＜ 160mmHg。

（3）抗纤溶药物：常用 6- 氨基已酸（EACA）、止血芳酸（PAMBA）或止血环酸（氨甲环酸）。抗纤溶治疗可以降低再出血的发生率，但同时也增加 CVS 和脑梗死的发生率，建议与钙拮抗药同时使用。

（4）外科手术：有手术指征者，早期行手术夹闭动脉瘤或者介入栓塞。

3. *防治脑动脉痉挛及脑缺血* SAH 患者 60% 左右会发生脑动脉痉挛，继而带来严重的并发症，即迟发性缺血性神经功能缺损。维持正常血压和血容量，早期使用尼莫地平，腰穿放 CSF 或 CSF 置换术，可能利于预防脑血管痉挛，减轻后遗症状。

蛛网膜下腔出血的 3H 疗法预防脑动脉痉挛：

（1）高血容量：在一定程度上升高血压，且较药物升压安全，也是血液稀释的基础，因此它一般作为 3H 疗法的第一步。推荐在使用高血容量治疗的同时予以监测中心静脉压（CVP）及肺毛细血管楔压（PCWP），在不影响心肺功能的前提下可以把 PCWP 升高至 16 ～ 18mmHg，并使 CVP 维持在 10 ～ 12mmHg。

（2）高血压：当高血容量疗法的实施达到上述 PCWP 及 CVP 的高限，仍然无法有效增加脑灌注或效果有限时，可采取药物升高血压。临床上常用多巴胺或去甲肾上腺素。在此之前，需要监测和记录患者的基础血压或基础平均动脉压，为高血压疗法提供指导。其实施也收到动脉瘤是否夹闭、是否患有高血压、高血压是否平稳等因素的影响。多数研究认为在动脉瘤已经夹闭后再进行升高血压治疗更为安全。

（3）血液稀释：通过选用适当液体进行高血容疗法的同时，可以达到血液稀释的目的。但是后者一直是 3H 疗法的最具有争议的一部分。血液稀释疗法要求低血黏度和高携氧的平衡，这与红细胞的比容有着直接的联系。通常认为红细胞比容维持在 30% 水平，既可以有效增加脑灌注压，又能保证红细胞充分携氧，从而改善脑组织氧供。

4. **防治脑积水** 轻度的急、慢性脑积水都应先行药物治疗，内科治疗无效者可考虑脑室穿刺 CSF 外引流术、CSF 分流术。

5. **病变血管的处理** 可采用血管内介入治疗、外科手术、立体定向放射治疗等，视患者的具体情况而定。

【预后】

SAH 总体预后较差，与病因、出血部位、出血量、有无并发症及是否得到适当治疗有关。

第七节 高血压脑病

高血压脑病（hypertensive encephalopathy）是指血压急骤升高引起的一种暂时性急性全面脑功能障碍综合征，属于高血压急症的范畴。因其发病时出现颅内压增高症状，或有短暂的神经系统局灶体征，临床上需与卒中鉴别，故在此简单阐述。

任何原因引起的血压急剧过度升高均可导致本病。临床上任何类型的高血压均可引起高血压脑病，以急进性及恶性高血压引起者最为常见，尤其是并发肾衰竭或脑动脉硬化的患者。发病机制至今尚不十分清楚，有脑血流自动调节崩溃学说及小动脉痉挛学说。主要病理表现有脑水肿、脑小动脉管壁纤维素样坏死（玻璃样变性）。

发病年龄与病因有关，平均为 40 岁左右。起病急骤，病情发展十分迅速，一般出现高血压脑病需经 12 ～ 48h。主要临床表现为头痛、呕吐、黑朦、烦躁、意识障碍、嗜睡、视物模糊和癫痫发作等，出现神经系统局灶体征者不多。及时降压治疗后所有症状在数分钟至数日内完全消失，不留后遗症。头颅 CT/MRI 可见有脑水肿表现。

出现高血压脑病需与高血压性脑出血、脑梗死、蛛网膜下腔出血鉴别，CT 检查可鉴别，前者可见弥漫性脑水肿，而卒中则有低密度或高密度病灶的证据。另外需与高血压危象进行鉴别，鉴别要点见表 5-2。

表 5-2 高血压脑病与高血压危象的鉴别

鉴别要点	高血压脑病	高血压危象
发病机制	脑血流自动调节机制崩溃	全身小动脉短暂性强烈痉挛
血压升高	以舒张压为主	以收缩压为主
心率	多缓慢	多增快

续表

鉴别要点	高血压脑病	高血压危象
脑水肿及颅内压增高	为主要症状	不明显，除非伴高血压脑病
心绞痛、心力衰竭、肾衰竭	少见	多见
抽搐失语及暂时性偏瘫	较多见	少见

治疗原则是尽快降低血压、控制抽搐、减轻脑水肿和降低颅内压。《中国高血压防治指南2010》建议：一般情况下，高血压急症初始阶段（数分钟至1h内）血压控制的目标为平均动脉压的降低幅度不超过治疗前水平的25%，在随后的2～6h内将血压降至较安全水平，一般为160/100mmHg左右，如果可耐受这样的血压水平，临床情况稳定，在以后24～48h逐步降低血压达到正常水平（＜140/90mmHg）。降压时需充分考虑到患者的年龄、病程、血压升高的程度、靶器官损害和合并的临床状况，因人而异地制定具体的方案。若能紧急处理，高血压脑病多可化险为夷，预后良好。意识障碍加重以致昏迷或频发抽搐，提示预后不良。

参考文献

[1] 国家卫生和计划生育委员会.2014中国卫生和计划生育统计年鉴.北京：中国协和医科大学出版社，2014：238-310.

[2] Rosamond W，Flegal K，Furie K，et al.Heart disease and stroke statistics--2008 update：a report from the American Heart Association Statistics Committee and Stroke Statistics Subcommittee.Circulation，2008，117（4）：e25-e146.

[3] Aquil N，Begum I，Ahmed A，et al.Risk factors in various subtypes of ischemic stroke according to TOAST criteria.J Coll Physicians Surg Pak，2011，21（5）：280-283.

[4] 中国高血压防治指南修订委员会.中国高血压防治指南2010.中华心血管病杂志，2011，39（7）：579-616.

[5] Probstfield J L.Prevention of stroke by antihypertensive drug treatment in older persons with isolated systolic hypertension. Final results of the Systolic Hypertension in the Elderly Program（SHEP）. JAMA，1991，265（24）：3255-3264.

[6] Staessen JA，Fagard R，Thijs L，et al.Randomised double-blind comparison of

placebo and active treatment for older patients with isolated systolic hypertension. The Systolic Hypertension in Europe (Syst-Eur) Trial Investigators.Lancet, 1997, 350 (9080): 757–764.

[7] Wang JG, Staessen JA, Gong L, et al.Chinese trial on isolated systolic hypertension in the elderly. Systolic Hypertension in China (Syst-China) Collaborative Group.Arch Intern Med, 2000, 160 (2): 211–220.

[8] Wolf PA, D' Agostino RB, Belanger AJ, et al.Probability of stroke: a risk profile from the Framingham Study.Stroke, 1991, 22 (3): 312–318.

[9] Romero JR, Wolf PA.Epidemiology of Stroke: Legacy of the Framingham Heart Study. Glob Heart, 2013, 8 (1): 67–75.

[10] Arima H, Anderson C, Omae T, et al.Effects of blood pressure lowering on major vascular events among patients with isolated diastolic hypertension: the perindopril protection against recurrent stroke study (PROGRESS) trial.Stroke, 2011, 42 (8): 2339–2341.

[11] Kernan WN, Ovbiagele B, Black HR, et al.Guidelines for the prevention of stroke in patients with stroke and transient ischemic attack: a guideline for healthcare professionals from the American Heart Association/American Stroke Association. Stroke, 2014, 45 (7): 2160–2236.

[12] Weber MA, Schiffrin EL, White WB, et al.Clinical practice guidelines for the management of hypertension in the community a statement by the American Society of Hypertension and the International Society of Hypertension.J Hypertens, 2014, 32 (1): 3–15.

[13] Mancia G, Fagard R, Narkiewicz K, et al.2013 ESH/ESC Guidelines for the management of arterial hypertension: the Task Force for the management of arterial hypertension of the European Society of Hypertension (ESH) and of the European Society of Cardiology (ESC) .J Hypertens, 2013, 31 (7): 1281–357.

[14] Dasgupta K, Quinn RR, Zarnke KB, et al.The 2014 Canadian Hypertension Education Program recommendations for blood pressure measurement, diagnosis, assessment of risk, prevention, and treatment of hypertension.Can J Cardiol, 2014, 30 (5): 485–501.

[15] Morgenstern LB，Hemphill JC 3rd，Anderson C，et al.Guidelines for the management of spontaneous intracerebral hemorrhage： a guideline for healthcare professionals from the American Heart Association/American Stroke Association.Stroke，2010，41（9）：2108–2129.

[16] 中华医学会神经病学分会 . 中国急性缺血性脑卒中诊治指南 2014. 中华神经科杂志，2015，48（4）：246–257.

[17] Ntaios G，Lambrou D，Michel P.Blood pressure change and outcome in acute ischemic stroke： the impact of baseline values， previous hypertensive disease and previous antihypertensive treatment.J Hypertens，2011，29（8）：1583–1589.

[18] Jauch EC，Saver JL，Adams HP Jr，et al.Guidelines for the early management of patients with acute ischemic stroke： a guideline for healthcare professionals from the American Heart Association/American Stroke Association.Stroke，2013，44（3）：870–947.

[19] James PA，Oparil S，Carter BL，et al.2014 evidence-based guideline for the management of high blood pressure in adults： report from the panel members appointed to the Eighth Joint National Committee（JNC 8）.JAMA，2014，311（5）：507–520.

[20] 中华医学会心血管病学分会 . 老年高血压的诊断与治疗中国专家共识（2011 版）. 中华内科杂志，2012，51（1）：76–82.

[21] 中华医学会神经病学分会，中华医学会神经病学分会脑血管病学组 . 中国缺血性脑卒中和短暂性脑缺血发作二级预防指南 2014. 中华神经科杂志，2015，48（4）：258–273.

[22] 中华医学会神经病学分会神经康复学组 . 中国脑卒中康复治疗指南（2011 完全版）. 中国康复理论与实践，2012，18（4）：301–318.

[23] 脑小血管病诊治专家共识组 . 脑小血管病的诊治专家共识 . 中华内科杂志，2013，52（10）： 893–896.

[24] Goldstein LB，Bushnell CD，Adams RJ，et al.Guidelines for the primary prevention of stroke： a guideline for healthcare professionals from the American Heart Association/American Stroke Association.Stroke，2011，42（2）：517–584.

[25] 中华医学会神经病学分会 . 中国脑出血诊治指南（2014）. 中华神经科杂志，

2015，48（6）：435-444.

[26] Hemphill JC 3rd，Greenberg SM，Anderson CS，et al.Guidelines for the Management of Spontaneous Intracerebral Hemorrhage：A Guideline for Healthcare Professionals From the American Heart Association/American Stroke Association.Stroke，2015，46（7）：2032-2060.

[27] 徐跃峤，王宁，胡锦，等.重症动脉瘤性蛛网膜下腔出血管理专家共识（2015）.中国脑血管病杂志，2015，12（4）：215-225.

[28] Connolly ES Jr，Rabinstein AA，Carhuapoma JR，et al.Guidelines for the management of aneurysmal subarachnoid hemorrhage：a guideline for healthcare professionals from the American Heart Association/american Stroke Association. Stroke，2012，43（6）：1711-1737.

[29] Price RS，Kasner SE.Hypertension and hypertensive encephalopathy.Handb Clin Neurol，2014，119：161-167.

（陈亚红　孙永安）

第六章

高血压与外周动脉疾病

一、高血压与外周动脉疾病的关系

正如本文第二章“高血压是心血管疾病独立的危险因素”中讨论的高血压对微动脉和大动脉的损伤所述，外周动脉是高血压损害的靶器官之一。高血压时，血流对血管壁的机械作用增强，继而发生结构和功能的系列变化。

外周动脉结构的变化主要包括：①动脉内膜增厚，血管平滑肌细胞肥大、增生及结缔组织含量增加导致大中动脉的动脉壁增厚，尤其是中层肥厚；②血管腔内径缩小，血管壁 / 管腔比例增大；③脂质和钙在弹力层沉积，造成大动脉迂曲扩张、小动脉管腔变小、血管硬化、动脉粥样硬化斑块形成。

外周动脉功能的异常主要表现为：①由于血管结构改变，管壁增厚，僵硬度增加，导致动脉顺应性和扩张性减退；②局部激活肾素血管紧张素系统，交感神经活性增强，血管壁平滑肌细胞对各种缩血管物质的反应性明显增高；③内皮细胞合成和分泌缩血管物质如内皮素增多，舒血管物质如 NO 减少，使收缩功能增强，舒张功能减弱，从而导致血管壁内皮功能异常。同时，高血压加速了弹性动脉及肌性动脉的粥样硬化过程。持续的血压升高导致外周动脉结构及功能的变化、动脉粥样硬化的加速，逐渐进展至外周动脉疾病。因此，外周动脉疾病是高血压靶器官损害之一。

外周动脉疾病作为系统性动脉粥样硬化疾病的一种表现，是冠心病和脑卒中之外的一大类常见心血管疾病，通常是指除冠状动脉和颅内动脉以外的动脉出现狭窄、闭塞或瘤样扩张等病变。高血压是外周动脉疾病的独立危险因素之一（如图 6-1），也和外周动脉疾病拥有共同的危险因素。同样，外周动脉疾病（如肾动脉狭窄）亦可导致继发性高血压或导致原发性高血压恶化难以控制。因此，高血压与外周动脉疾病相互影响、关系密切，高血压合并外周动脉疾病时治疗上也有其特殊之处。

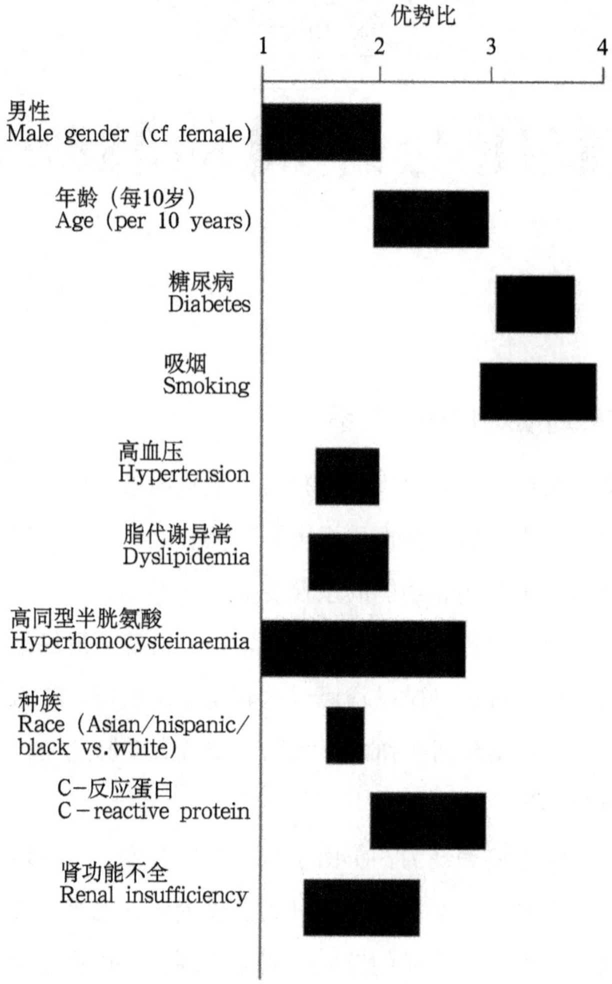

注：引自 Norgren L，Hiatt WR，Dormandy JA，et al.Inter-Society Consensus for the Management of Peripheral Arterial Disease（TASC Ⅱ）.Eur J Vasc Endovasc Surg，2007，33（Suppl 1）：S1-75.

图 6-1　外周动脉疾病的相关危险因素

二、高血压合并外周动脉疾病的流行病学

高血压是一种常见的慢性疾病，全球约有超过 10 亿高血压患者。过去几十年中我国人群高血压患病率则呈持续增长趋势。2002 年全国居民营养和健康状况调查结果显示，我国成人高血压患病率达 18.8%，按 2006 年我国人口的数量与结构，估算目前我国约有超过 2 亿高血压患者，每 10 个成年人中就有 2 人患高血压，约占全球高血压总人数的 1/5。由于我国高血压人群持续增长，由高血压导致的外周动脉疾病亦明显增

加。据研究估计，2% ～ 5% 的高血压患者合并有跛行症状；我国的流行病学调查研究发现，高血压患者合并外周动脉疾病的患病率为 7.3%。而研究显示，50% ～ 92% 外周动脉疾病患者患有高血压。心血管健康研究（CHS）显示大约 52% 外周动脉疾病患者合并高血压，Framingham 研究也证明高血压患者无论男女，其发生间歇性跛行的危险性增加 2.5 ～ 4.0 倍。而且，同时患有高血压和外周动脉疾病的患者其脑卒中和心肌梗死的发病风险大大增加且独立于其他危险因素。老年收缩期高血压研究（SHEP）显示合并外周动脉疾病的老年高血压患者年死亡率为 7.8%，心血管死亡风险增加 2 倍。

三、高血压患者外周动脉疾病的识别

高血压合并外周动脉疾病的发生率较高，且其脑卒中和心肌梗死的风险大大增加。研究显示合并外周动脉疾病的高血压患者 2% ～ 5% 出现跛行症状，由于很多合并外周动脉疾病的高血压患者并不一定表现出相关的临床症状，导致外周动脉疾病的诊断率低、知晓率低、治疗率低，不利于心脑血管事件的预防。

外周动脉疾病的临床表现多样化，不同病变部位表现出不同的临床症状。为了能最大程度地降低合并外周动脉疾病的高血压患者心脑血管事件及死亡的风险，首先需要提高外周动脉疾病的检出率。因此，需要通过仔细地采集病史资料来提供线索，应格外关注心血管疾病的病史和症状，对存在以下表现的高血压患者应除外是否并存外周动脉疾病。

（1）有无心绞痛症状；

（2）有无行走时的下肢乏力、疼痛、间歇性跛行，休息后通常很快可以缓解；

（3）有无静息状态下的下肢疼痛表现；

（4）有无难以愈合的下肢伤口、破溃或溃疡；

（5）有无上肢劳力相关的疼痛，特别是伴有头昏或眩晕表现；

（6）有无神经系统症状；

（7）有无难治性高血压或肾功能不全；

（8）有无进食相关的腹痛或腹泻，伴有体重减轻；

（9）男性有无勃起功能障碍。

同时，需要明确有无动脉粥样硬化相关的危险因素（如脂代谢异常、糖尿病、吸烟、心血管疾病家族史等）。仔细的体格检查有助于判断有无外周动脉疾病。触诊检查双侧桡动脉、股动脉、腘动脉、足背动脉及胫后动脉搏动情况；明确双上肢血压是否对称，听诊颈部、锁骨上窝、腹部及腹股沟区血管杂音情况；观察下肢足部颜色、皮温、破溃、溃疡情况。

踝臂指数（ABI）是帮助诊断外周动脉疾病最简单而有效的辅助检查。对于血管钙化、ABI ＞ 1.4 者，可进一步检测趾肱指数。另外可通过进一步采取其他相关辅助检查来明确外周动脉血管情况，如血管彩超、CT 血管造影、磁共振血管成像及数字减影血管造影。

四、高血压患者外周动脉疾病的综合管理

高血压患者如合并外周动脉疾病时，除需降压治疗外，还需积极进行动脉粥样硬化性疾病的综合管理，以最大幅度地降低心脑血管事件和死亡率，通过改善生活方式（戒烟、限酒、运动、减轻体重、调整饮食结构）和控制危险因素来延缓外周动脉粥样硬化进展。

（一）改善生活方式

1. *戒烟*　吸烟是外周动脉疾病的最重要的危险因素。外周动脉疾病的发生率与吸烟量直接相关，吸烟者发生有症状的外周动脉疾病风险是不吸烟者的 2.3 倍。不吸烟者发生率为 2.6%，重度吸烟者发生率为 9.8%。被动吸烟亦会增加外周动脉疾病发生风险。戒烟及避免被动吸烟均能降低发生外周动脉疾病风险。戒烟可以改善外周动脉疾病患者下肢相关症状和事件，降低桥血管的失败风险，减少截肢发生，改善心血管预后，降低死亡。因此，劝导吸烟的外周动脉疾病患者戒烟是治疗的关键措施之一。

2. *运动规律*　体力活动可降低血压、改善糖脂代谢、改善体重指数、减少炎症反应、延缓动脉粥样硬化进展、减少心脑血管疾病及外周动脉疾病发生。对于出现间歇性跛行、下肢疼痛等影响活动能力的下肢外周动脉疾病患者，规律康复的运动训练可显著改善患者活动耐量，延长患者行走时间及距离，提高生活质量。建议至少每周 3 次、每次 30min 的规律康复运动，12 周的训练可提高患者的活动耐量。美国心脏协会及美国运动医学会建议每天至少 30min 以上的中等强度体力活动可降低心脑血管疾病风险。

3. *减轻体重*　肥胖是外周动脉疾病的危险因素。动脉粥样硬化性血栓形成减少的持续健康（REACH）注册研究显示，近半数的外周动脉疾病患者有腹型肥胖。肥胖会降低间歇性跛行患者的行走能力及行走时间，增加下肢血管搭桥治疗患者术后感染的机会。肥胖或超重的外周动脉疾病患者应鼓励减轻体重。

（二）降压治疗

半数外周动脉疾病患者合并高血压。降压治疗除能减少心脑血管事件发生外，还能减少外周动脉疾病相关的截肢发生，特别是在糖尿病患者。英国前瞻性糖尿病研究（UKPDS）显示，收缩压降低 10mmHg，外周动脉疾病相关的截肢或死亡率降低 16%。

所有的降压药物均能降低心脑血管事件风险，除降压获益外，ACEI 能进一步降低外周动脉疾病患者的心脑血管事件和死亡风险。心脏预防与评价结局（HOPE）研究显示，在同等降压基础上，雷米普利能进一步降低外周动脉疾病患者心肌梗死、卒中及血管性死亡风险 25%。欧洲试验（EUROPA）研究显示，培哚普利能进一步降低外周动脉疾病患者心血管事件风险。而长期单独使用美卡素及与雷米普利联合应用的全球终点试验（ONTARGET）研究的亚组分析显示，外周动脉疾病患者使用替米沙坦与雷米普利的获益是一致的，提示 ARB 在降低外周动脉疾病患者的心脑血管事件和死亡风险上的获益可能与 ACEI 一致。氨氯地平与依那普利减少血栓发生的比较（CAMELOT）研究证实钙拮抗药氨氯地平延缓动脉粥样硬化进展。因此，ACEI/ARB 和长效 CCB 应作为高血压合并外周动脉疾病降压治疗的优选药物。关于 β-受体阻滞药是否会加重外周动脉疾病患者间歇性跛行的症状存在争议。一项收录 11 个临床试验的 meta 分析发现，β-受体阻滞药并没有加重间歇性跛行患者的临床症状。高选择性 β1-受体阻滞药及兼具 α、β 阻滞作用的 β-受体阻滞药可试用于有适应证的外周动脉疾病患者。

外周动脉疾病是冠心病等危症，《2013 年欧洲高血压管理指南》推荐合并外周动脉疾病的高血压患者血压控制在 140/90mmHg 以下，以降低心肌梗死、卒中、心力衰竭、心血管死亡等风险。《2016AHA/ACC 下肢外周动脉疾病管理指南》指出，目前没有研究证据支持哪类降压药物在外周动脉疾病降压治疗上更有优势，β-受体阻滞药没有加重间歇性跛行症状和损害下肢功能。CCB 及 ACEI/ARB 有延缓动脉粥样硬化进展作用，在临床上选择 CCB 及 ACEI/ARB 优于利尿药及 β-受体阻滞药。虽然 β-受体阻滞药似乎没有加重间歇性跛行患者的临床症状，但在使用时，需要谨慎，密切监测随访。

（三）调脂治疗

他汀类药物能稳定斑块、延缓甚至逆转动脉粥样硬化进展，显著降低外周动脉疾病患者心脑血管事件、卒中及死亡风险。他汀类药物能够改善内皮功能、抗炎、抗氧化、抑制血管平滑肌细胞增殖、抑制血小板活化，对动脉血管具有多效性保护作用。心脏保护研究（HPS）显示，独立于年龄、性别、血脂水平，他汀类药物降低外周动脉疾病患者心血管事件绝对风险 6.3%，相对风险 19%。研究显示，他汀治疗延长外周动脉疾病患者无痛行走的时间。斯堪的纳维亚辛伐他汀生存研究（4S）发现，他汀类药物能够降低新发或加重恶化的跛行风险 38%。一项多个国家参与的注册研究显示，外周动脉疾病患者使用他汀治疗，可以避免间歇性跛行症状加重，减少新发下肢缺血、血运重建、截肢等事件发生。因此，他汀对于外周动脉疾病患者不但能改善其下肢症状，减少下肢相关事件发生，同时，能降低心脑血管事件和死亡。

（四）血糖管理

糖尿病是外周动脉疾病的重要危险因素，20% ～ 30% 的糖尿病患者合并外周动脉疾病。外周动脉疾病进展的风险与糖尿病的病程及严重程度密切相关。Framingham 研究显示，男性糖尿病患者发生跛行的风险增加 3.5 倍，女性糖尿病患者发生跛行的风险增加 8.6 倍。美国退伍军人糖尿病试验（VADT）研究显示，强化降糖治疗不能显著减少外周动脉疾病患者心血管终点事件风险。需要对糖尿病患者进行综合管理、控制危险因素（如降压、调脂、抗血小板治疗）以减少糖尿病大血管并发症的发生。而强心研究（Strong Heart）显示，血糖控制良好的外周动脉疾病患者下肢截肢率低于血糖控制不佳者。另外一些观察研究显示，外周动脉疾病患者控制血糖有助于降低截肢发生，保障下肢血管介入治疗后的通畅率。因此，控制血糖能有效改善外周动脉疾病患者的下肢预后。

（五）抗栓治疗

抗栓治疗试验协作组（ATC）的 meta 分析显示，阿司匹林降低外周动脉疾病患者心肌梗死、卒中和心血管相关性死亡风险 23%。在高危缺血事件患者中对比氯吡格雷和阿司匹林（CAPRIE）研究显示，阿司匹林和氯吡格雷降低下肢动脉疾病患者心肌梗死、卒中和心血管相关死亡的发生分别为 3.7% 和 4.9%。阿司匹林与氯吡格雷加阿司匹林预防动脉粥样硬化事件（CHARISMA）亚组研究分析显示，外周动脉疾病患者氯吡格雷联合阿司匹林治疗组心血管主要终点事件发生率为 7.3%，单用阿司匹林治疗组为 8.8%，双联抗血小板治疗组的出血风险增加。

外周动脉疾病口服华法林抗凝及抗血小板治疗（WAVE）研究显示，相比抗血小板治疗，华法林抗凝联合抗血小板治疗并不能进一步降低外周动脉疾病患者的心血管事件，反而显著增加了致死性出血事件。《2011ESC 外周动脉疾病诊疗指南》及《2016AHA/

ACC 下肢外周动脉疾病管理指南》均指出，目前缺乏华法林抗凝治疗外周动脉疾病治疗的证据及适应证。

2011 欧洲外周动脉疾病防治指南建议如下：

I 类推荐：①所有吸烟的外周动脉疾病患者都应戒烟（证据水平 B）；②所有外周动脉疾病患者血压应控制在 140/90mmHg 以内（证据水平 A）；③所有外周动脉疾病患者 LDL-C 水平应控制在 2.5mmol/L 以下，最好能控制在 1.8mmol/L 以下，如不能达到目标水平，建议较基线水平降低≥ 50%（证据水平 C）；④合并糖尿病的外周动脉疾病患者建议糖化血红蛋白控制在 6.5% 以下（证据水平 C）；⑤建议有症状的外周动脉疾病患者抗血小板治疗（证据水平 C）。

Ⅱ a 类推荐：β - 受体阻滞药不是下肢动脉疾病治疗的禁忌，可用于合并冠心病或心力衰竭患者（证据水平 B）。

五、高血压合并不同外周动脉疾病的个体化治疗

高血压患者合并不同外周动脉疾病时，降压治疗策略会有所不同，需选择个体化的降压治疗方案；而且不同的外周动脉疾病，有其治疗的特殊性，需个性化治疗。

（一）动脉粥样硬化性颈动脉狭窄

动脉粥样硬化性颈动脉狭窄发病率较高，60 岁以上老年人群中患颈动脉狭窄者约占 9%。高血压患者如合并颈动脉狭窄需格外关注血压情况，避免由于降压治疗过度导致脑供血不足，增加脑血管事件发生率。颈动脉狭窄导致脑供血不足，同时由于高血压患者血管硬化，血管调节能力差，容易出现直立性低血压，体位改变时可加重脑供血不足，引起意外事件发生。此外，过度降压治疗可能会进一步加重脑供血不足，诱发脑血管事件。因此，合并颈动脉狭窄的高血压患者降压治疗的血压目标为 150/90mmHg，降压过程一定要缓慢平稳，同时关注立位血压，降压达标的血压应兼顾立位血压，并非仅仅测量坐位或卧位血压。在强调降压达标的同时重视降压的安全性，不宜过度降低患者血压，避免出现头晕、黑矇等脑供血不足症状。

目前治疗颈动脉狭窄的手术方法主要为颈动脉内膜剥脱术（CEA）和颈动脉支架术（CAS）。颈动脉内膜剥脱术被认为是“金标准”治疗方法，大型随机对照试验颈动脉内膜剥脱与支架比较研究（CREST）显示 CAS 疗效不亚于 CEA。CAS 比 CEA 创伤小，随着介入技术的进展及成熟，越来越多用于颈动脉狭窄治疗。北美有症状颈动脉内膜剥

脱术试验（NASCET）和欧洲颈动脉外科手术试验（ECST）提示手术对颈动脉狭窄在70%～90%之间的患者高度获益，对于颈动脉狭窄＜50%的患者，内科药物治疗是最佳选择。CEA对有症状的中度颈动脉狭窄（50%～70%）患者的疗效有争议，建议大多数患者先积极采用内科药物治疗。《2011ESC外周动脉疾病诊疗指南》推荐颈动脉狭窄的治疗流程如图6-2。

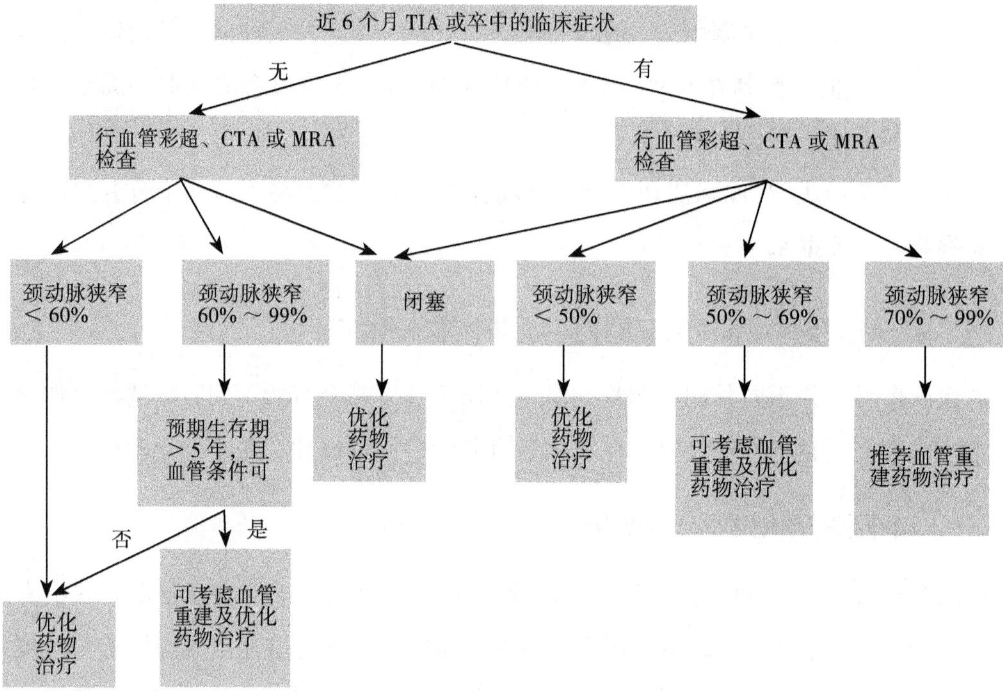

图6-2　颈动脉狭窄治疗流程

（二）肠系膜动脉疾病

研究显示超过95%的肠系膜动脉疾病是由动脉粥样硬化狭窄所致。高血压患者合并肠系膜动脉粥样硬化狭窄很普遍。由于肠道血供丰富，腹腔干、肠系膜上动脉及肠系膜下动脉形成丰富的侧支循环，肠系膜动脉疾病患者常无明显临床症状。动脉造影研究发现，腹主动脉瘤、主髂动脉闭塞性疾病及下肢动脉粥样硬化闭塞症患者患无症状肠系膜动脉狭窄的概率分别是40%、29%和25%。肠系膜动脉粥样硬化狭窄所引起的临床症状常表现为慢性肠缺血症状——“腹绞痛”，一种与进餐后明显相关的腹部痉挛性疼痛的临床综合征。典型症状有：与进餐后明显相关的腹部疼痛、体重减轻、上腹部杂音。腹痛通常为脐周钝痛或痉挛痛，通常在进食1h之内（多数在进食20～30min内）

开始，1 ～ 2h 后停止。受餐后腹痛影响，患者有进食恐惧并导致进食减少，从而使体重减轻。缺血性胃病和缺血性结肠炎也是慢性肠系膜缺血的显著特征。缺血性胃病特征为恶心、呕吐、饱胀感、右上腹不适、腹痛和体重减轻。缺血性结肠炎特征为腹痛、胃肠道出血和（或）便血。另外其他较为普遍的症状有排便习惯改变、腹泻和（或）便秘，这些症状有时与肠吸收不良有关。

《2011ESC 外周动脉疾病诊疗指南》及《2016AHA/ACC 下肢外周动脉疾病管理指南》均推荐有临床症状的慢性肠缺血患者实施血运重建治疗。目前血运重建的方式有血管腔内治疗和外科手术治疗。美国一项大规模的回顾性研究通过回顾分析 1988—2006 年期间超过 22 000 名住院患者资料发现，血管腔内治疗的死亡率显著低于外科手术治疗（3.7% *vs* 13%）。而且血管腔内治疗组发生肠切除的概率显著低于外科手术治疗组（3% *vs* 7%）。而肠切除却显著增加院内死亡率。因此，对于有临床症状的慢性肠缺血患者推荐首选血管腔内血运重建治疗。

（三）动脉粥样硬化性肾动脉狭窄

动脉粥样硬化性肾动脉狭窄已成为肾动脉狭窄（RAS）的首要原因，是导致继发性高血压或导致原发性高血压恶化难以控制的主要原因之一。因此，高血压患者如出现以下情况，需警惕有无合并肾动脉狭窄：

（1）新发高血压；

（2）出现“急进性”高血压，原先得以控制的高血压突然恶化；

（3）出现“难治性”高血压，使用至少 3 类不同种类的降压药（包括 1 种利尿药）后血压仍不能控制者；

（4）出现“恶化性”高血压，出现急性肾衰竭、突发性肺水肿、充血性心力衰竭、视力或神经系统障碍、Ⅲ～Ⅳ级视网膜病变；

（5）高血压合并低钾血症，特别是合用噻嗪类利尿药时；

（6）高血压合并腹部血管杂音；

（7）使用 ACEI 或 ARB 治疗后出现肾功能恶化或出现新发氮质血症；

（8）难以解释的肾萎缩；

（9）难以解释的肾衰竭。

ACEI、ARB 和 CCB 类降压药物在合并肾动脉狭窄的高血压治疗上均能延缓肾病的进展。大部分肾动脉狭窄患者均能耐受拮抗肾素-血管紧张素-醛固酮系统的治疗。由于

ACEI 和 ARB 降低肾小球滤过压，可能会引起短暂血肌酐升高和 GFR 降低，需要密切随访和监测患者的肾功能变化，禁用于双侧肾动脉狭窄和孤立肾的肾动脉狭窄。在治疗过程中，如 GFR 下降≥ 30% 或血肌酐升高＞ 0.5mg/dl 可考虑行肾动脉血管重建。

肾动脉支架介入治疗能够降低血压、减少降压药物的使用剂量及种类。但是，血管成形术与支架治疗肾动脉狭窄（ASTRAL）和支架植入术治疗动脉粥样硬化性肾动脉狭窄和肾功能损伤患者（STAR）研究显示肾动脉支架介入治疗不能显著改善肾功能及降低心血管事件和死亡风险。因此，对于肾动脉支架介入治疗要严格掌握适应证：①顽固性高血压：3 种降压药物足量治疗仍不能控制；②应用 ACEI 或 ARB 治疗后出现急性肾衰竭；③进展性的肾功能不全；④反复发生的肺水肿，无器质性心脏病证据。肾动脉介入治疗相对禁忌证：①肾脏已明显萎缩，肾脏长径＜ 7 ～ 8cm 或彩超显示肾血管阻力指数＞ 0.8；② RAS 病变没有弹性，球囊扩张不足 50%，不能植入支架；③ RAS 肾动脉正常段管径不足 4mm；④ RAS 位于分支，不应植入支架；⑤明确的造影剂过敏史。

（四）下肢动脉粥样硬化疾病

下肢动脉粥样硬化疾病约 30% 发生在髂动脉，70% 位于股、腘及远端动脉。大部分下肢动脉疾病患者没有肢体缺血症状，即没有典型的间歇性跛行症状，但同样明显增加心血管事件及死亡风险。早期通过无创 ABI 检查检测出无症状性下肢动脉疾病，通过早期干预治疗能够预防心脑血管事件的发生。一旦出现间歇性跛行，特别是进展至严重的下肢缺血，出现麻木、厥冷、感觉及运动障碍、肢体静息痛、皮肤缺血坏死继发感染、甚至截肢等，将严重影响生活质量，并影响预期寿命。

1. *药物治疗* 改善跛行症状及行走距离的药物主要有：西洛他唑、萘呋胺、己酮可可碱及肉毒碱。

（1）西洛他唑：3- 磷酸二酯酶抑制剂，兼有抗血小板及舒张血管作用。meta 分析显示，每日西洛他唑 50mg 能够使跛行患者最大行走距离延长至 36 米，每日西洛他唑 100mg 能够使最大行走距离延长至 70 米，但不能降低心血管死亡。而对于充血性心力衰竭患者来说，西洛他唑是禁忌。另外，服用西洛他唑的不良反应发生率较高，需要关注有无头痛、腹泻、头晕、心悸等情况发生。

（2）萘呋胺：2 型 5- 羟色胺拮抗药，能够减少红细胞和血小板聚集。Cochrone meta 分析证实其能改善间歇性跛行症状。最常见不良反应是轻度胃肠道不适。

（3）己酮可可碱：磷酸二酯酶抑制剂，能够改善红细胞、白细胞流变性，降低血液黏稠度，部分研究显示能够改善行走距离，但 Cochrone 回顾分析了 24 项有关研究显示，已酮可可碱并不能改善行走距离。因此，《2016AHA/ACC 下肢外周动脉疾病管理指南》不再推荐其用于治疗间歇性跛行。

（4）肉毒碱：目前有 2 个多中心的小规模研究显示，肉毒碱能改善跛行患者行走距离和生活质量，需要更大的临床试验来评估其有效性。

2. 手术治疗　手术治疗主要包括经皮腔内血管成形术和外科外周血管搭桥手术。2000 年泛大西洋国际学会共识（TASC）将下肢动脉疾病进行分类并制定相应手术方式。随着技术的进步，共识于 2007 年进行了更新（TASC Ⅱ），首选治疗建议也有所更改，目前 TASC Ⅱ 分类已成为共同遵守的标准。由于下肢动脉狭窄的部位与 2 种手术方法的近期手术成功率和远期效果高度相关，泛大西洋学会共识（TASC）提出了一个被广泛采用的下肢动脉狭窄分级制度（表 6-1）。共识建议 A 型病变应行经皮腔内血管成形术，D 型病变最好选择外科手术。B 型和 C 型病变属于中间病变，目前就哪一项治疗更适宜尚未达成统一意见。共识建议 B 型病变首选经皮腔内血管成形术、C 型病变首选外科手术治疗，但目前还没有明确的证据支持这一推荐。近几年随着腔内血管治疗技术越来越精细，介入血管医师越来越擅长经皮腔内血管成形术，尤其是支架技术的改进，大大扩大了腔内血管治疗的范围。经皮腔内血管成形术已经成为介入血管医师成功治疗 TASC B 型、C 型、甚至更复杂的 D 型病变的常见做法。

表 6-1　TASC 下肢动脉狭窄分级制度

分型	髂动脉病变	股腘动脉病变
A 型病变	CIA 或 EIA 单个狭窄＜ 3cm（单侧 / 双侧）	孤立狭窄≤ 10cm 孤立闭塞≤ 5cm
B 型病变	单个狭窄长度为 3 ～ 10cm，未累及 CFA CIA 和(或)EIA 共有 2 个狭窄，狭窄长度＜ 5cm，未累及 CFA 单侧 CIA 闭塞	多处病变长度≤ 5cm 孤立病变≤ 15cm，未累及膝下腘动脉 孤立或多个病变，胫动脉无持续血流 严重钙化闭塞≤ 5cm 孤立的腘动脉狭窄
C 型病变	双侧 CIA 和（或）EIA 的狭窄，长度为 5 ～ 10cm，未累及 CFA 单侧 EIA 闭塞未累及 CFA 单侧 EIA 狭窄累及 CFA 双侧 CIA 闭塞	多发性病变＞ 15cm 2 次介入治疗后的再发性病变

续表

分型	髂动脉病变	股腘动脉病变
D 型病变	累及单侧 CIA、EIA 和 CFA（通常＞ 10cm）的弥漫性多发狭窄 单侧的 CIA 和 EIA 联合闭塞 双侧 EIA 闭塞 累及主动脉和双侧髂动脉的弥漫性病变 髂动脉狭窄合并腹主动脉瘤，或存在需要手术治疗的其他主动脉或髂动脉病变	股总动脉或股浅动脉的慢性完全闭塞（＞ 20cm，累及腘动脉） 腘动脉和邻近的三分叉的慢性完全闭塞

注：CIA，髂总动脉；EIA，髂外动脉；CFA，股总动脉。

（五）腹主动脉瘤

腹主动脉瘤的发生与动脉粥样硬化密切相关，其主要危险因素有：高龄、腹动脉瘤家族史、男性和吸烟。一般把直径超过正常腹主动脉直径 50% 的称为腹主动脉瘤，而＜ 50% 的称为腹主动脉扩张。通常情况下，成人腹主动脉直径超过 3cm 可以诊断为腹主动脉瘤，最常见的发病部位在肾动脉以下腹主动脉。

高血压患者合并腹主动脉瘤时会增加动脉瘤的危险。目前《2011AHA/ACC 周围动脉疾病指南》推荐腹主动脉瘤患者血压和血脂的控制必须等同于动脉粥样硬化疾病患者。即使早期发现动脉瘤很小，也应立即启动降压治疗，将血压控制在 140/90mmHg 以下。研究显示，β- 受体阻滞药能降低动脉瘤患者围手术期的心血管死亡风险，可能延缓动脉瘤扩张的进展速度，降低动脉瘤破裂的风险。研究也显示，他汀能降低动脉瘤患者围手术期的心血管死亡风险。同样，指南还推荐腹主动脉瘤患者或有家族史的患者均应戒烟。

大多数腹主动脉瘤患者无症状，因此《2011AHA/ACC 周围动脉疾病指南》：60 岁以上有腹主动脉瘤家族史的男性均应进行体格检查和超声筛查除外腹主动脉瘤，65 ～ 75 岁既往吸烟的男性均应进行体格检查和超声筛查除外腹主动脉瘤。体格检查时常会发现腹部搏动性包块、可闻及腹部血管杂音。

腹主动脉瘤不可能自愈，最严重的后果是破裂出血致死。对于瘤体明显增大或出现临床症状时则需考虑手术治疗。腹主动脉瘤常见的临床症状有：①腹部或腰背部疼痛，此时一般提示有破裂、感染或瘤内夹层可能；②胃肠道压迫症状；③瘤腔内血栓或斑块脱落引起下肢动脉栓塞；④剧烈腹痛和严重低血压常提示动脉瘤破裂，需急救。研究显示，β- 受体阻滞药可延缓瘤体扩张，降低围手术期患者心血管事件和死亡的风险，因此《2011AHA/ACC 周围动脉疾病指南》建议，如无禁忌证，腹主动脉瘤患者推荐使用 β-受体阻滞药治疗。目前手术治疗主要有外科手术治疗和血管腔内修复治疗。总体上说，外科手术和血管腔内修复治疗的长期疗效并无差别，2 种方法的总体死亡率和致残率也相似。

目前有关腹主动脉瘤的主要临床试验荷兰随机的动脉瘤腔内治疗（DREAM）、血管腔内修复术治疗腹主动脉瘤（EVAR）及开放性手术与血管腔内修复术比较（OVER）研究均表明，肾动脉以下腹主动脉瘤患者，若预期寿命＞ 2 年且适合外科手术治疗的患者，外科手术或血管腔内修复治疗均可以应用，2 种治疗方法的长期临床效果相似。基于目前的临床研究证据，《2011AHA/ACC 周围动脉疾病指南》建议：

Ⅰ类推荐：①建议瘤体直径≥ 5.5cm 的肾动脉以下腹主动脉瘤患者手术治疗以消除破裂风险（证据水平 B）；②建议瘤体直径在 4.0 ～ 5.4cm 之间的肾动脉以下腹主动脉瘤患者每 6 ～ 12 个月进行超声或 CT 检查以监测瘤体膨胀情况（证据水平 A）；③对于适合外科手术的肾动脉以下腹主动脉瘤患者，外科手术或血管腔内修复治疗方法均可应用（证据水平 A）；④对于接受血管腔内修复治疗的患者，在长期随访过程中应当定期进行影像学检查，以观察治疗后有无内漏、植入物位置、瘤体内部分有无回缩，以决定是否需进一步治疗（证据水平 A）。

Ⅱ a 类推荐：①瘤体直径在 5.0 ～ 5.4cm 之间的肾动脉以下腹主动脉瘤患者行手术治疗可获益（证据水平 B）；②瘤体直径≥ 5.5 ～ 6.0cm 的肾动脉以上或Ⅳ型胸－腹动脉瘤患者应行手术治疗（证据水平 B）；③瘤体直径＜ 4.0cm 的腹主动脉瘤患者每 2 ～ 3 年行超声检查以监测瘤体情况（证据水平 B）；④对于适合外科手术且不能配合长期影像学定期随访的患者，外科手术治疗是合理的（证据水平 C）。

Ⅱ b 类推荐：对于外科手术或麻醉高危（合并严重心脏、肺或肾的疾病）的肾动脉以下腹主动脉瘤患者，血管腔内修复治疗的效果尚未确定（证据水平 B）。

Ⅲ类推荐：无症状的肾动脉以下腹主动脉瘤患者（男性，瘤体直径＜ 5.0cm；女性，瘤体直径＜ 4.5cm）不建议手术治疗（证据水平 A）。

参考文献

[1] Cohuet G，Struijker-Boudier H.Mechanisms of target organ damage caused by hypertension:therapeutic potential.Pharmacol Ther，2006，111（1）：81-98.

[2] Norgren L，Hiatt WR，Dormandy JA，et al.Inter-Society Consensus for the

Management of Peripheral Arterial Disease（TASC Ⅱ）.Eur J Vasc Endovasc Surg, 2007，33（Suppl 1）：S1–75.

[3] 中国高血压防治指南修订委员会 . 中国高血压防治指南 2010. 中华心血管病杂志，2011，39（7）：579–616.

[4] Makin A，Lip GY，Silverman S，et al.Peripheral vascular disease and hypertension: a forgotten association?J Hum Hypertens，2001，15（7）：447–454.

[5] 安伟，李贤，王馨，等 . 高血压与外周动脉疾病的关系 . 北京大学学报（医学版），2010，42（6）：667–670.

[6] Hirsch AT，Criqui MH，Treat-Jacobson D，et al.Peripheral arterial disease detection, awareness, and treatment in primary care.JAMA，2001，286（11）：1317–1324.

[7] Heidrich H.Frequency of non-vascular accompanying diseases in patients with peripheral arterial disease.Vasa，2004，33（3）：155–158.

[8] Willigendael EM，Teijink JA，Bartelink ML，et al.Influence of smoking on incidence and prevalence of peripheral arterial disease.J Vasc Surg，2004，40（6）：1158–1165.

[9] He Y，Lam TH，Jiang B，et al.Passive smoking and risk of peripheral arterial disease and ischemic stroke in Chinese women who never smoked.Circulation，2008，118（15）：1535–1540.

[10] Mora S，Cook N，Buring JE，et al.Physical activity and reduced risk of cardiovascular events：potential mediating mechanisms.Circulation，2007，116（19）：2110–2118.

[11] Thompson PD，Franklin BA，Balady GJ，et al.Exercise and acute cardiovascular events placing the risks into perspective：a scientific statement from the American Heart Association Council on Nutrition，Physical Activity，and Metabolism and the Council on Clinical Cardiology.Circulation，2007，115（17）：2358–2368.

[12] Zeymer U，Parhofer KG，Pittrow D，et al.Risk factor profile, management and prognosis of patients with peripheral arterial disease with or without coronary artery disease: results of the prospective German REACH registry cohort.Clin Res Cardiol，2009，98（4）：249–256.

[13] Karason K，Peltonen M，Lindroos AK，et al.Effort-related calf pain in the obese and

long-term changes after surgical obesity treatment.Obes Res, 2005, 13 (1): 137-145.

[14] Giles KA, Hamdan AD, Pomposelli FB, et al.Body mass index: surgical site infections and mortality after lower extremity bypass from the National Surgical Quality Improvement Program 2005-2007.Ann Vasc Surg, 2010, 24 (1): 48-56.

[15] Adler AI, Stratton IM, Neil HA, et al.Association of systolic blood pressure with macrovascular and microvascular complications of type 2 diabetes (UKPDS 36) : prospective observational study.BMJ, 2000, 321 (7258): 412-419.

[16] Chobanian AV, Bakris GL, Black HR, et al.The Seventh Report of the Joint National Committee on Prevention, Detection, Evaluation, and Treatment of High Blood Pressure: the JNC 7 report.JAMA, 2003, 289 (19): 2560-2572.

[17] Heart Outcomes Prevention Evaluation Study Investigators, Yusuf S, Sleight P, et al.Effects of an angiotensin-converting-enzyme inhibitor, ramipril, on cardiovascular events in high-risk patients.N Engl J Med, 2000, 342 (3): 145-153.

[18] Fox KM, EURopean trial On reduction of cardiac events with Perindopril in stable coronary Artery disease Investigators.Efficacy of perindopril in reduction of cardiovascular events among patients with stable coronary artery disease: randomised, double-blind, placebo-controlled, multicentre trial (the EUROPA study) .Lancet, 2003, 362 (9386): 782-788.

[19] Brener SJ, Ivanc TB, Poliszczuk R, et al.Antihypertensive therapy and regression of coronary artery disease: insights from the comparison of Amlodipine versus Enalapril to Limit Occurrences of Thrombosis (CAMELOT) and Norvasc for Regression of Manifest Atherosclerotic Lesions by Intravascular Sonographic Evaluation(NORMALISE) trials.Am Heart J, 2006, 152 (6): 1059-1063.

[20] Heart Protection Study Collaborative Group.Randomized trial of the effects of cholesterol-lowering with simvastatin on peripheral vascular and other major vascular outcomes in 20,536 people with peripheral arterial disease and other high-risk conditions.J Vasc Surg, 2007, 45 (4): 645-654; discussion 653-654.

[21] Mohler ER 3rd, Hiatt WR, Creager MA.Cholesterol reduction with atorvastatin improves walking distance in patients with peripheral arterial disease.Circulation,

2003，108（12）：1481-1486.

[22] Marso SP，Hiatt WR.Peripheral arterial disease in patients with diabetes.J Am Coll Cardiol，2006，47（5）：921-929.

[23] Selvin E，Erlinger TP.Prevalence of and risk factors for peripheral arterial disease in the United States：results from the National Health and Nutrition Examination Survey, 1999-2000.Circulation，2004，110（6）：738-743.

[24] Wattanakit K，Folsom AR，Selvin E，et al.Risk factors for peripheral arterial disease incidence in persons with diabetes：the Atherosclerosis Risk in Communities（ARIC）Study.Atherosclerosis，2005，180（2）：389-397.

[25] Kannel WB，McGee DL.Update on some epidemiologic features of intermittent claudication: the Framingham Study.J Am Geriatr Soc，1985，33（1）：13-18.

[26] Duckworth W，Abraira C，Moritz T，et al.Glucose control and vascular complications in veterans with type 2 diabetes.N Engl J Med，2009，360（2）：129-139.

[27] Antithrombotic Trialists’ Collaboration.Collaborative meta-analysis of randomised trials of antiplatelet therapy for prevention of death, myocardial infarction, and stroke in high risk patients.BMJ，2002，324（7329）：71-86.

[28] Bhatt DL，Fox KA，Hacke W，et al.Clopidogrel and aspirin versus aspirin alone for the prevention of atherothrombotic events.N Engl J Med，2006，354（16）：1706-1717.

[29] European Stroke Organisation1，Tendera M，Aboyans V，et al.ESC Guidelines on the diagnosis and treatment of peripheral artery diseases：Document covering atherosclerotic disease of extracranial carotid and vertebral，mesenteric，renal，upper and lower extremity arteries: the Task Force on the Diagnosis and Treatment of Peripheral Artery Diseases of the European Society of Cardiology（ESC）.Eur Heart J，2011，32（22）：2851-2906.

[30] Brott TG，Hobson RW 2nd，Howard G，et al.Stenting versus endarterectomy for treatment of carotid-artery stenosis.N Engl J Med，2010，363（1）：11-23.

[31] Inzitari D，Eliasziw M，Gates P，et al.The causes and risk of stroke in patients with asymptomatic internal-carotid-artery stenosis. North American Symptomatic Carotid Endarterectomy Trial Collaborators.N Engl J Med，2000，342（23）：1693-1700.

[32] 2011 Writing group members，2005 Writing committee members，accf/aha task force

members. 2011 ACCF/AHA Focused Update of the Guideline for the Management of patients with peripheral artery disease (Updating the 2005 Guideline): a report of the American College of Cardiology Foundation/American Heart Association Task Force on practice guidelines.Circulation, 2011, 124 (18): 2020–2045.

[33] Schermerhorn ML, Giles KA, Hamdan AD, et al.Mesenteric revascularization: management and outcomes in the United States, 1988–2006. J Vasc Surg, 2009, 50 (2): 341–348.

[34] ASTRAL Investigators, Wheatley K, Ives N, et al.Revascularization versus medical therapy for renal-artery stenosis.N Engl J Med, 2009, 361 (20): 1953–1962.

[35] Bax L, Woittiez AJ, Kouwenberg HJ, et al.Stent placement in patients with atherosclerotic renal artery stenosis and impaired renal function: a randomized trial. Ann Intern Med, 2009, 150 (12): 840–848, W150–151.

[36] O'Donnell ME, Badger SA, Sharif MA, et al.The vascular and biochemical effects of cilostazol in patients with peripheral arterial disease.J Vasc Surg, 2009, 49 (5): 1226–1234.

[37] De Backer T, Vander Stichele R, Lehert P, et al.Naftidrofuryl for intermittent claudication: meta-analysis based on individual patient data.BMJ, 2009, 338: b603.

[38] Momsen AH, Jensen MB, Norager CB, et al.Drug therapy for improving walking distance in intermittent claudication: a systematic review and meta-analysis of robust randomised controlled studies.Eur J Vasc Endovasc Surg, 2009, 38 (4): 463–474.

[39] Hiatt WR, Regensteiner JG, Creager MA, et al.Propionyl-L-carnitine improves exercise performance and functional status in patients with claudication.Am J Med, 2001, 110 (8): 616–622.

[40] De Bruin JL, Baas AF, Buth J, et al.Long-term outcome of open or endovascular repair of abdominal aortic aneurysm.N Engl J Med, 2010, 362 (20): 1881–1889.

[41] United Kingdom EVAR Trial Investigators, Greenhalgh RM, Brown LC, et al.Endovascular versus open repair of abdominal aortic aneurysm.N Engl J Med, 2010, 362 (20): 1863–1871.

[42] Lederle FA, Freischlag JA, Kyriakides TC, et al.Outcomes following endovascular vs open repair of abdominal aortic aneurysm: a randomized trial. JAMA, 2009, 302 (14): 1535–1542.

[43] ESH/ESC Task Force for the Management of Arterial Hypertension. 2013 Practice guidelines for the management of arterial hypertension of the European Society of Hypertension（ESH）and the European Society of Cardiology（ESC）: ESH/ESC Task Force for the Management of Arterial Hypertension.J Hypertens, 2013, 31(10): 1925–1938.

[44] Warfarin Antiplatelet Vascular Evaluation Trial Investigators，Anand S，Yusuf S，et al.Oral anticoagulant and antiplatelet therapy and peripheral arterial disease.N Engl J Med，2007，357（3）：217–227.

[45] Gerhard-Herman MD，Gornik HL，Barrett C，et al.2016 AHA/ACC Guideline on the Management of Patients With Lower Extremity Peripheral Artery Disease: A Report of the American College of Cardiology/American Heart Association Task Force on Clinical Practice Guidelines.J Am Coll Cardiol，2017，69（11）：e71–e126.

[46] Yusuf S，Teo KK，Pogue J，et al.Telmisartan, ramipril, or both in patients at high risk for vascular events.N Engl J Med，2008，358（15）：1547–1559.

[47] Kumbhani DJ，Steg PG，Cannon CP，et al.Statin therapy and long-term adverse limb outcomes in patients with peripheral artery disease: insights from the REACH registry. Eur Heart J，2014，35（41）：2864–2872.

[48] Resnick HE，Lindsay RS，McDermott MM，et al.Relationship of high and low ankle brachial index to all-cause and cardiovascular disease mortality: the Strong Heart Study.Circulation，2004，109（6）：733–739.

[49] Singh S，Armstrong EJ，Sherif W，et al.Association of elevated fasting glucose with lower patency and increased major adverse limb events among patients with diabetes undergoing infrapopliteal balloon angioplasty.Vasc Med，2014，19（4）：307–314.

[50] Takahara M，Kaneto H，Iida O，et al.The influence of glycemic control on the prognosis of Japanese patients undergoing percutaneous transluminal angioplasty for critical limb ischemia.Diabetes Care，2010，33（12）：2538–2542.

[51] Salhiyyah K，Senanayake E，Abdel-Hadi M，et al.Pentoxifylline for intermittent claudication.Cochrane Database Syst Rev，2012，1：CD005262.

（陈夏欢　刘梅林）

第七章

高血压与肾损害

肾是体内重要的排泄及内分泌器官，对血压调节有极为重要的作用，是高血压最常损害的靶器官。临床上将高血压造成的肾结构和功能的改变，称为高血压性肾损害，主要表现为肾血管硬化，传统分为两种类型：良性和恶性肾小动脉硬化症，绝大多数临床所见的高血压性肾损害以良性肾小动脉硬化症为主。本节主要介绍良性肾小动脉硬化症。

一、流行病学

据估计，全世界目前约 10 亿人患高血压。在高血压患者中，较高的血压与发生靶器官损害或临床事件，特别是心脑血管疾病、CKD 以及外周动脉疾病和视网膜病变密切相关。据统计，高血压患者约有 18% 最终出现肾功能不全，在接受降压治疗的高血压患者中，4% ～ 16% 出现尿蛋白排泄异常。Baltimore 衰老的纵向研究显示：1000 名年龄在 22 ～ 97 岁的男性志愿者，血肌酐的升高与平均血压有显著关系，平均动脉压升高是肾功能下降的独立危险因素。在多危险因素干预研究（MRFIT）中发现约 49% 的终末期肾病（end stage renal disease，ESRD）由高血压引起。流行病学研究显示，收缩压由 120mmHg 升至 130mmHg，发生 ESRD 的风险明显升高。来自美国肾脏数据系统（USRDS）的资料表明，高血压是美国 ESRD 的第二位原因。据近年来北京市的透析登记资料显示，高血压导致的肾损害是我国 ESRD 的第三位病因。

高血压患病率随年龄增长而增加，年龄每增加 10 岁，高血压发病的相对危险性就增加 29.3% ～ 42.5%。在 60 岁以上人群中，高血压患病率可达 65.4%。据我国先后 4 次全国居民流行病学调查的资料显示，从 20 世纪 50 年代至 21 世纪初，成年人高血压的患病率从 5.11% 上升至 18.8%。估计全国现有高血压患者 1.6 亿，成人中每 5 人就有 1 人患有高血压。随着原发性高血压患病率的明显上升，高血压导致的 ESRD 亦在增加。在过去10年中，美国ESRD的发病率以每年9%的速度增长，其中因高血压而引起的ESRD新患者占28%。另有流行病学资料显示，美国自1981—2001年因高血压性肾损害进入ESRD的患者人数增长了近8倍，仅次于糖尿病肾病。在我国ESRD患者中，原发性肾小球肾炎占第一位，随着经济发展和人民生活水平提高，高血压肾损害快速增长。据1999年统计，在我国全部透析患者中，高血压肾硬化症占9.6%，将有更多的高血压患者进入昂贵的肾脏替代治疗，给国家、家庭带来沉重的经济负担。

高血压患者发生肾损害的比例随地区、人种、年龄和性别的不同而有差异：高血压造成ESRD患者以美国最高（28.5%），欧洲次之（13%），日本较低（6%）。美国黑人高血压造成ESRD的患病率约是美国白人高血压病患者的6倍。高血压造成的ERSD以老年人为主，男性较女性更容易因高血压而出现肾损害。说明环境因素、遗传背景等在高血压肾损害中同样起到重要的作用。

二、发病机制

1. 血流动力学因素

（1）肾血管阻力增加：在高血压早期，肾动脉肌内膜肥厚以及肾血管对血管收缩因子的敏感性增加导致肾血管收缩、肾血管阻力增加；由于出球小动脉的收缩程度较入球小动脉更为显著，GFR尚可保持在正常范围内。随着高血压病程的延长，长期高血压对肾内动脉产生结构和功能的变化，导致良性小动脉性肾硬化症。持续进展的肾小球前动脉肌层肥厚、管壁增厚、管腔狭窄导致的肾脏缺血是肾小管功能受损和肾小球功能减退的主要原因。肾小管对缺血的损害较肾小球敏感，更容易受损。此外，高血压本身可加快动脉粥样硬化性肾动脉狭窄（ARAS）的形成，进一步加重高血压。

（2）血管活性物质平衡失调：肾小球内高压引起血管内皮细胞功能损伤和肾脏缺血，使舒血管物质NO和前列环素生成减少，肾脏局部肾素-血管紧张素系统（renin-angiotensin system，RAS）激活，血管紧张素Ⅱ（angiotensin Ⅱ，Ang Ⅱ）、内皮素-1（endothelin-1，ET-1）和血栓素A2（Thromboxane A2，TXA2）生成增加，使肾脏小动脉收缩。此外，Ang Ⅱ可以诱导肾系膜细胞产生促纤维化因子——转化生长因子-β1（transforming growth factor-β1，TGF-β1），导致肾小球硬化。

（3）肾脏自我调节功能失调：正常肾脏本身对由肾动脉进入的血流量有一种自身调节作用。当肾动脉血压在90～160mmHg（12.0～21.3kPa）时，由于血管平滑肌收缩和舒张的自动调节，肾脏的血流量和GFR不会发生明显变化。因此，在肾脏无实质性病变情况下，轻-中度高血压不引起肾脏血流量的变化。当平均动脉压达到自我调节曲线上限时，或者在肾疾病基础上合并全身高血压，肾自我调节功能障碍，升高的系统血压可直接传递到肾小球循环，造成肾小球内高压、高灌注状态，进而引起肾小球损伤。

2. 非血流动力学因素

（1）活性氧自由基（reactive oxygenspecies，ROS）增加：高血压时，Ang Ⅱ水平升高，促进血管平滑肌细胞膜上的还原型辅酶Ⅱ（NADPH）氧化酶活性增高，ROS 生成增加。ROS 一方面通过氧化应激机制导致血管重塑，另一方面增加血管内皮的通透性，促进白细胞黏附，降解肾小球基底膜，损伤肾小球及肾小管功能。

（2）炎症因素：有研究发现，高血压患者的血浆 C- 反应蛋白（C reactive protein，CRP）、白介素 -1β（Interleukin-1β，IL-1β）、白介素 -6（IL-6）和肿瘤坏死因子 -α（Tumor necrosis factor-α，TNF-α）水平高于正常人，随肾损害程度的加重进一步升高，提示炎症介质可能参与高血压性肾损害的发生、发展过程。另外，在高血压性肾损害疾病，小动脉管腔内及肾小球毛细血管内的血小板活化普遍存在，可导致肾小球结构改变。

（3）交感神经系统（sympathetic nervous system，SNS）活性增加：SNS 活性升高，肾上腺释放去甲肾上腺素，通过与肾脏 α- 肾上腺素能受体结合，直接收缩肾脏血管，使肾脏血管阻力增加、肾血流量减低，引起肾单位缺血、氧化应激增加等。

（4）肥胖、胰岛素抵抗和高胰岛素血症：近年研究发现，肥胖和胰岛素抵抗与高血压肾硬化的关系可能比血压更密切。高胰岛素血症通过直接或间接作用，使肾脏水钠重吸收增加，导致高血压和肾小球灌注压升高，还可增加血管平滑肌的收缩力，产生强烈的收缩血管作用。

（5）细胞因子：高血压使肾小球毛细血管内皮承受较高的压力和切应力，引起内皮细胞功能损伤，释放纤溶酶原激活物抑制剂（plasminogen activator inhibitor，PAI）、ET-1、TXA2 以及血小板源生长因子（platelet derived growth factor，PDGF）等细胞因子，可能是导致肾小动脉玻璃样变的原因之一。自身免疫机制、细胞凋亡等可能也参与了高血压性肾损害的发病与进展。

3. 遗传因素　血管紧张素转换酶基因（ACEI/D）的基因多态性与原发性高血压肾小动脉硬化明显相关。血管紧张素Ⅱ 1 型受体（ATIR）基因型对高血压患者肾功能有显著影响。AC 基因型或 C 等位基因可能与肾功能恶化相关。

不同人种发生高血压的比例不同，出现肾损害并进展至 ESRD 的比例也不同。研究显示，非裔美国人较高加索人更易发生高血压，由于高血压肾损害导致 ESRD 的比例在非裔美国人中也高于高加索人，提示不同人种之间高血压导致肾损害的基因易感性不同。

此外，年龄、性别、体重指数等也是高血压患者发生肾损害的影响因素。

三、临床表现

高血压造成的肾脏损害临床主要表现为夜尿增多、蛋白尿及肾功能受损。

由于肾小管较肾小球更易发生缺血性损伤，更容易出现尿浓缩功能减退。因此首发的临床症状可能是夜尿增多，继之出现蛋白尿。

血压未能有效控制的患者，随着时间的推移，40% 可出现蛋白尿。大部分表现为微量白蛋白尿，尿蛋白定量一般不超过 1g/d，肾病样蛋白尿罕见。目前，普遍认为高血压患者出现的微量白蛋白尿代表全身内皮系统功能的受损。因此，在高血压患者的常规监测中，应注意定期检测微量白蛋白尿，以期早期发现肾损伤。

多数研究显示，轻中度原发性高血压时已经存在肾血管阻力的增加、肾脏血流量的减少，而 GFR 可以正常。严重的高血压或原发性高血压晚期则可出现 GFR 的下降以及尿浓缩功能的受损等，预示出现了功能肾单位的丢失及不可逆的组织学损伤（局灶性肾小球硬化）。需要注意的是，血肌酐不是准确反映肾功能的指标，在健康人及患者中，GFR 是评价肾功能的可靠方法。根据 K/DOQI 指南的建议：以血肌酐为基础的推算 GFR 的计算方程可用于 CKD 的分期，以及监测肾脏疾病的进展。

四、诊断

基于典型的临床表现常可做出高血压肾损害的临床诊断，常规不需要肾穿刺活检病理证实。

1. **早期诊断指标** 在高血压肾损害早期，肾一般没有明显的结构和功能改变，用常规检测方法难以判断肾损害情况。由于肾小管、肾小球受到不同程度的损害，尿微量蛋白的检测可作为早期诊断的敏感指标，能较早地反映肾小球滤过功能、近曲小管重吸收及分解代谢功能。

尿微量蛋白包括了尿微量白蛋白、β2- 微球蛋白（β2-MG）、尿视黄醇结合蛋白（RBP）和 N- 乙酰 -β- 氨基葡萄糖苷酶（NAG）等。尿微量白蛋白排出量的多少反映肾小球的损伤程度；β2-MG 是判断肾小管、肾间质损害的敏感指标；RBP 临床意义与 β2-MG 基本相似，但在酸性环境中的稳定性更高，是较 β2-MG 更可靠的反映近曲小管重吸收功能的标志物；NAG 是肾小管损害的比较敏感的指标。

尿微量蛋白的检测简单、无创，定期检测可为早期肾小球、肾小管的损害提供临床诊断依据，便于早期采取综合治疗措施，对阻止或延缓高血压导致的肾损害有重要的意义。

2. 临床诊断指标 良性肾小动脉硬化症与高血压的程度和持续时间呈正相关，一般于高血压持续 5～10 年后发生。在临床上诊断高血压良性肾小动脉硬化症的主要依据：

（1）有确切和持续的高血压病史及高血压家族史，病程往往在 10 年以上；

（2）长期严重高血压，血压一般＞150/100mmHg；

（3）伴有高血压的其他脏器损害，如左心室肥厚、高血压性视网膜病变等；

（4）肾小管功能损害先于肾小球功能损害，临床上表现为肾小管间质损害，如夜尿增多、尿浓缩功能减退等，部分患者可表现为轻度蛋白尿（24h 的尿蛋白≤ 1.0g）及少量红细胞尿，少数表现为血肌酐升高；

（5）病变晚期彩超显示双肾缩小，CT 显示肾脏表面呈颗粒状凹凸不平；

（6）排除原发性肾病伴有高血压的病例；

（7）一般不需做肾活检，肾活检可呈现出以肾小动脉硬化、肾小球毛细血管基底膜皱缩和肾小球缺血性硬化等典型病理改变。

若肾动脉狭窄，胆固醇栓塞及其他肾小球疾病继发的高血压等其他原因导致的肾损害与原发性高血压性肾损害同时存在，可造成临床诊断困难，必要时仍应行肾穿刺活检或其他系统检查以帮助做出正确诊断，以期延缓肾病进展。

五、治疗和监测

积极有效地控制高血压是避免或减轻靶器官（包括肾在内）损害的根本措施。

1. 降压目标值 降压治疗首先需明确降压目标值。《中国高血压防治指南 2010》建议，一般高血压患者应将血压降至 140/90mmHg 以下，65 岁及以上老年人的收缩压应控制在 150mmHg 以下，如能耐受还可进一步降低；伴有肾病的患者可将血压降至 130/80mmHg 以下。从 2013 年新发布的三部欧洲、美国高血压指南中，我们可以看出当下趋势是将肾病患者的降压目标调整为≤ 140/90mmHg。2015 年 9 月提前终止的 SPRINT 研究发现强化降压（收缩压降至 120mmHg）与传统降压（收缩压降至 140mmHg）相比，可使患者全因死亡率降低 30%，心血管事件风险降低 25%；但该研究排除大量蛋白尿（＞ 1g/d）和 ESRD 患者，对肾病患者降压目标的指导意义有限。在临床工作中，不同患者，高血压病程的不同阶段各异，因此，降压治疗应因人而异，提倡个体化治疗。高血压防治的最终目的是保护靶器官，提高患者的生存率。

2. 正确的血压监测 血压测量是评估血压水平、诊断高血压以及观察降压疗效的主要手段。主要采用诊室血压、动态血压以及家庭血压3种方法。近年来，24小时动态血压监测能够更好地评价患者的真实血压和血压变化程度。前瞻性的研究显示动态血压监测对心血管事件的预测优于临床检测，与靶器官损害，包括肾损害关系更密切。有条件者应定期进行24小时动态血压监测，以期能更好地评价降压治疗的效果并优化治疗方案。

3. 合理的治疗方案 对于高血压患者的治疗包括生活方式、饮食调整及药物治疗。

（1）非药物治疗

1）戒烟限酒，减少食盐摄入：吸烟及大量饮酒可以导致血压升高，戒烟可以使部分患者血压下降，限制饮酒量显著降低高血压的发病风险。因此，对于吸烟的高血压患者来讲，戒烟应该是必须达到的目标。所有高血压患者均应控制饮酒量，每日酒精摄入量男性不应超过30g，女性不应超过15g。与酒精相关的血压升高由SNS介导。大量饮酒的人突然戒酒可出现血压反弹性升高，数日后减轻。

大量证据显示，高血压患病率及其相关的心血管疾病与盐的摄入有关。如果盐的摄入低于50～100mmol/d，很少发生高血压。因此，高血压患者应尽可能减少钠盐的摄入量。

2）运动及减重：研究表明，超重和肥胖是导致血压升高的重要原因，以腹部脂肪堆积为典型特征的中心性肥胖者，高血压等心血管与代谢性疾病的风险增加。高血压或血压正常高限的肥胖患者，减少4～5kg的体重可使血压显著下降。减轻体重（指肥胖患者）是除药物治疗外最有效的干预措施。

规律的体力活动有助于减重、降低血压，改善心血管的适应性及胰岛素的敏感性。建议每天进行中等量的体力活动（每天30min左右），每周应有3次以上的有氧体育锻炼。运动时血压会升高，应控制好平时的血压。

（2）药物治疗：JNC8指南推荐对于≥60岁的老年患者，当血压≥150/90mmHg时可考虑启动药物治疗；年龄＜60岁者和（或）糖尿病和CKD患者，血压≥140/90mmHg即考虑启动降压药物治疗。推荐以下3种降压方案：①先选用一种药物治疗，逐渐增加至最大剂量，若血压仍不能达标则加用第二种药物；②先选用一种药物治疗，血压不达标时联合应用第二种药物；③若基线血压≥160/100mmHg，或患者血压超过目标血压 20/10mmHg，可直接启动 2 种药物联合治疗。降压药的选择应在把血压降至目标值的前提下，尽可能选用对肾有保护作用的降压药。

1）ACEI：ACEI 能抑制 RAS 和激活缓激肽释放酶 – 缓激肽系统（KSS），发挥双系统保护作用，通过血流动力学效应及非血流动力学效应两种途径延缓肾损害进展。大规模的临床试验（Angiotensin Inhibition and the Progression of Renal Insufficiency，AIPRI）证明 ACEI 可明显减少尿蛋白的排泄，显著降低终末期肾病的危险度，具有超越降压功能以外的肾保护作用，可使肾功能不全的发生率降低 53%，使血肌酐轻度升高的肾病患者肾功能不全发生率降低 71%。Segura 等对高血压性肾硬化和轻度肾功能不全患者的 7 年研究结果表明，应用 ACEI（单用或联合应用其他药物）比不用 ACEI 能更有效地降低肾脏事件的发生率，未使用 ACEI 的患者，即使血压控制良好，其肾脏不良事件的发生率依然倍增。另一项针对原发性高血压患者的试验证明，ACEI 降低白蛋白排泄率优于 CCB、利尿药、β - 受体阻滞药。这些结果对肾病的转归至关重要。根据大量的循证医学证据，JNC8 指南推荐 CKD 患者（无论是否伴糖尿病）应首选 ACEI 或 Ang Ⅱ受体阻滞药（angiotensin receptor blocker， ARB）治疗。

2）ARB：大规模的临床试验（Losartan Intervention For Endpoint Reduction in Hypertension，LIFE；Valsartan Antihypertensive Long-Term Use Evaluation，VALUE；The Study on Cognition and Prognosis in the Elderly，SCOPE）等证实 ARB 类药物可降低轻、中度高血压患者的血压，保护肾脏、显著改善因长期高血压所致的左心室肥厚，此外，还可有效控制和减少高血压所导致的心血管死亡、卒中、心肌梗死等心血管终点事件的发生。与 ACEI 降压疗效类似，ARB 存在如下特点：①作用不受 ACE 基因多态性影响；②能抑制非 ACE 催化产生的 Ang Ⅱ致病作用；③促进 Ang Ⅱ与 AT2R 结合发挥有益效应。ARB 不影响激肽酶，咳嗽、血管性水肿等不良反应发生率较 ACEI 低。ARB 并不具备 ACEI 所有的特点，如 ACEI 使 Ang1 ～ 7 和缓激肽降解减少而发挥血管扩张、抗增殖和抗氧化应激的作用。

ARB 同 ACEI 一样，也是治疗肾实质性高血压或高血压性肾损害的首选降压药物，尤其适用于 ACEI 不能耐受的患者。应用 ARB 及 ACEI 时，钠摄入量过多会明显影响降压疗效，应提倡限制食盐，必要时合用利尿药。

3）CCB：CCB 在高血压治疗中疗效肯定，但肾保护作用居于 ACEI、ARB 之后。CCB 对肾的保护作用包括：①改善肾血流动力学；②减轻由肾小球肥大所致的损伤；③抑制系膜细胞对大分子物质的捕获；④抑制促有丝分裂细胞因子的作用；⑤清除氧自由基。此外，CCB 的降压作用不受钠摄入量影响，不引起高钾血症，对血糖和血脂无影响，肾衰竭患者仍能使用。

4）其他降压药：利尿药、β - 受体阻滞药及 α - 受体阻滞药等都具有血压依赖性肾保护作用，在肾功能不全患者的降压治疗中多为联合用药。需强调的是，无论采用何种降压治疗方案，首先强调血压达标。

（3）夜间高血压的治疗：生理状态下，人体血压昼夜节律表现为夜低昼高。多项研究发现，相比夜间血压正常的患者，夜间血压高（夜间血压比日间降低不足 10% 或者夜间血压＞120/75mmHg）的患者易出现心血管意外和肾损伤。

夜间高血压的临床治疗涉及病因治疗、生活方式干预及服药时间调整。夜间高血压需排除并治疗继发因素，如 CKD、睡眠呼吸暂停低通气综合征（obstructive sleep apnea hypopnea syndrome，OSAHS）、前列腺疾病等。根据不同药物的药代动力学、剂型、释放时间等选择合适的药物及给药方法，以改变异常的血压昼夜节律，最大限度地减少靶器官损害；包括应用长效制剂、更改服药时间等。将睡眠时血压由非杓型向杓型转化可使高血压患者获益，但过度降低夜间血压可增加心脑血管事件。

参考文献

[1] Bidani AK，Griffin KA.Pathophysiology of hypertensive renal damage: implications for therapy.Hypertension，2004，44（5）：595-601.

[2] Nissenson AR，Pereira BJ，Collins AJ，et al.Prevalence and characteristics of individuals with chronic kidney disease in a large health maintenance organization.Am J Kidney Dis，2001，37（6）：1177-1183.

[3] The multiple risk factor intervention trial research group.Mortality after 16 years for participants randomized to the Multiple Risk Factor Intervention Trial.Circulation，1996，94（5）：946-951.

[4] Klag MJ，Whelton PK，Randall BL，et al.End-stage renal disease in African-American and white men.16-year MRFIT findings.JAMA，1997，277（16）：1293-1298.

[5] Haroun MK，Jaar BG，Hoffman SC，et al.Risk factors for chronic kidney disease: a prospective study of 23,534 men and women in Washington County, Maryland.J Am Soc Nephrol，2003，14（11）：2934-2941.

[6] 周福德，王梅．北京市血液透析的发展与质量改进．中国血液净化，2006，5(3)：117-118.

[7] 熊友珍，王旋．高血压的危险因素及研究进展．湖南生态科学学报，2008，14(1)：7-10.

[8] Hajjar I，Kotchen TA.Trends in prevalence，awareness，treatment，and control of hypertension in the United States，1988-2000.JAMA，2003，290（2）：199-206.

[9] 卫生部心血管病防治中心．中国心血管病报2005．北京：中国大百科全书出版社，2006：84.

[10] Ruilope LM.The kidney as a sensor of cardiovascular risk in essential hypertension.J Am Soc Nephrol，2002，13（Suppl 3）：S165-168.

[11] Collins AJ，Kasiske B，Herzog C，et al.Excerpts from the United States Renal Data System 2003 Annual Data Report: atlas of end-stage renal disease in the United States. Am J Kidney Dis，2003，42（6 Suppl 5）：A5-7，S1-230.

[12] 中华医学会肾脏病分会透析移植登记工作组.1999年度全国透析移植登记报告.中华肾脏病杂志，2001，2（17）：77-78.

[13] Anderson WP，Kett MM，Stevenson KM，et al.Renovascular hypertension: structural changes in the renal vasculature.Hypertension，2000，36（4）：648-652.

[14] Lavoie P，Robitaille G，Agaharazii M，et al. Involvement of transforming growth factor-beta in the pathogenesis of hypertension in rats with chronic renal failure. Journal of Hypertension，2004，22（Suppl 2）：S80.

[15] Palmer BF.Impaired renal autoregulation: implications for the genesis of hypertension and hypertension-induced renal injury.Am J Med Sci，2001，321（6）：388-400.

[16] 邹斌，吴延庆．活性氧与高血压肾损害关系研究进展．中国中西医结合肾病杂志，2004，5（1）：60-62.

[17] 吴旭斌，杨成悌，余静，等．炎症在高血压病患者肾功能损害中的作用．高血压杂志，2003，11（1）：16-18.

[18] 韩瑞发，姚智，王林.译．免疫肾脏病学.2版．沈阳：辽宁科学技术出版社，2006：552-563.

[19] Johnson RJ，Gordon KL，Suga S，et al.Renal injury and salt-sensitive hypertension after exposure to catecholamines.Hypertension，1999，34（1）：151-159.

[20] Kincaid-Smith P.Hypothesis：obesity and the insulin resistance syndrome play a major role in end-stage renal failure attributed to hypertension and labelled ‘hypertensive nephrosclerosis’.J Hypertens，2004，22（6）：1051–1055.

[21] Hebert LA，Kusek JW，Greene T，et al.Effects of blood pressure control on progressive renal disease in blacks and whites. Modification of Diet in Renal Disease Study Group.Hypertension，1997，30（3 Pt 1）：428–435.

[22] 王梅，王玉 . 高血压性肾损害 . 肾脏病学 . 3 版 . 北京：人民卫生出版社，2008：1662–1670.

[23] National Kidney Foundation.K/DOQI clinical practice guidelines for chronic kidney disease: evaluation，classification，and stratification.Am J Kidney Dis，2002，39（2 Suppl 1）：S1–266.

[24] 许顶立，任昊．高血压病肾脏损害的诊断与防治．中华心血管病杂志，2004，32（2）：190–192.

[25] 黄颂敏，欧三桃．高血压病肾损害的诊断及治疗．中华肾脏病杂志，2005，21（10）：566–568.

[26] Zarif L，Covic A，Iyengar S，et al.Inaccuracy of clinical phenotyping parameters for hypertensive nephrosclerosis.Nephrol Dial Transplant，2000，15（11）：1801–1807.

[27] 中国高血压防治指南修订委员会 . 中国高血压防治指南 2010. 中华心血管病杂志，2011，39（7）：579–616.

[28] James PA，Oparil S，Carter BL，et al.2014 evidence-based guideline for the management of high blood pressure in adults：report from the panel members appointed to the Eighth Joint National Committee（JNC 8）. JAMA，2014，311（5）：507–520.

[29] Baguet JP，Robitail S，Boyer L，et al.A meta-analytical approach to the efficacy of antihypertensive drugs in reducing blood pressure.Am J Cardiovasc Drugs，2005，5（2）：131–140.

[30] Thompson AM，Pickering TG.The role of ambulatory blood pressure monitoring in chronic and end-stage renal disease.Kidney Int，2006，70（6）：1000–1007.

[31] Hou FF，Zhang X，Zhang GH，et al.Efficacy and safety of benazepril for advanced chronic renal insufficiency.N Engl J Med，2006，354（2）：131–140.

[32] 尤丹瑜，万建新，吴可贵. 高血压肾损害. 中华高血压杂志，2007，15（4）：275-277.

[33] Staessen JA，Li Y，Thijs L，et al.Blood pressure reduction and cardiovascular prevention：an update including the 2003-2004 secondary prevention trials.Hypertens Res，2005，28（5）：385-407.

[34] Hermida RC，Ayala DE，Calvo C，et al.Chronotherapy of hypertension：administration-time-dependent effects of treatment on the circadian pattern of blood pressure.Adv Drug Deliv Rev，2007，59（9-10）：923-939.

[35] Peixoto AJ，White WB.Circadian blood pressure：clinical implications based on the pathophysiology of its variability.Kidney Int，2007，71（9）：855-860.

[36] Wang C，Zhang J，Liu X，et al.Reversed dipper blood-pressure pattern is closely related to severe renal and cardiovascular damage in patients with chronic kidney disease.PLoS One，2013，8（2）：e55419.

[37] Minutolo R1，Gabbai FB，Borrelli S，et al.Changing the timing of antihypertensive therapy to reduce nocturnal blood pressure in CKD: an 8-week uncontrolled trial.Am J Kidney Dis，2007，50（6）：908-917.

[38] Hermida RC，Ayala DE，Fernández JR，et al.Chronotherapy improves blood pressure control and reverts the nondipper pattern in patients with resistant hypertension.Hypertension，2008，51（1）：69-76.

[39] Hermida RC，Ayala DE，Mojón A，et al.Bedtime dosing of antihypertensive medications reduces cardiovascular risk in CKD.J Am Soc Nephrol，2011，22（12）：2313-2321.

[40] Ishikawa J，Shimizu M，Hoshide S，et al.Cardiovascular risks of dipping status and chronic kidney disease in elderly Japanese hypertensive patients.J Clin Hypertens（Greenwich），2008，10（10）：787-794.

（张 晶 周福德）

第八章

老年高血压特点、降压目标及治疗策略

高血压是老年人的常见疾病，是导致老年人心力衰竭、卒中、冠心病、肾衰竭、外周血管病发病率和病死率升高的重要危险因素。根据1999年WHO/ISH《高血压防治指南》，年龄在60岁以上、血压持续或3次以上非同日坐位血压收缩压≥140mmHg和(或)舒张压≥90mmHg，定义为老年高血压。若收缩压≥140mmHg，舒张压＜90mmHg，则称为老年单纯收缩期高血压（ISH）。研究显示，随着年龄增长，高血压的患病率显著增加。2002年卫生部组织的全国居民27万人营养与健康状况调查显示，我国60岁及以上老年人群高血压的患病率为49%，即约每2位老年人中就有1人患有高血压。其他研究显示，年龄≥80岁的高龄老年人，高血压的患病率高达90%。

老年高血压常与多种疾病并存，并发症多。常并发冠心病、心力衰竭、脑血管疾病、肾功能不全、糖尿病等，我国人群卒中发生率远高于西方人群。高血压对于老年人的危害更大，老年高血压患者发生靶器官损害以及相关死亡的危险显著增高。

一、老年高血压的临床特点

1. **单纯收缩期高血压多见** 在老年人群中，ISH.增高更常见。老年人收缩压随年龄增长升高，而舒张压水平在60岁后呈现降低的趋势。老年人的收缩压升高、舒张压降低、脉压增大。与舒张压相比，收缩压与心脑肾等靶器官损害的关系更为密切，收缩压水平是心血管事件更为重要的独立预测因素。

2. **血压波动大** 随着年龄增长，老年人压力感受器敏感性降低，而动脉壁僵硬度增加，血管顺应性降低，使老年人血压更容易随情绪、季节和体位的变化而出现明显波动，部分老年人甚至可发生餐后低血压。老年人血压波动幅度大，进一步增加了降压治疗的难度，因此需谨慎选择降压药物。老年高血压患者常伴有左心室肥厚、室性心律失常、冠状动脉以及颅内动脉病变等，血压急剧波动时，可显著增加发生不良心血管事件及靶器官损害的危险。

3. **多种疾病并存，合并症多**　老年高血压常伴发动脉粥样硬化性疾病如冠心病、脑血管病、外周血管病、缺血性肾病及血脂异常、糖尿病、老年痴呆等。若血压长期控制不理想，更易发生或加重靶器官损害，显著增加心血管死亡率与全因死亡率。

4. **易发生直立性低血压**　由于老年人自主神经系统调节功能减退，尤其当高血压伴有糖尿病、低血容量，或应用利尿药、扩血管药物及精神类药物时更容易发生直立性低血压。因此，在老年人高血压的诊断与疗效监测过程中需要注意测量立位血压。

5. **诊室高血压多见**　与中青年患者相比，老年人诊室高血压更为多见，易导致过度降压治疗。因此，对于诊室血压增高者应加强监测血压，鼓励患者家庭自测血压，必要时行动态血压监测评估是否存在诊室高血压。

6. **常见继发性高血压**　老年人继发性高血压较常见，如肾动脉狭窄或肾血管性高血压、肾性高血压、原发性醛固酮增多症及嗜络细胞瘤等。如果血压在短时内突然升高、原有高血压突然加重、或应用多种降压药物治疗后血压仍难以控制，应注意排除继发性高血压。老年人 OSAHS 可导致或使高血压加重，表现为夜间睡眠或晨起血压升高，血压昼夜节律改变。

7. **部分呈隐匿性高血压（Masked Hypertension）**　指患者在诊室内血压正常，动态血压或家中自测血压升高的临床现象。诊断标准：诊室血压＜ 140/90mmHg，家庭自测血压收缩压≥ 135mmHg 和（或）舒张压≥ 85mmHg；动态血压监测日间收缩压≥ 135mmHg 和（或）舒张压≥ 85mmHg。隐匿性高血压患者靶器官损害风险增加。

8. **可见假性高血压（Pseudohypertension）**　指袖带法所测血压值高于动脉内测压值的现象，收缩压增高≥ 10mmHg 或舒张压增高≥ 15mmHg，多见于严重动脉硬化老年患者。肱动脉钙化和僵硬导致血压袖带充气加压后难以压缩，听诊测得血压高于动脉内压。持续血压高无明显靶器官损害或经降压药物治疗后出现低血压症状而袖带血压仍持续升高的老年人应注意排除假性高血压。可通过测定无创中心动脉压或直接测量动脉内压力获得准确的血压值。

二、老年高血压的降压目标

老年高血压患者的降压治疗应强调个体化，应根据患者的个体特征及危险分层选择降压药物，鼓励选用长效、平稳的降压药物并根据所合并的疾病选择合理的降压药物。在治疗高血压的同时，应积极干预其他相关的危险因素。

《中国高血压防治指南 2010》推荐 65 岁以上的老年人的降压目标为 140/90mmHg，80 岁以上的高龄老年人，降压的目标值为 150/90mmHg。强调对于高血压伴冠心病患者，降压不宜过快，舒张压尽量不低于 60mmHg，以免诱发冠状动脉缺血。

2011 年发表的《老年高血压的诊断与治疗中国专家共识》建议对于高血压合并心、脑、肾等靶器官损害的老年患者，采取个体化治疗、分级达标的治疗策略：首先将血压降低至＜ 150/90mmHg，如果患者能够良好地耐受，可继续降到＜ 140/90mmHg。对于年龄＜ 80 岁且一般状况良好、能耐受降压的老年患者，可在密切观察下将血压进一步降低到 130/80mmHg。对于 80 岁及以上的高龄高血压患者，共识建议将＜ 140/90mmHg 作为血压控制目标。对于稳定期的脑血管病患者降压目标应为 140/90mmHg，但对于伴有双侧颈动脉狭窄≥ 70% 或存在颅内主要动脉严重狭窄的 ISH 患者降压治疗应慎重，收缩压一般不应低于 150mmHg。

《2011 年 ACC/AHA 的老年高血压专家共识》指出：尽管低灌注对重要脏器的危害尚不清楚，建议 80 岁以上高龄高血压患者应避免出现收缩压低于 130mmHg，舒张压低于 65mmHg 的情况。因此，单纯收缩期高血压患者的治疗应分别达到 140mmHg 及 150mmHg 的收缩压治疗目标，在强调降压达标的同时，应重视血压过低的危害，收缩压不应过低，避免血压降低过快、波动过大，最大程度地减少血压过低带来的不利影响。

《2013 年 ESH/ESC 高血压治疗指南》强调收缩压达标，推荐＜ 80 岁的老年患者若收缩压≥ 160mmHg，降压目标为 140 ～ 150mmHg，如能耐受可降至＜ 140mmHg，对于一般状况差的患者应根据个体耐受性确定降压目标；≥ 80 岁的老年患者若收缩压≥ 160mmHg，生理及精神状况良好时血压应降至 140 ～ 150mmHg。

《2014 年美国成人高血压管理指南》（JNC8）基于大型 RCT 证据，推荐年龄≥ 60 岁的高血压患者，收缩压≥ 150mmHg 或舒张压≥ 90mmHg 即需启动降压药物治疗，目标血压＜ 150/90mmHg；强调若使用降压药物后容易达标甚至收缩压较低（如＜ 140mmHg）且能耐受治疗，无影响健康或生活质量的不良反应，则无需调整治疗方案。

《2016 年欧洲临床实践心血管病（CVD）预防指南》建议：年龄＞ 60 岁、收缩压≥ 160mmHg 的患者，建议将收缩压降至 140 ～ 150mmHg；年龄＞ 80 岁、收缩压≥ 160mmHg 的患者，若身体和精神状态良好，建议将收缩压降至 140 ～ 150mmHg。

老年高血压治疗的主要目标是保护靶器官，最大限度地降低心血管事件和死亡的风险。临床研究表明，降压治疗显著降低心血管事件的发生率及全因死亡率，在老年人群中获益更大。≥ 65 岁老年人推荐血压控制目标＜ 150/90mmHg，若能够耐受可降低至 140/90mmHg 以下。对于收缩压 140 ～ 149mmHg 的老年患者，可考虑使用降压药物治疗，在治疗过程中需监测血压变化以及有无心、脑、肾灌注不足的临床表现，并避免过度降低舒张压。

对于高血压合并心、脑、肾等靶器官损害的老年患者，建议采取个体化、分级达标的治疗策略：首先将血压降低至＜ 150/90mmHg，耐受良好者可降低至＜ 140/90mmHg。对于年龄＜ 80 岁且一般状况好、能耐受降压的老年患者，可降至＜ 130/80mmHg；≥ 80 岁的患者，建议降至＜ 140/90mmHg。由于我国老年人卒中患病率远高于西方人群，降压治疗对预防卒中尤为重要。对于症状性颈动脉狭窄患者，降压治疗应慎重，不应过快过度降低血压，如能耐受可降低至＜ 140/90mmHg。过度降压可减少各重要脏器的血流灌注，增加了老年人晕厥、跌倒、骨折和死亡的风险。对于伴有缺血性心脏病的老年高血压患者，在收缩压达标的同时应关注舒张压，舒张压低于 60mmHg 时应在密切监测下逐步达到收缩压目标。各类降压药物的降压幅度与基线血压水平密切相关，基线血压越高其降压幅度越大。应用降压药物后收缩压降幅较大、舒张压降幅较小。老年患者降压治疗应强调收缩压达标，同时应避免过快、过度降低血压，强调在患者能耐受降压治疗的前提下逐步降压达标。

三、老年高血压的降压药物选择

常用的 5 类降压药物利尿药、长效钙拮抗药（CCB）、血管紧张素转换酶抑制剂（ACEI）、血管紧张素受体拮抗剂（ARB）及 β - 受体阻滞药均可用于老年高血压的治疗。对于单纯收缩期高血压患者应强调收缩压达标，若因舒张压不高或降低影响收缩压达标，则不利于降低收缩期高血压带来的危害。长期使用长效 CCB、ACEI 或 ARB 降压治疗可改善患者血管弹性、逆转肥厚心肌，部分患者降低的舒张压甚至可有所升高。对于高血压合并前列腺肥大或使用其他降压药物血压控制不理想的老年患者，可合用 α- 受体阻滞药。通常，降压药物更多降低收缩压和脉压，在患者能耐受的前提之下，逐步、平稳降压可得到更多益处。治疗老年高血压的理想降压药物应符合以下条件：①平稳、有效；②安全，不良反应少；③服药简便，依从性好。

老年高血压合并靶器官损害患者的治疗，不能单独以血压水平决定治疗策略，重在综合评价，应根据不同合并症合理选择降压药物。同时，应积极干预其他相关的危险因素，做好高血压患者的综合管理。

（一）高血压合并卒中

常用的降压药均可用于卒中高血压患者的防治。《2014AHA/ASA 卒中和 TIA 二级预防指南》推荐使用利尿药及其复方制剂、ACEI，根据降压药特点、作用机制、个体情况选择药物（颅外血管闭塞、肾损害、心血管病、糖尿病）。降压药物应从小剂量开始，密切观察血压变化及不良反应，根据患者耐受性调整降压药及剂量，如出现头晕等明显不良反应时，应减少给药剂量或更换降压药。

（二）高血压合并心脏损害

高血压对心脏的损伤主要是心脏后负荷增加后对心脏功能和形态的影响，研究表明，外周血管阻力、容量负荷、神经体液因素包括交感神经－肾上腺素系统、肾素－血管紧张素－醛固酮系统（RAAS）、内皮素（ET）等参与心室重构的过程。

1. *左心室肥厚（LVH）* 高血压患者常见，可伴有冠状动脉储备功能减低、心肌缺血、心力衰竭、心律失常等。ACEI、ARB 及 CCB 类药物及 β-受体阻滞药均可选用。

2. *心力衰竭* 早期可表现为舒张功能异常，晚期出现收缩功能异常或全心衰竭。积极控制高血压可明显降低高血压患者心力衰竭的发生率。舒张性心力衰竭首选 β-受体阻滞药和非二氢吡啶类 CCB；有研究显示二氢吡啶类 CCB、ACEI 可以改善高血压心肌肥厚患者的心脏舒张功能；液体负荷过重时，可使用利尿药。对于伴有慢性收缩性心力衰竭的高血压患者，常需要合用 2 种或 3 种降压药物。临床研究表明 ACEI、醛固酮受体阻滞药（螺内酯、依普利酮）以及 β-受体阻滞药等均可改善患者的长期预后。ACEI 不能耐受时应使用 ARB。β-受体阻滞药通常需在应用利尿药消除体内过多潴留的液体使患者处于干重状态后使用。RAAS 阻滞剂和 β-受体阻滞药应从小剂量开始，约为降压治疗常规剂量的 1/4，应缓慢增加剂量。醛固酮受体阻滞药改善心力衰竭患者长期预后，但可导致男性乳房增生及乳腺疼痛、高钾血症等不良反应。

3. *冠心病* 对于高血压伴冠心病患者，降压不宜过快，舒张压尽量不低于 60mmHg，以免诱发冠状动脉缺血。

β-受体阻滞药在降压的同时减慢心率，降低心肌氧耗，抑制心肌梗死后心室重构，改善远期预后。ACEI 减少伴有前壁心肌梗死、糖尿病、左心室收缩功能不全患者的心血管事件，改善预后。ACEI 类药物较 ARB 类有更多是冠心病患者获益的临床证据。

4. **心律失常**　高血压患者可出现多种心律失常，以房性心律失常多见。首选 ACEI 或 ARB、β-受体阻滞药。

（三）高血压合并肾损害

高血压可引起慢性肾损害，甚至发生终末期肾病。控制血压可以保护肾脏，延缓肾功能恶化。ACEI、ARB 降低白蛋白排泄率、改善肾功能优于 CCB、利尿药、β-受体阻滞药，应作为首选药物。ACEI/ARB 不宜用于高钾血症、严重双侧肾动脉狭窄、肾功能显著受损如肌酐＞3mg/dl，或 GFR＜30ml/（min · $1.73m^2$）患者。

（四）高血压合并血管病变

1. **主动脉夹层**　一般根据动脉内膜撕裂的部位、夹层的范围、器官受压程度及有无出血等情况决定治疗策略，血压升高时应尽快给予降压治疗，在保证脏器灌注的前提下使血压维持在较低的水平。首选 β-受体阻滞药治疗，可静脉给予艾司洛尔或美托洛尔。血压稳定后可改为口服 β-受体阻滞药、ACEI、CCB、ARB 或利尿药等。

2. **高血压合并外周血管疾病（PAD）**　降压治疗降低心、脑血管事件发生的风险。少数严重缺血患者在降压过程中因血流减少导致症状加重，应避免过度降压。可选择 CCB、ACEI、ARB、β-受体阻滞药和利尿药，重症闭塞性下肢动脉病应避免使用非选择性 β-受体阻滞药。

（五）高血压合并糖尿病

糖尿病并发肾损害时多伴有高血压。ACEI 或 ARB 降压的同时改善胰岛素抵抗，对糖脂代谢无不良影响，延缓糖尿病特别是伴有蛋白尿患者肾脏病变的进程，改善预后，应作为高血压合并糖尿病患者的首选降压药。长期大剂量使用利尿药可影响糖代谢，但小剂量利尿药影响较小，与其他降压药物联合应用时具有协同降压作用。小剂量选择性 β1-受体阻滞药对糖、脂代谢无明显影响，降低冠心病患者心血管事件，可用于高血压合并糖尿病患者，反复低血糖发作者慎用，以免掩盖低血糖症状。CCB 不影响代谢，短效二氢吡啶类 CCB 可反射性激活交感神经，长效制剂 CCB 此类不良反应减轻。

（六）高血压伴代谢综合征

表现为高血压与糖代谢异常、高脂血症、肥胖、高尿酸血症、高凝状态等并存。首选对血糖、血脂代谢无不良影响的 ACEI/ARB，CCB 类。在降压的同时应兼顾调脂、降糖、降尿酸、抗栓治疗等，进行综合管理。

联合治疗降压效果好、药物用量小、不良反应少，有利于靶器官保护，同时提高患者的用药依从性和成本 / 效益比。当使用单药常规剂量收缩压不能达标时，应采用多种药物联合治疗。通常，老年高血压患者常需服用 2 种以上的降压药物才能使血压达标。可根据老年个体特点选择不同作用机制的降压药物，以达到协同增效、减少不良反应的目的。

四、老年高血压治疗的注意事项

老年高血压患者常同时合并多种疾病、存在多种心血管疾病的危险因素和（或）靶器官损害，多数需要联合应用 2 种以上降压药物才能达到降压目标。根据患者的个体特征、并存的临床疾病及合并用药情况选择降压药物有助于获得更好的降压疗效，同时应积极评估并干预相关的心血管危险因素。应慎重选择降压药物并注意药物间相互作用对血压的影响，密切观察疗效及不良反应。

老年高血压初始治疗时，降压药应从小剂量开始，降压速度不宜过快，逐渐增加药物剂量或调整种类，应逐步使血压达标，在治疗过程中应避免降压速度过快并密切观察有无降压药物相关的脑供血不全及心肌缺血的症状及药物不良反应，应注意监测立位血压，避免直立性低血压或过度降压带来的伤害。对于直立性血压变化明显者应根据其坐、立、卧位血压判断血压是否达标。

老年人降压治疗应强调收缩压达标，不应过分关注或强调舒张压变化的意义，若单纯由于舒张压不高或降低影响收缩压达标，则不利于降低收缩期高血压带来的危害。通常，降压药物更多地是降低收缩压和脉压，在患者能耐受的前提之下，逐步、平稳降压可得到更多益处。在强调老年人降压达标的同时，应重视血压过低的危害，不应过度降压，尽量避免血压降低过快、波动过大，以最大程度地减少血压过低带来的不利影响。

直立性低血压是导致老年人晕厥、跌倒、骨折和死亡增加的原因。老年患者由于血管硬化，血管顺应性降低，自动调节能力差，容易发生直立性低血压，降压药物诱发的直立性低血压发生率也较高。因此，应测量老年人的立位血压评估降压治疗的体位效应，避免直立性低血压及过度降低血压。存在直立性低血压的患者应根据立位血压判断血压是否达标。对于易发生直立性低血压的患者，应根据患者的立位血压和有无脑血管低灌注症状逐步调整血压。动态血压监测有助于详细了解血压波动情况，条件允许时可作为老年高血压患者诊断与疗效监测的检查项目。

五、老年高血压患者的综合管理

老年高血压患者常与其他疾病或心血管疾病的危险因素（如血脂异常、糖尿病等）并存。因此，在积极降压治疗的同时，还应加强对合并疾病及危险因素的综合管理。老年高血压患者的血脂、血糖管理以及抗栓治疗原则与一般成年人群相似，参见相关指南。由于老年患者存在特殊性，在临床工作中应予以关注：①老年高血压血脂异常患者从他汀类药物的治疗中获益。通常，中小剂量的他汀治疗可使多数老年患者的总胆固醇和低密度脂蛋白胆固醇达标，一般无需服用大剂量他汀。此外，老年人常服用多种药物，在使用他汀类药物时需注意药物之间的相互作用并监测不良反应；②与一般成年患者相比，低血糖对老年人危害更大，应尽量避免使用容易发生低血糖的降糖药，使用降糖药时应加强血糖监测。对于健康状况好、无反复低血糖发作、预期寿命长的患者，糖化血红蛋白的目标值为＜ 7.0%，健康状况较差患者可放宽至 7.5% ～ 8.0%；③心血管疾病高风险的老年高血压患者使用小剂量阿司匹林可能降低心血管风险，但应在认真评估获益明显超过风险、血压控制良好（＜ 150/90mmHg）时使用，用药过程中监测出血倾向及不良反应。

总之，高血压对于老年人的危害更大，老年高血压患者发生靶器官损害以及相关死亡的危险显著增高。在老年人群中有效地控制血压可获得与年轻高血压患者一样、甚至更大的益处。长期以来，老年人高血压的治疗率、控制率均低于普通人群，达标率低。因此，老年高血压患者的防治工作亟待加强。

参考文献

[1] 中国高血压防治指南修订委员会 . 中国高血压防治指南 2010. 中华心血管病杂志，2011，39（7）：579-616.

[2] 中华医学会心血管病学分会 . 老年高血压的诊断与治疗中国专家共识（2011 版）. 中华内科杂志，2012，51（1）：76-82.

[3] Aronow WS，Fleg JL，Pepine CJ，et al.ACCF/AHA 2011 expert consensus document on hypertension in the elderly：a report of the American College of Cardiology

Foundation Task Force on Clinical Expert Consensus documents developed in collaboration with the American Academy of Neurology, American Geriatrics Society, American Society for Preventive Cardiology, American Society of Hypertension, American Society of Nephrology, Association of Black Cardiologists, and European Society of Hypertension.J Am Coll Cardiol, 2011, 57（20）: 2037–2114.

[4] Mancia G, Fagard R, Narkiewicz K, et al.2013 ESH/ESC guidelines for the management of arterial hypertension: the Task Force for the Management of Arterial Hypertension of the European Society of Hypertension（ESH）and of the European Society of Cardiology（ESC）.Eur Heart J, 2013, 34（28）: 2159–2219.

[5] James PA, Oparil S, Carter BL, et al.2014 evidence-based guideline for the management of high blood pressure in adults: report from the panel members appointed to the Eighth Joint National Committee（JNC 8）. JAMA, 2014, 311（5）: 507–520.

[6] Authors/Task Force Members, Piepoli MF, Hoes AW, et al.2016 European Guidelines on cardiovascular disease prevention in clinical practice: The Sixth Joint Task Force of the European Society of Cardiology and Other Societies on Cardiovascular Disease Prevention in Clinical Practice（constituted by representatives of 10 societies and by invited experts）: Developed with the special contribution of the European Association for Cardiovascular Prevention & Rehabilitation（EACPR）.Eur J Prev Cardiol, 2016, 23（11）: NP1–NP96.

[7] Kernan WN, Ovbiagele B, Black HR, et al.Guidelines for the prevention of stroke in patients with stroke and transient ischemic attack: a guideline for healthcare professionals from the American Heart Association/American Stroke Association. Stroke, 2014, 45（7）: 2160–2236.

（刘梅林）

第九章

降压治疗的临床证据

一、Framingham 心脏研究

Framingham 心脏研究（Framingham Heart Study）是美国的一项有关心血管疾病流行病学的研究，由美国国家心肺血液研究所和波士顿大学启动，从 1948 年开始一直延续至今，为心血管流行病学和危险因素提供了大量的信息。

促使美国开始这项研究的原因来自美国心血管疾病的高发病率和高死亡率，而对预防和治疗心血管疾病的认识甚少。根据美国国家心脏研究所的报告，1948 年在美国大约有 44% 的死亡来自心血管疾病，成为引起死亡的第一位疾病。这一比例从 1940 年以来增加了 20%。遗憾的是，当时人们并不知道心血管疾病发生的原因。为此，1948 年 Framingham 的创始人建议从流行病学的角度研究这种疾病，在社区内为这种研究建立一套新的组织机构。由于地理位置理想、人群相当稳定，位于美国马萨诸塞州的 Framingham 镇成为了研究基地。

Framingham 心脏研究于 1948 年开始时，入选了 5209 例男性和女性受试者，年龄在 30 ～ 62 岁，没有心血管疾病的症状，也没有心脏病或卒中的病史，所有受试者每 2 年要进行 1 次随访复查。1971 年增加了 5124 例受试者，为第一代受试者的后代。1994 年又增加了一批新的受试者（506 例），为其他民族的居民。2002 年，第一代群体的孙子成为了第三代受试者。

Framingham 心脏研究的主要方向是心血管疾病的危险因素，最主要的成果为提出了有关动脉粥样硬化性心脏病发病的多变量（危险因素）理论，并对这些危险因素进行了实际的评价。由于高血压是引发动脉粥样硬化的最重要的危险因素，因此该研究从临床的角度对动脉血压进行了广泛的研究，取得的一些成果改变了人们对血压的认识。

Framingham 心脏研究中关于高血压的流行病学研究，包括以下六个方面：

（一）血压与冠心病的关系

1959 年 Kagan 等首次报告了 Framingham 研究血压分布和血压水平与冠心病的关系。1949—1952 年的 4469 例受试者，进行了坐位时双侧上臂的血压测量，随访 6 年。最初关于血压描述的结果是：①左侧和右侧上臂无区别；②更偏好记录偶数的数字，0 是最常用的测量数字。该研究指出，男性和女性中收缩压和舒张压随着年龄增加而稳定升高，男性 50 岁之后舒张压不再升高。45 ～ 49 岁年龄组男性和女性的收缩压有交叉，之后女性较高；50 ～ 54 岁年龄组男性和女性的舒张压有交叉。该研究同时观察到白大衣血压现象，第一次测量收缩压平均为 136.5mmHg，第三次随访测量收缩压下降到平均 131.4mmHg，舒张压由平均 85.4mmHg 下降至 81.6mmHg。将此归因为“熟悉检查程序，减少心理反应”。

Framingham 研究观察了无明确心血管疾病、X 线片显示心脏扩大或明显心电图异常的人群中年龄与血压的关系。结果发现，该人群中存在随着年龄增长血压持续上升的趋势。对不同类型冠心病血压水平的分析表明，在心绞痛患者中血压明显升高。

Framingham 研究同时第一次描述了正常、边缘和升高（高血压）血压。当时正常血压定义为 2 名观察者测量收缩压＜ 140mmHg 和舒张压＜ 90mmHg，高血压定义为收缩压＞ 160mmHg 或舒张压＞ 95mmHg，两者之间定义为可能高血压。将收缩压升高而舒张压正常定义为收缩期高血压。在观察的 4469 例受试者中，801 例（17.9%）为高血压，1577 例（35.3%）为临界高血压，2091 例（46.8%）为正常血压。

Framingham 研究中 5209 例受试者进行了随访 6 年时冠状动脉事件的观察，共有 186 例新发冠状动脉事件，包括 125 例男性和 61 例女性，其中 71 例为明确心肌梗死。分析表明，男性受试者冠状动脉事件发生率约为女性的 2 倍；在明确和可能的高血压心脏病患者中，新发冠状动脉事件发生率最高，其次为高血压患者，边缘和正常血压者最低；心电图表现为左心室肥厚的患者中冠心病发病率也较高。

（二）收缩压、舒张压与心血管风险

1971 年为了明确血压各指标如脉压、平均压、收缩压、舒张压对心血管疾病的影响，Kannel 等对 Framingham 研究随访 14 年中发生的 492 例冠心病患者进行了分析。由于收缩压和舒张压高度相关，统计时进行多因素分析。Framingham 研究是第一个对

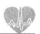

相关的变量采用多因素分析以明确各变量的独立贡献的研究，对当今的流行病学研究有重大贡献。

该研究结果发现，中老年男性受试者，收缩压的升高与冠心病年发病率显著相关；与舒张压相比，收缩压与冠心病年发病率更相关。Kannel 等观察了 14 年中冠心病每年发病率与收缩压和舒张压水平的关系。尤其是男性和女性在 45 岁以后冠心病年发病率斜率收缩压更高，如 55 ～ 64 岁年龄段，男性冠心病年发病率斜率收缩压是 0.54，而舒张压是 0.41，女性冠心病年发病率斜率是 0.69，而舒张压是 0.41。Framingham 研究第一次摒弃了舒张压是中老年人群心血管风险重要指标的观点，强调中老年人群常见收缩期高血压。Framingham 研究表明，舒张压的重要性随着年龄增长下降，而收缩压的重要性上升；只有年龄＜ 45 岁的受试者，舒张压比收缩压重要。该研究得出的结论是，单独收缩压的重要性优于收缩压和舒张压的组合、脉压或平均动脉压。

（三）年龄相关血压变化的血流动力学变化

1997 年 Franklin 等观察了 Framingham 研究中血压正常的和未治疗的高血压患者年龄相关的血压变化以及潜在的血流动力学机制。2036 例受试者，随访 30 年，根据收缩压水平分为 4 组，结果显示，从 30 ～ 84 岁收缩压呈线性升高，年龄 50 ～ 60 岁后，舒张压降低，脉压急剧升高，平均动脉压上升至平台，即随年龄增加，收缩压、脉压和平均动脉压线性升高而舒张压早期升高、后期下降；该现象在基线收缩压最高的人群更为明显。研究表明，60 岁后舒张压降低而收缩压持续升高与大动脉僵硬度增加有关，升高的收缩压如果不及时治疗，可能会加速大动脉僵硬，从而产生恶性循环。

（四）脉压对冠心病风险的预测

1999 年 Franklin 等发表文章评估了血压各指标与冠心病风险之间的关系。Framingham 研究中 1924 例基线年龄 50 ～ 79 岁的受试者，无冠心病的临床证据且未服用降压药物治疗，随访 20 年。结果显示，收缩压、舒张压和脉压均单独与冠心病风险正相关；其中，脉压与冠心病风险的相关性最强。将收缩压和舒张压同时进入多元分析模型中，收缩压与冠心病风险正相关（*HR*=1.22，95%*CI*：1.15 ～ 1.30），舒张压与冠心病风险负相关（*HR*=0. 86，95%*CI*：0.75 ～ 0.98）。根据收缩压水平分为 4 个亚组，分别为＜ 120mmHg、120 ～ 139mmHg、140 ～ 159mmHg 和≥ 160mmHg，在每个亚组中，舒张压与冠心病风险负相关，脉压与冠心病风险正相关。结果表明，在中老年人群中，当收缩压≥120mmHg时，冠心病的风险随舒张压下降而增加，较高的脉压是冠心病风险的一个重要因素，在预测冠心病风险方面优于收缩压和舒张压。

（五）单独或联合血压指标与心血管风险

2009年Franklin等评估血压指标收缩压、舒张压、脉压和平均动脉压联合或单独对心血管风险的预测价值。入选了Framingham心脏研究第一代受试者（4760例）和后代（4897例），无心血管事件且未应用降压治疗，自1952年随访至2001年。观察期间共有1439例心血管事件发生；在预测心血管事件上，收缩压+舒张压、脉压+平均动脉压优于单独血压指标。虽然脉压+平均动脉压联合更多体现了动脉僵硬度，但在预测心血管事件方面并未优于收缩压+舒张压联合。

（六）非高血压受试者进展为高血压

2001年Vasan等观察了Framingham心脏研究中理想血压（＜120/80mmHg）、正常血压（120～129/80～84mmHg）和正常高值（130～139/85～89mmHg）进展为高血压（＞140/90mmHg）的情况，入选了1978—1994年参加的受试者，男性4200例，女性5645例，平均年龄52岁。将受试者分为三组，分别为理想血压组、正常血压组和正常高值组，年龄＜65岁的受试者中在4年的随访中各组进展为高血压的概率分别为5.3%、17.6%和37.3%，年龄≥65岁的受试者中各组进展为高血压的概率分别为16.0%、25.5%和49.5%。肥胖和体重增加使进展为高血压的概率升高，体重增加使进展为高血压的概率升高了20%～30%。研究表明，正常高值血压和正常血压进展为高血压的概率较高，尤其是老年人群，因此建议正常高值血压者每年监测血压，正常血压者每2年监测血压，而且控制体重是高血压一级预防的一个措施。对正常高值血压与心血管风险关系的分析表明，与理想血压者相比，正常高值血压者10年心血管事件的风险增高，女性和男性的HR分别为2.5和1.6。

二、高血压治疗的临床试验

（一）血管紧张素转换酶抑制剂

1. *心脏预后预防评估研究*（Heart Outcomes Prevention Evaluation，HOPE） 2000年《新英格兰医学杂志》上发表的HOPE研究是一项随机、双盲、安慰剂对照、多中心研究，旨在评估对心血管事件的高危患者及糖尿病患者，雷米普利和维生素E的预防心脑血管事件及死亡的作用。研究入选 9297 例心血管事件高危患者，年龄≥ 55 岁，已知患有血管疾病或糖尿病加至少 1 项其他心血管危险因素的病史，均无心力衰竭或左心室射血分数＜ 40%。随机分为雷米普利组（雷米普利 10mg/d）和安慰剂组，随机给维生素 E400IU 或安慰剂，平均随访 5 年。结果显示，雷米普利组血压较安慰剂组平均下降了 3/2mmHg；与安慰剂相比，雷米普利降低了主要终点事件（心血管死亡、心肌梗死或卒中）（14.0% *vs* 17.8%，*RR*=0.78，95%*CI*：0.70 ～ 0.86，*P* ＜ 0.001），减少了心血管性死亡（6.1% *vs* 8.1%，*RR*=0.74，*P* ＜ 0.001）、心肌梗死（9.9% *vs* 12.3%，*RR*=0.80，*P* ＜ 0.001）、卒中（3.4% *vs* 4.9%，*RR*=0.68，*P* ＜ 0.001）的发生率。而维生素 E 则不影响高危患者的心血管终点。研究表明，雷米普利明显降低了心血管事件高危患者的死亡、心肌梗死、卒中的风险。

2002 年发表的卒中亚课题对不同卒中事件进行了分析，结果显示，与安慰剂组相比，雷米普利组非致死性卒中的相对危险降低了 24%，致死性卒中降低了 71%，缺血性卒中降低 36%，出血性卒中降低 26%，未分型卒中降低 21%。研究提示，雷米普利轻度减低心血管高危患者的血压，却明显减少了卒中事件。

2. **降压和降脂治疗预防心脏病发作试验**（the Antihypertensive and Lipid-Lowering Treatment to Prevent Heart Attack Trial，ALLHAT） 2000 年发表的 ALLHAT 研究是一项随机、双盲、阳性药物对照、多中心研究，采用与传统降压药利尿药比较的方法，观察长效钙拮抗药、血管紧张素转换酶抑制剂、α - 受体阻滞药对高危高血压患者发生冠心病和其他心血管事件的影响，以及明确他汀类降脂治疗能够降低高血压全因死亡率。研究入选 42 418 例年龄≥ 55 岁、一级或二级收缩或舒张期高血压患者，至少有一个其他的冠心病危险因素，平均随访 4.9 年。随机分为氯噻酮组（12.5 ～ 25mg/d）、氨氯地平组（2.5 ～ 10mg/d）、赖诺普利组（10 ～ 40mg/d）和多沙唑嗪组（2 ～ 8mg/d），目标血压＜ 140mmHg，血压未达标者可将研究药物加量或由医师决定加用阿替洛尔、可乐定、利血平或肼屈嗪。由于中期分析显示多沙唑嗪组患者联合终点事件发生率显著增高，该组研究提前终止。对氯噻酮组、氨氯地平组和赖诺普利组的分析显示，三组主要终点事件（致死性冠心病和非致死性心肌梗死）发生率和全因死亡率无显著差异；与氯噻酮组相比，5 年时的收缩压水平氨氯地平组和赖诺普利组分别高 0.8mmHg（*P*=0.03）和 2mmHg（*P* ＜ 0.001），舒张压水平氨氯地平组低 0.8mmHg（*P* ＜ 0.001）；氨氯地平组发生心力衰竭的危险较氯噻酮组增加 38%（10.2% *vs* 7.7%，*P* ＜ 0.001），其他次要终点事件两组无差异；与氯噻酮组相比，赖诺普利组心血管联合终点的危险增加 10%

（33.3% *vs* 30.9%，$P < 0.001$），卒中的危险增加 15%（6.3% *vs* 5.6%，P=0.02）。对多沙唑嗪组和氯噻酮组的分析显示，两组主要终点事件的发生率和全因死亡率无显著差异；与氯噻酮组相比，多沙唑嗪组发生卒中的危险增加 19%（P=0.04），心血管联合终点的危险增加 25%（25.45% *vs* 21.76%，$P < 0.001$），心力衰竭的危险增加了 2 倍（8.13% *vs* 4.45%，$P < 0.001$），心绞痛、冠脉血运重建和外周血管病的相对危险度分别为 1.16（$P < 0.001$）、1.15（P=0.05）和 1.07（P=0.50）。研究表明，钙拮抗药、血管紧张素转换酶抑制剂与噻嗪类利尿药同样有效；由于噻嗪类利尿药价格更为低廉，研究者认为其具有更佳的效价比，应优先选用。

3. **培哚普利预防卒中再发研究**（Perindopril Protection Against Recurrent Stroke Study，PROGRESS） 2001 年发表在《柳叶刀》杂志上的 PROGRESS 研究是一项国际多中心大样本双盲随机安慰剂对照的临床试验，旨在评估以培哚普利为基础的降压治疗对有短暂脑缺血发作或小卒中史患者再发卒中风险的影响。研究入选 7121 例卒中或短暂脑缺血发作后及过去 5 年有卒中（出血性或缺血性）或短暂脑缺血发作的患者，平均年龄 64 岁，随访≥ 4 年，平均 5 年。随机分为培哚普利组（培哚普利 4mg/d）和安慰剂组，部分患者合用利尿药吲达帕胺（2.5mg/d）或安慰剂。结果显示，与安慰剂组相比，治疗组血压下降 9/4mmHg，联合治疗的患者血压下降幅度（12.3/5.0mmHg）强于单一治疗患者（4.9/2.8mmHg），高血压者血压下降（9.3/3.9mmHg）与非高血压者下降相似（8.8/4.2mmHg）；与安慰剂组相比，治疗组发生脑卒中的相对危险降低 28%，其中缺血性卒中降低 24%，脑出血降低 50%，未分类脑卒中降低 18%，严重血管事件降低 26%，总死亡降低 4%；联合治疗者的脑卒中和严重血管事件的危险较安慰剂组分别下降 43% 和 40%，而单药治疗者仅分别下降 5% 和 4%。研究显示，降压治疗可显著减少脑血管患者脑卒中事件的危险，ACEI 与利尿药联合治疗效果更佳。

4. **非洲裔美国人肾病和高血压研究**（The African AmericanStudy of Kidney Disease and Hypertension，AASK） 2002 年发表的 AASK 研究是一项随机、双盲、3×2 析因试验，旨在评价不同的降压目标值（较低和常规水平）和不同的降压药物（雷米普利、氨氯地平和美托洛尔）对高血压肾疾病转归的影响。研究入选了 1094 例 18 ～ 70 岁的非洲裔美国人，均患高血压肾病 [GFR 20 ～ 65 ml/（min·1.73m^2）]，随机分为较低目标值（平均压≤ 92mmHg）和常规目标值（平均压 102 ～ 107mmHg），随机接受氨氯地平 5 ～ l0mg/d、雷米普利 2.5 ～ 10mg/d 或美托洛尔 50 ～ 200mg/d 的初始治疗，合并应用其他 1 ～ 2 种药物使血压达目标值。研究的主要终点是 GFR 变化率，次要终点是包括 GFR

减少＞50%或25ml/（min·1.73m²）、晚期肾病、死亡的复合终点，随访时间是3～6.4年。研究结果显示，较低目标值组治疗后的血压为128/78mmHg，常规目标值组治疗后的血压为141/85mmHg，两组间GFR的下降值和复合终点事件无差别。与氨氯地平组和美托洛尔组相比，雷米普利组的复合终点事件分别降低了22%（95%*CI*：1%～38%，*P*=0.04）和38%（95%*CI*：14%～56%，*P*=0.004），氨氯地平组与美托洛尔组间无差异。研究表明，雷米普利能明显延缓高血压性肾脏病变的进展。

5. **盎格鲁－斯堪地那维亚心脏终点事件试验的降压治疗部分研究**（Anglo-Scandinavian Cardiac Outcomes Trial Blood Pressure Lowering Arm，ASCOT-BPLA）　2005年发表的ASCOT-BPLA研究是一项多中心、随机对照、前瞻性临床研究，目的是比较氨氯地平联合培哚普利的方案与阿替洛尔联合苄氟噻嗪长期降压治疗预防非致死性心肌梗死和致死性冠心病事件的疗效。研究入选19 257例合并至少3项其他心血管危险因素的高血压患者，年龄40～79岁，未治疗时血压≥160/100mmHg或治疗后血压≥140/90mmHg，平均随访5.5年时试验提前终止。随机分为：①氨氯地平组：以氨氯地平为基础，在服用氨氯地平5～10mg的基础上，按血压达标的需求加用培哚普利4～8mg（*n*=9639）；②阿替洛尔组：以阿替洛尔为基础，在服用阿替洛尔50～100mg的基础上，按血压达标的需求加用苄氟噻嗪1.25～2.5mg及钾盐（*n*=9618）。结果显示，与阿替洛尔组相比，氨氯地平组患者血压进一步降低2.7/1.9mmHg，一级终点事件非致死性心肌梗死（包括无症状心肌梗死）和致死性冠心病减少10%（*RR*=0.90，95%*CI*：0.79～1.02，*P*=0.105），致死性和非致死性卒中减少23%（$P<0.01$），总心血管事件和血运重建减少16%（$P<0.01$），全因死亡减少11%（$P<0.05$），新发糖尿病发生率降低30%（$P<0.01$）。研究表明，CCB联合ACEI治疗不仅可以更好地降低血压而且有利于血压达标，并能显著降低主要心血管事件和新发糖尿病，为临床高血压的治疗提供了优化联合治疗的组合方案。

6. **英国前瞻性糖尿病研究－高血压亚组研究**（United Kingdom Prospective Diabetes Study/Hypertension in Diabetes Study，UKPDS/HDS）　1998年发表的UKPDS/HDS研究是UKPDS研究中的高血压亚组分析，目的是明确强力降压（目标血压为＜150/85mmHg）能否预防伴有高血压2型糖尿病患者大血管和微血管并发症，以及比较β-受体阻滞药和ACEI强力降压预防糖尿病患者大血管和微血管并发症的疗效。研究入选1148例伴有高血压的糖尿病患者，平均年龄56岁，男性637例（55%）。随机分到强力降压组（目标血压为＜150/85mmHg）和普通降压组（目标血压为＜180/105mmHg）。强力降压组 758 例，其中卡托普利组 400 例，自 25 ～ 50mg，2 次 / 日开始，阿替洛尔 358 例，用量 50 ～ 100mg，1 次 / 日开始，若用到最大剂量仍达不到目标血压值者，可加用呋塞米 20 ～ 40mg、缓释硝苯地平 10 ～ 40mg，2 次 / 日、甲基多巴 250 ～ 500mg，2 次 / 日或哌唑嗪 1 ～ 5mg，3 次 / 日。普通降压组 390 例，服用 ACEI 和 β - 受体阻滞药以外的降压药。结果显示，与普通降压组相比，强力降压组糖尿病相关联合终点事件降低了 24%（*P*=0.0046），糖尿病相关死亡降低了 32%（*P*=0.019），致死性和非致死性脑卒中降低了 44%（*P*=0.013），心力衰竭的风险降低了 56%（*P*=0.0043），微血管病的危险降低 37%（*P*=0.0092）。卡托普利组和阿替洛尔组糖尿病相关联合终点事件、心肌梗死、脑卒中、心力衰竭等均无差异。研究表明，对伴有高血压的 2 型糖尿病患者，强力降压可显著减少糖尿病相关大血管和微血管并发症；卡托普利和阿替洛尔在降低大血管和微血管并发症方面同样有效。

7. **卡托普利预防方案**（The Captopril Prevention Project，CAPPP）　1999 年发表的 CAPPP 研究是一项前瞻性、随机开放的干预研究，旨在比较 ACEI 与常规方案（利尿药或 β - 受体阻滞药）对高血压患者心血管疾病患病率和死亡率的影响。研究入选 10 985 例年龄 25 ～ 66 岁治疗或未治疗的原发性高血压患者，舒张压≥ 100mmHg，平均随访 6.1 年。随机分为卡托普利组和常规治疗组，卡托普利组中，卡托普利的初始剂量为 50mg/d，分 2 ～ 3 次服；常规治疗组中，β - 受体阻滞药多用阿替洛尔和美托洛尔，利尿药多用双氢氯噻嗪和苄氟噻嗪，阿替洛尔和美托洛尔的最初剂量 50 ～ 100mg，1 次 / 日，双氢氯噻嗪 25mg，1 次 / 日，苄氟噻嗪 2.5mg，1 次 / 日。结果显示，主要终点事件在两组间无显著性差异，心血管性死亡在卡托普利组低于常规治疗组（*RR*=0.77，*P*=0.092），致死性和非致死性心肌梗死的发生率两组无差异，致死性和非致死性卒中在卡托普利组高于常规治疗组（*RR*=1.25，*P*=0.044），研究表明，ACEI 方案和常规方案在预防心血管患病率和死亡率方面疗效相当。

（二）钙拮抗药

1. **上海老年高血压硝苯地平试验**（Shanghai Trial Nifedipine in the Elderly，STONE）　1996 年发表的 STONE 研究是一项随机、单盲、多中心研究，旨在评估硝苯地平对老年高血压患者发生心血管事件的影响。研究入选了 1632 例年龄 60 ～ 79 岁、收缩压≥ 160/90mmHg 的高血压患者，平均随访 30 个月。随机接受安慰剂或硝苯地平缓释片（20mg/d 开始，逐渐增至 60mg/d），如随访中血压仍＞ 159/90mmHg，则加用卡托普利或氢氯噻嗪。结果显示，硝苯地平缓释片组主要终点事件（包括脑卒中、心力衰竭、尿毒症、心肌梗死、心绞痛、严重心律失常及全因性死亡）发生率低于安慰剂组，硝苯地平缓释片治疗明显减少了卒中和严重心律失常的发生率。研究表明，硝苯地平缓释片能有效预防老年高血压的严重合并症，减少临床事件的发生。

2. *高血压病最佳治疗*（Hypertension Optimal Treatment，HOT）　1998 年发表的 HOT 研究是一项前瞻性、随机、开放、盲法终点研究，旨在寻找使高血压患者的心血管危险性最低的最适血压值，以及评价在降压的基础上，加用小剂量阿司匹林对高血压患者心血管事件的影响。研究入选 18 790 例年龄 50 ～ 80 岁、舒张压 100 ～ 115mmHg 的高血压患者，平均随访 3.8 年。患者按性别、年龄、吸烟、既往用药史、冠心病、糖尿病、脑卒中等病史分层随机分到下列 3 个目标血压组：舒张压≤ 90mmHg、≤ 85mmHg 和≤ 80mmHg。每组又分为阿司匹林 75mg/d 和安慰剂组。采用钙拮抗药非洛地平缓释片为基础的五步降压治疗方案以达到目标血压值：第一步，均服用非洛地平 5mg/d；第二步，非洛地平 5mg/d+ 小剂量 ACEI 或 β - 受体阻滞药；第三步，非洛地平 10mg/d+ 小剂量 ACEI 或 β - 受体阻滞药；第四步，非洛地平 10mg/d+ 大剂量 ACEI 或 β - 受体阻滞药；第五步，非洛地平 10mg/d + 大剂量 ACEI 或 β - 受体阻滞药 + 利尿药。结果显示，3 个目标血压组间主要心血管事件总数差异不显著，心肌梗死的发生率在舒张压≤ 85mmHg 组和≤ 80mmHg 组较舒张压≤ 90mmHg 组降低 25% 和 28%（P=0.05）。对事件和实测血压之间关系的分析显示，在血压 138.5/82.6mmHg 时心血管事件的危险性最低；心肌梗死危险性最低的收缩压值为 142.2mmHg，无明显的舒张压值点；脑卒中危险性最低的舒张压为≤ 80mmHg，收缩压值为 142.2mmHg；心血管事件病死率最低的血压值为 138.8/86.5mmHg。对于 1501 例糖尿病患者的亚组分析显示，主要心血管事件的发病率随目标血压值的降低而显著下降（P=0.005），≤ 80mmHg 组的主要心血管事件发生率和死亡率较舒张压≤ 90mmHg 组和≤ 85mmHg 组显著下降。研究表明，高血压患者积极的降压治疗能够降低心血管事件，舒张压降至 82.6mmHg 时获益最大。

3. *国际硝苯地平控释片高血压干预研究*（Intervention as a Goal in Hypertension Treatment，INSIGHT）　2000 年发表的 INSIGHT 研究是一项前瞻性、随机、双盲、多中心研究，旨在比较长效钙拮抗药硝苯地平控释片与利尿药治疗伴有危险因素的高血压患者的疗效和长期预后。研究入选 6321 名年龄 55 ～ 80 岁、血压≥ 150/95mmHg 或收缩压≥ 160mmHg 的高血压患者，并伴有至少 1 项其他的心血管危险因素，随访 3 ～ 5 年。随机分为硝苯地平控释片组（30mg/d）和利尿药组（氢氯噻嗪 25mg/d+ 阿米洛利

2.5mg/d），通过剂量加倍以及加用阿替洛尔或依那普利使血压下降 20/10mmHg 或降至＜ 140/90mmHg。结果显示，总体平均血压从治疗前的 173/99mmHg 下降至治疗后的 138/82mmHg；硝苯地平控释片组和利尿药组主要终点事件（总的心血管死亡、非致死性卒中、心肌梗死和心力衰竭）的发生率分别为 6.3% 和 5.8%（*P*=0.35）；硝苯地平控释片组中 8% 的患者因外周水肿退出试验，而严重不良反应的发生率低于利尿药组（880 例 *vs* 796 例，*P*=0.02）。研究表明，硝苯地平控释片和利尿药均能有效降低血压，并减少高血压患者的心血管事件。

4. **维拉帕米控释片心血管终点事件试验**（Controlled Onset Verapamil Investigation of Cardiovascular End Points，CONVINCE） 2003 年发表的 CONVINCE 研究是一项随机、双盲、阳性药物对照、多中心研究，旨在明确应用降压作用最大在用药后 6 ～ 12h 的维拉帕米控释片对心血管疾病的预防作用是否等同于阿替洛尔和氢氯噻嗪。研究入选 16 476 例≥ 55 岁、未经治疗收缩压≥ 140mmHg 和（或）舒张压≥ 90mmHg 的患者或已确诊的降压药物治疗者，至少合并一个其他的心血管危险因素，平均随访 3 年。随机分为维拉帕米组和阿替洛尔或氢氯噻嗪组，目标血压收缩压＜ 140mmHg 和舒张压＜ 90mmHg，不能达到目标血压可将药物加倍及加用其他降压药物。结果显示，维拉帕米组的收缩压和舒张压分别下降 13.6mmHg 和 7.8mmHg，阿替洛尔或氢氯噻嗪组的收缩压和舒张压分别下降 13.5mmHg 和 7.1mmHg。维拉帕米组的与阿替洛尔或氢氯噻嗪组无显著差异，主要终点事件（致死性和非致死性脑卒中、致死性和非致死性心肌梗死或心血管相关死亡）及每个终点事件两组均无显著差异，因心力衰竭住院率维拉帕米组较阿替洛尔或氢氯噻嗪组增加 30%（*P*=0.05），非卒中性出血发生率维拉帕米组增加 54%（*P*=0.003）。研究表明，维拉帕米为基础的降压治疗对预防高血压患者的心血管事件的疗效与阿替洛尔或氢氯噻嗪相似，并未优于阿替洛尔或氢氯噻嗪。

5. **北欧地尔硫䓬治疗高血压研究**（the Nordic Diltiazem，NORDIL） 2000 年发表的 NORDIL 研究是一项随机、开放、终点盲法、平行对照研究，旨在评估地尔硫䓬与常规降压药物对高血压患者心血管事件发生率和死亡率的影响。研究入选 10 881 例年龄 50 ～ 69 岁、舒张压≥ 100mmHg 的高血压患者，随访 4.5 年。随机分为地尔硫䓬组和常规降压药组 [利尿药和（或）β - 受体阻滞药]，两组均采用加其他降压药物的方法，使血压达到舒张压＜ 90mmHg 的目标。结果显示，地尔硫䓬组和常规降压药组的血压分别降低了 20.3/18.7mmHg 和 23.3/18.7mmHg，收缩压的下降两组差异显著（*P* ＜ 0.001）；两组主要终点事件（致死性和非致死性脑卒中、心肌梗死和其他心血管性死亡）发生率无显著性差异（16.6 每 1000 人年 *vs* 16.2 每 1000 人年），致死性和非致死性脑卒中发生率比较，地尔硫䓬组低于常规降压药组（6.4 每 1000 人年 *vs* 7.9 每 1000 人年，P=0.04）。研究表明，在预防高血压患者的心血管事件方面，地尔硫䓬与利尿药或 β- 受体阻滞药同样有效。

6. 中国高血压理想治疗研究（Hypertension Optimal Treatment，HOT-China）　2004 年发表的 HOT-China 研究旨在观察 HOT 研究治疗方案在中国高血压患者中的降压疗效、血压控制率、不良反应和依从性。研究于 2001 年 4 月开始至 2002 年 2 月结束，入选 53 040 例年龄 18 ～ 90 岁、收缩压≥ 140mmHg 和（或）舒张压≥ 90mmHg 的中国高血压患者。采用五步治疗方案，第一步：钙拮抗药非洛地平缓释片 5mg，1 次 / 日；第二步：联合 β- 受体阻滞药美托洛尔 25mg，2 次 / 日，或者联合低剂量的 ACEI；第三步：非洛地平缓释片 10mg，1 次 / 日，联合美托洛尔 25mg，2 次 / 日，或者联合低剂量的 ACEI；第四步：非洛地平缓释片 10mg，1 次 / 日，联合美托洛尔 50mg，2 次 / 日，或者联合高剂量的 ACEI；第五步：在第四步基础上，联合氢氯噻嗪 12.5 ～ 25mg。降压目标：＜ 140/90mmHg。如果未达到降压治疗目标，每隔 2 周递进一个治疗步骤，整个治疗观察时间为 10 周。结果显示，血压平均从（164.8 ± 15.8）/（98.3 ± 10.1）mmHg 降到（133.6 ± 9.6）/（80.9 ± 6.6）mmHg。第 10 周血压达标率在意向治疗分析人群达 79.2%，在实际完成方案人群达 87.0%，84.3% 的患者血压达标仅需要使用 2 种降压药物联合治疗。治疗过程中不良事件发生率为 1.2%，未发现严重不良反应事件。95.6% 患者按照治疗方案服药。研究表明，使用以钙拮抗药非洛地平缓释片为基础的联合治疗方案，在中国高血压患者中具有良好的疗效、安全性和耐受性。

7. 非洛地平降低事件研究（the Felodipine Event Reduction，FEVER）　2005 年发表的 FEVER 研究是一项前瞻性、多中心、随机、双盲、安慰剂对照的平行研究，旨在比较小剂量利尿药与钙拮抗药联合治疗与小剂量利尿药单药治疗对卒中和其他心血管事件发生率的影响以及评估达到较之前安慰剂 – 对照组更低的血压水平而产生的极小血压差异对心血管预后的影响。研究纳入了 9711 例年龄 50 ～ 60 岁的中国高血压患者，均合并 1 项或 2 项心血管危险因素或心血管疾病。所有患者均以氢氯噻嗪 12.5mg/d 进行预治疗，继而被随机分配加用非洛地平（5mg/d）或安慰剂，平均随访 40 个月。结果显示，小剂量氢氯噻嗪 + 安慰剂组和小剂量氢氯噻嗪 + 非洛地平组的平均血压分别降至 142.1/84.5mmHg 和 137.5/82.5mmHg；与小剂量氢氯噻嗪 + 安慰剂相比，小剂量氢氯噻嗪 + 非洛地平进一步降低血压 4/2mmHg，使主要终点事件（致死性和非致死卒中）降低27%，所有心血管事件降低27%，心脏事件降低35%，全因死亡率降低31%，冠脉事件降低32%，心血管死亡率降低33%。研究表明，在中度危险的高血压患者中，小剂量利尿药与钙拮抗药联合治疗进一步降低血压4/2mmHg的差别可明显降低心血管事件，而且将血压降至＜140mmHg比＞140mmHg更具保护效应。

FEVER研究组于2012年发表了一项FEVER研究亚组分析，该分析根据性别、收缩压水平、年龄、吸烟状态、血清总胆固醇水平、是否合并左心室肥厚、单纯收缩期高血压和糖尿病，有无心血管病史将FEVER研究中的受试者进行分组。研究结果显示，在低危患者中，与小剂量氢氯噻嗪＋安慰剂组相比，小剂量氢氯噻嗪＋非洛地平使卒中发生率降低39%，心血管事件和全因性死亡分别降低29%和47%；对于合并心血管疾病或糖尿病的高危患者，虽然小剂量氢氯噻嗪＋非洛地平的降压治疗仍显示获益，但脑卒中仅降低16%，获益程度远低于低危人群。

8. *硝苯地平控释片治疗冠心病的预后研究*（A Coronary disease Trial Investigating Outcome with Nifedipine GITS，ACTION） 2005年发表的ACTION研究是一项国际多中心、随机、安慰剂对照、双盲临床研究，旨在评价硝苯地平控释片对稳定型心绞痛患者的长期安全性和无心血管事件生存率的影响。共入选了来自于19个国家、291个中心的7665例冠心病患者。患者在已接受指南对稳定型心绞痛推荐的标准治疗基础上，随机分至硝苯地平控释片组和安慰剂组，硝苯地平控释片初始剂量为30mg/d，6周内如无不能耐受的不良反应出现则逐渐将剂量加至60mg/d，可根据具体情况减量或停药；平均随访时间4.9年。结果显示，包括死亡、心肌梗死和致残性脑卒中的主要终点事件发生率在两组患者之间无显著差别，而且硝苯地平控释片减少新发心力衰竭达29%。该研究证实了硝苯地平控释片在稳定型心绞痛患者中应用的安全性。

ACTION研究的高血压亚组分析显示，与安慰剂组相比，硝苯地平控释片可进一步使收缩压和舒张压降低6/3mmHg，使主要终点事件（包括全因性死亡、心肌梗死、顽固性心绞痛、新发心力衰竭、致残性脑卒中及外周血管重建术）的发生率降低13%，心血管事件发生率降低17%，致残性卒中的发生率降低33%，任何卒中或TIA减少28%。亚组分析表明，合并高血压的稳定型冠心病患者可从硝苯地平控释片的治疗中获益。

（三）血管紧张素Ⅱ受体阻滞药

1. *氯沙坦干预减少高血压终点事件研究*（the Losartan for Endpoint Reduction in Hypertension Study，LIFE） 2002年发表的LIFE研究是一项前瞻性、双盲、双模拟、

随机、活性药物对照、平行对照、多中心研究，旨在比较以氯沙坦为基础的降压方案和以阿替洛尔为基础的降压方案对心血管患病率和死亡率的长期影响。研究入选了 9193 例年龄 55 ～ 80 岁、收缩压 160 ～ 200mmHg、舒张压 95 ～ 115mmHg 及心电图有左心室肥厚证据的高血压患者。随机分为氯沙坦组和阿替洛尔组，分别给予氯沙坦为基础的或阿替洛尔为基础的降压方案，必要时可加用其他药物，首选氢氯噻嗪，治疗目标是使收缩压＜ 140mmHg 和舒张压＜ 90mmHg，平均随访 4.8 年。结果显示，氯沙坦组和阿替洛尔组血压分别下降 30.2/16.6mmHg 和 29.1/16.8mmHg；氯沙坦组主要复合终点事件发生率低于阿替洛尔组（23.8 *vs* 27.9，100 例 / 年，*P*=0.021）；氯沙坦组致死性和非致死性脑卒中发生率低于阿替洛尔组（*RR*=0.75，95%*CI*：0.63 ～ 0.89，*P*=0.001）；心血管性死亡、心肌梗死的发生率两组无显著性差异。研究表明，在预防高血压患者心血管事件方面，以氯沙坦为基础的降压治疗优于以阿替洛尔为基础的降压治疗，由于两组之间血压的降低无差异，因此，氯沙坦降低心血管事件风险的益处独立于血压的控制之外。

2. *缬沙坦抗高血压长期应用评价研究*（Valsartan Antihypertensive Long-term Use Evaluation，VALUE）　2004 年发表的 VALUE 研究是一个随机、双盲、前瞻性、活性药物对照的平行研究，是迄今为止最大规模的抗高血压治疗临床试验之一，目的是评价血管紧张素Ⅱ受体阻滞药（缬沙坦）和第三代钙拮抗药（氨氯地平）对高血压患者心血管事件的影响。研究入选了 15 313 例高危的高血压患者（年龄≥ 50 岁），其中包括 333 名中国患者，平均随访 4.2 年。随机分为缬沙坦（80mg/d）组或氨氯地平（5mg/d）组，目标血压＜ 140/90mmHg；如血压仍≥ 140/90mmHg，则依次采用以下方案：①方案一：剂量加倍；②方案二：在方案一的基础上加用氢氯噻嗪 12.5mg/d；③方案三：在方案一的基础上加用氢氯噻嗪 25mg/d；④方案四：在方案三的基础上可加用除 ARB、ACEI 和 CCB 外的其他降压药物。结果显示，两组血压均下降，试验早期氨氯地平组患者血压下降快于缬沙坦组，试验 1 个月和 1 年时两组血压差值分别为 4.0/2.1mmHg 和 1.5/1.3mmHg。缬沙坦组和氨氯地平组主要终点事件分别为 10.6% 和 10.4%，无显著性差异；与氨氯地平组相比，缬沙坦组显著降低了新发糖尿病的发生率（*P* ＜ 0.001）。研究表明，以缬沙坦为基础的治疗和以氨氯地平为基础的治疗均能明显降低高危高血压患者的血压水平，降低心血管事件发生率和死亡率，提示早期积极的血压控制，是降低心血管事件的关键。

3. *那格列奈和缬沙坦治疗糖耐量受损人群的预后研究*（Nateglinide And Valsartan in Impaired Glucose Tolerance Outcomes Research，NAVIGATOR）　2008 年发表的

NAVIGATOR 研究是一项国际性、多中心、随机、双盲试验，是迄今全球最大规模的糖尿病预防研究，旨在评价降糖药物那格列奈和抗高血压药物缬沙坦是否能在糖耐量受损合并心血管风险的患者中预防新发糖尿病、减少心血管终点事件。该研究纳入 9306 例糖耐量受损患者，均合并至少 1 个心血管病危险因素或心血管疾病。随机分为四组：那格列奈组 + 安慰剂组、缬沙坦 + 安慰剂组、那格列奈 + 缬沙坦组、安慰剂 + 安慰剂组。所有入组患者同时接受降低体重、饮食调整和坚持锻炼为基础的严格生活方式干预。主要终点包括：新发糖尿病，扩展心血管终点（心血管死亡、非致死性心肌梗死、非致死性卒中、因心力衰竭住院、血运重建、不稳定型心绞痛住院）、核心心血管终点（心血管死亡、非致死性心肌梗死、非致死性卒中及因心力衰竭住院）。研究显示，缬沙坦使收缩压下降 6.3mmHg，舒张压下降 4.4mmHg，降压幅度显著高于安慰剂（组间差异为 2.8 *vs* 1.4mmHg，$P < 0.001$）。在平均 5 年的随访期内，缬沙坦组新发糖尿病 1532 例（33.1%），安慰剂组发生 1722 例（36.8%）。与安慰剂相比，缬沙坦在严格生活方式干预基础上进一步使（impaired glucose tolerance，IGT）人群的糖尿病发生风险降低 14%。缬沙坦组的空腹血糖较安慰剂组低 0.03mmol/L，负荷后 2h 血糖较安慰剂组低 0.17mmol/L。缬沙坦组的核心心血管终点、扩展心血管终点发生率与安慰剂组没有显著差异。研究首次证实糖耐量异常 IGT 患者采用 RAS 抑制剂缬沙坦能有效预防新发糖尿病，为高血压伴 IGT 患者的降压治疗提供了优选方案。

4. **替米沙坦单独或与雷米普利联用的全球终点研究（Ongoing Telmisartan Alone and in combination with Ramipril Global Endpoint Trial，ONTARGET）和替米沙坦用于治疗对 ACE 抑制剂不耐受心血管疾病患者的随机临床研究（Telmisartan Randomized Assessment Study in ACE Intolerant Subjects with Cardiovascular Disease，TRANSCEND）** 2008 年《新英格兰医学杂志》发表的 ONTARGET 研究是一项大规模、多国、多中心、随机、双盲、平行、对照试验，旨在评估雷米普利、替米沙坦或二者联合应用在降低血压的同时对心、脑、肾的脏器保护作用以及安全性。共纳入了 31 546 例患者（> 55 岁，冠心病或糖尿病合并其他危险因素，无心力衰竭证据者）。随机分入三组：雷米普利组（雷米普利 10mg/d），替米沙坦组（替米沙坦 80mg/d），雷米普利加替米沙坦组（雷米普利 10mg/d+ 替米沙坦 80mg/d），平均随访 56 个月。在筛查时，对符合入选标准的患者中对 ACEI 不能耐受如咳嗽者，被纳入 TRANSCEND 试验组，随机给予替米沙坦（80mg/d）和安慰剂对照。主要终点是包括心血管死亡、非致死性心肌梗死、非致死性卒中、因充血性心力衰竭而住院的复合心血管终点，次要终点是新诊断充血性心力衰竭、血运重建术、新发糖尿病、认知能力下降、痴呆、新发心房颤动和肾病。研究显示，替米沙坦在减少心血管死亡、心肌梗死、脑卒中和心力衰竭住院方面的作用不劣于雷米普利，替米沙坦组患者主要终点事件发生率为16.7%，而雷米普利组为16.5%，相对危险是1.01（95%*CI*：0.94～1.09）。同时，替米沙坦表现出比雷米普利更好的耐受性，雷米普利治疗组有360例患者（4.2%）因咳嗽而停止治疗，而替米沙坦组为93例（1.1%）。雷米普利组有25例患者（0.3%）因血管神经性水肿停止治疗，而替米沙坦组为10例（0.1%）。两药联合应用并不优于雷米普利单药治疗，在联合治疗组，主要终点事件发生率为16.3%，和雷米普利组相比，相对危险是0.99（95%*CI*：0.92～1.07）。且两药联用增加了不良事件如低血压、晕厥和肾功能不全的发生率。

TRANSCEND研究结果表明，对不能耐受ACEI的患者，替米沙坦在减少心血管死亡、心肌梗死、脑卒中和心力衰竭住院方面的作用和安慰剂无显著差异。替米沙坦组患者主要终点事件发生率为15.7%，安慰剂组为17%（P=0.216）。对ACEI不能耐受的患者对ARB的耐受性良好，最常见的不良反应为低血压，发生率仅0.98%，安慰剂组为0.54%。研究显示，对于心血管高危患者，ARB类药物替米沙坦与ACEI类药物雷米普利在减少心血管死亡、心肌梗死、脑卒中和充血性心力衰竭方面作用相当，且耐受性更好。

5. 厄贝沙坦治疗2型糖尿病肾病研究（Irbesartan type 2 Diabetic Nephropathy Trial，IDNT）　2001年《新英格兰医学杂志》发表的IDNT研究是一项前瞻性、随机双盲、安慰剂对照研究，旨在比较厄贝沙坦、氨氯地平和对照组对高血压伴2型糖尿病肾病晚期患者肾病进展、总死亡率和心血管事件死亡率的作用。共入选1715例高血压伴2型糖尿病和大量蛋白尿的患者，随机分为厄贝沙坦（300mg/d）组、氨氯地平（10mg/d）组或对照组，平均随访2.6年。结果显示，与对照组相比，厄贝沙坦组使主要终点（包括血清肌酐升高至基线值2倍，进展至ESRD或任何原因引起的死亡）的发生率降低20%；与氨氯地平组相比，厄贝沙坦组使主要终点的发生率降低达23%。其中，血清肌酐升高至基线值2倍在厄贝沙坦组较对照组降低33%，较氨氯地平组降低37%；3个组的心血管事件发生率则没有差别。对IDNT研究再分析显示，收缩压与肾脏终点事件呈正相关。在平均收缩压水平相同的情况下，与氨氯地平10mg和对照组相比，厄贝沙坦300mg/d明显降低发生肾脏终点事件的相对危险性。结果表明，在高血压伴早期或晚期2型糖尿病肾病患者中，厄贝沙坦300mg能预防或延缓高血压伴2型糖尿病的肾脏疾病的进展，且这一肾脏保护作用独立于血压降低之外。

6. 厄贝沙坦微量白蛋白尿研究（Irbesartan in Patients with Type 2 Diabetes and

Microalbuminuria，IRMA2） 2003 年发表的 IRMA2 研究是一项前瞻性、随机双盲、安慰剂对照研究，旨在证实厄贝沙坦能预防或延缓早期 2 型糖尿病肾病患者从微量白蛋白尿进展到明显肾病的过程。研究入选 590 例高血压伴 2 型糖尿病和微量白蛋白尿、肾功能正常的患者，随机分为对照组、厄贝沙坦 150mg/d 组和厄贝沙坦 300mg/d 组，平均随访 2 年，为了达到相同的目标血压水平，3 组均可加用除 ARB、ACEI、二氢吡啶类 CCB 以外的降压药物。结果显示，厄贝沙坦 300mg/d 能降低 70% 伴微量白蛋白尿的 2 型糖尿病高血压患者发展至临床蛋白尿的危险性。厄贝沙坦 300mg/d 组出现大量蛋白尿的患者仅占 5.2%，而厄贝沙坦 150mg/d 组和对照组分别为 9.7% 和 14%。随访结束时，厄贝沙坦 300mg/d 组中有 34% 的患者尿白蛋白水平恢复正常，而厄贝沙坦 150mg/d 组和对照组分别为 24% 和 21% 的患者尿白蛋白水平恢复正常。其中 133 例患者在完成了 2 年的治疗后停药，只有厄贝沙坦 300mg/d 组的患者在停药 1 个月后尿微量白蛋白仍维持低水平，较基线值降低 45%，而厄贝沙坦 150mg/d 组和对照组尿微量白蛋白分别上升了 11% 和 14%。证明厄贝沙坦 300mg/d 能够有效地进行肾脏保护，可能使异常的肾脏结构和（或）生化指标得到逆转有关。

（四）其他

1. **中国脑卒中后抗高血压治疗研究**（Post-stroke antihypertensive treatment study，PATS） 1995 年发表的 PATS 研究是一项随机、双盲、安慰剂对照研究，旨在评估在既往卒中或短暂性脑缺血发作病史的患者中降压治疗能否降低致死性和非致死性卒中发生率。研究入选了 5665 例有卒中或短暂性脑缺血发作病史的患者，收缩压为 80 ～ 280mmHg，平均 154mmHg，舒张压为 50 ～ 150mmHg，平均 93mmHg。患者随机分为吲达帕胺组（2.5mg/d）和安慰剂组，平均随访 2 年。结果显示，与安慰剂组相比，吲达帕胺组血压下降 5/2mmHg，脑卒中风险下降 29%，全因性死亡率两组无差别。该研究首次在国际上证实了降压治疗对脑卒中二级预防的益处。

2. **卒中后病死率和残疾率、依普沙坦和尼群地平的二级预防比较研究**（Morbidity and Mortality After Stroke，Eprosartan Compared With Nitrendipine for Secondary Prevention，MOSES） 2005 年发表的 MOSES 研究是一项多中心前瞻性随机对照研究，比较了降压药依普沙坦和尼群地平在卒中二级预防中的作用。研究纳入了 1405 例过去 24 个月内有卒中病史的高危高血压患者，所有患者的卒中均经头颅 CT 或核磁共振证实，随机为依普沙坦治疗组或尼群地平治疗组，主要终点为包括总病死率和所有心血管和脑血管事件的复合终点，平均随访 2.5 年。研究显示，依普沙坦治疗使血压从 150.7/84mmHg 降至 137.5/80.8mmHg，尼群地平治疗使血压从 152.0/87.2mmHg 降至 136.0/80.2mmHg。治疗 3 个月时依普沙坦治疗组和尼群地平治疗组的血压达标率分别为 75.5% 和 77.7%（目标血压为＜ 140/90mmHg）。依普沙坦组和尼群地平组分别发生 206 次和 255 次主要终点事件 [发生率密度比（IDR）=0.79；95%*CI*：0.66 ～ 0.96，*P*=0.014]，心血管事件分别为 77 次和 101 次（*IDR*=0.75；95%*CI*：0.55 ～ 1.02，*P*=0.06），脑血管事件分别为 102 次和 134 次（*IDR*=0.75；95%*CI*：0.58 ～ 0.97：*P*=0.03）。研究提示，对于有卒中病史的高危高血压患者，依普沙坦降低主要终点事件的作用优于尼群地平。

3. **卒中二级预防有效性试验**（Regimen for Effectively Avoiding Second Strokes，PRoFESS **研究**）　2008 年发表的 PRoFESS 研究是一项随机、双盲、平行、多中心、双模拟、安慰剂对照试验，是迄今为止国际上规模最大的卒中二级预防试验，目的是在抗高血压治疗的基础上，比较抗血小板复合制剂（双嘧达莫 + 阿司匹林）与氯吡格雷以及替米沙坦与安慰剂在预防卒中复发方面的安全性和有效性。研究入选了 20 333 例神经和临床症状稳定的缺血性卒中患者，符合①年龄≥ 55 岁且发病 90 天内；或②年龄 50 ～ 54 岁，发病 90 ～ 120 天，同时具有以下至少 2 个危险因素：糖尿病、高血压、吸烟、肥胖、血管病、终末器官损害。所有患者均接受抗血小板复合制剂或氯吡格雷，在每组抗血小板患者中，有一半接受替米沙坦治疗，另一半接受安慰剂治疗。对高血压者，应用抗高血压治疗（如利尿药、钙拮抗药或 β - 受体阻滞药）。结果显示，主要终点（卒中的复发时间）和次要终点（血管事件、心力衰竭、新发糖尿病）在替米沙坦和安慰剂两组间无显著性差异；在病程超过 6 个月的亚组中，替米沙坦组的主要终点事件的发生危险较安慰剂组降低 12%。

4. **皮质下小卒中二级预防试验**（Secondary Prevention of Small Subcortical Strokes，SPS3）　2013 年发表的 SPS3 试验是在 8 个国家进行的一项随机多中心临床试验，旨在为减少卒中复发、认知能力下降和严重血管事件制定策略。研究入选了 3020 例 6 个月内经磁共振成像确诊皮质下小卒中的患者，采用析因设计，将患者分为 2 个干预措施组：阿司匹林 325mg/d + 氯吡格雷 75mg/d 与阿司匹林 325mg/d+ 安慰剂、降压低目标（收缩压＜ 130mmHg）与降压高目标（收缩压 130 ～ 149mmHg），平均随访 4 年，主要终点为卒中（缺血性或出血性）复发的时间，次要终点为认知能力下降和严重血管事件的发生率。结果显示，降压低目标组的平均收缩压由 142.4mmHg 降至 126.7mmHg，降压高目标组的平均收缩压由 143.6 mmHg 降至 137.4mmHg。降压高目标组和降压低目标组主要终点的发生率分别为 2.8% / 年和 2.3% / 年（*HR*=0.81，95%*CI*：0.64 ～ 1.03），其中缺血性卒中分别为 2.4% / 年和 2.0% / 年（*HR*=0.84，95%*CI*：0.66 ～ 1.09），出血性卒中分别为 0.29% / 年和 0.11% / 年（*HR*=0.37，95% *CI*：0.15 ～ 0.95）。包括卒中、心肌梗死和血管性死亡的复合终点事件在两组间无差异。降压高目标组和降压低目标组严重低血压发生率分别为 0.26% / 年和 0.40% / 年（*HR*=1.53，95%*CI*：0.80 ～ 2.93）。研究提示，将皮质下小卒中患者的收缩压控制在 130mmHg 以下可能对预防卒中复发有益。

对 494 例≥ 75 岁老年患者的亚组分析显示，降压低目标组和降压高目标组的平均收缩压分别降至 125mmHg 和 137mmHg。随访期间，患者中分别有 21% 和 15% 发生头晕或体位性头晕。≥ 75 岁老年患者中，降压低目标组和降压高目标组主要终点的发生率无差别（*HR*=1.01，95%*CI*：0.59 ～ 1.73），降压低目标组血管性死亡发生率更低（*HR*=0.42，95% *CI*：0.18 ～ 0.98）。

5. **未患糖尿病的高血压患者中常规与严格控制收缩压的比较**（Usual versus tight control of systolic blood pressure in non-diabetic patients with hypertension，Cardio-Sis）

2009 年发表的 Cardio-Sis 研究是一项开放性随机试验，旨在明确对于未患糖尿病的高血压患者严格控制收缩压是否优于常规控制。试验入选了 1111 例收缩压≥ 150mmHg 未患糖尿病的高血压患者，随机分为两组：目标收缩压＜ 140mmHg 组（常规控制组；*n*=553）或目标＜ 130mmHg 组（严格控制组；*n*=558）。主要终点为随机分组后 2 年心电图左心室肥大的发生率。在中位期 2.0 年的随访中，常规控制组的收缩压和舒张压平均降低 23.5mmHg 和 8.9mmHg，严格控制组平均降低 27.3mmHg 和 10.4mmHg，两组间收缩压降低的差异为 3.8mmHg（$P < 0.0001$），舒张压降低的差异为 1.5mmHg（*P*=0.041）。常规控制组的主要终点事件发生率为 17.0%（82/483），严格控制组为 11.4%（55/484）（*OR*=0.63，95%*CI*：0.43 ～ 0.91，*P*=0.013）。常规控制组 52 例（9.4%）患者发生复合心血管终点事件，严格控制组为 27 例（4.8%）（*HR*=0.50，95% *CI*：0.31 ～ 0.79，*P*=0.003）。研究结果提示，对未患糖尿病的高血压患者目标血压值应当比目前推荐值更低。该试验终点为替代终点即心电图左心室肥大，而非患者受益终点。

6. **中国高血压综合干预研究**（Chinese Hypertension Intervention Efficacy，CHIEF）

2013 年欧洲高血压会议上报告的 CHIEF 研究是我国一项全国多中心前瞻性大规模随机开放对照盲终点评估临床试验，旨在研究对伴心血管病危险因素的高血压患者进行综合干预（联合降压，调脂及生活方式干预）对心血管事件的影响，以及比较初始钙拮抗药为基础的联合降压治疗方案对高血压患者心血管事件的影响。该研究纳入了 13 542 例 50 ～ 79 岁、伴≥ 1 个心血管危险因素的 1 ～ 2 级原发性高血压患者，进行不良生活方式强化干预。患者随机采用氨氯地平 + 复方阿米洛利（A 组）或氨氯地平 + 替米沙坦（T 组）降压治疗，其中血总胆固醇水平 4.0 ～ 6.1mmol/L 的患者随机分为他汀调脂治疗组（辛伐他汀 10mg/d）或常规处理组。研究自 2007 年 10 月开始，计划随访 4 年。研究主要终点为非致死性卒中、心肌梗死或心血管死亡。2013 年欧洲高血压会议上报告了 CHIEF 研究的部分结果，A 组和 T 组的血压分别为 131.1/78.4mmHg 和 130.5/78.4mmHg，下降了 26.2/14.7mmHg 和 26.5/14.8mmHg，血压控制率 [收缩压＜ 140 和（或）舒张压＜ 90mmHg] 分别为 85.7% 和 86.8%，两组之间无显著差异。A 组和 T 组的主要终点（非致死性卒中、心肌梗死或心血管死亡）发生率无显著差异。结果显示，初始小剂量钙拮抗药氨氯地平为基础的联合治疗方案能够有效控制血压；对高危高血压患者应进行综合干预，在降压的同时须进行降脂治疗和生活方式干预。

7. 欧洲高血压协会 – 中国高血压联盟 – 脑卒中患者最佳治疗方案研究（ESH-CHL-SHOT）　正在进行的 ESH-CHL-SHOT 研究是一个前瞻性、随机、开放、盲终点评估的试验，由多国家多中心参与，目的是探讨在脑卒中患者中预防脑卒中复发的最佳血压控制水平（诊室血压及 24 小时动态血压）和最佳低密度脂蛋白胆固醇控制水平。研究拟入选 7500 例 1 ～ 6 个月内发作脑卒中或小卒中的患者，其中 5000 病例拟从中国入选。随机分为 3 个目标血压组（收缩压 135 ～ 145mmHg、125 ～ 135mmHg 和＜ 125mmHg）和 2 个目标 LDL-C 组（1.8 ～ 2.8mmol/L 和＜ 1.8mmol/L），计划随访 4 年。研究设计的一级终点为从随机到脑卒中（致死或非致死）发生的时间；二级终点为从随机到以下事件发生时间：①首次心血管事件；②冠心病事件；③总死亡；④心血管疾病死亡；⑤心力衰竭住院；⑥新发房颤；⑦缺血性脑卒中；⑧出血性脑卒中；⑨脑卒中 +TIA；⑩认知功能下降 / 痴呆。三级终点为：①生活功能障碍；②抑郁症；③脑白质损伤和微出血（MRI）；④器官损伤。该研究不同于既往比较不同药物差异的研究，其特点在于比较不同血压、血脂控制水平预防卒中复发的效果，由于该研究入选了 5000 例中国患者，对中国或其他亚洲人群而言，其有特殊的意义。该研究不比较不同降压、降脂药物的疗效，只是比较不同血压、血脂控制水平预防脑卒中复发的效果，检验血压水平与脑卒中复发的 J- 型曲线假设。

8. 中国血压正常高值伴心血管危险因素者的干预研究（Study of Antihypertensive Treatment in Patients with High-normal Blood Pressure and Risk Factors，CHINOM）

正在进行的CHINOM研究是一项随机、平行对照、干预性研究，旨在明确降压对高血压前期人群（130～139/85～89mmHg）心血管事件和危险因素的影响，包括主要研究目的：①评估小剂量降压治疗对伴危险因素的血压正常高值者对新发高血压、糖尿病的影响；②评估小剂量降压治疗对伴危险因素的血压正常高值者发生心血管联合事件的影响。次要研究目的：评估小剂量降压治疗及不同药物对心血管病危险的中间指标或亚临床状态（血脂谱、颈动脉粥样硬化及动脉僵硬度－脉搏波速度）的影响。入选标准为同时具备以下4项条件的患者：①年龄：男45～79岁，女50～79岁，性别不限；②血压：130≤收缩压＜140mmHg和（或）85≤舒张压＜90mmHg；③伴心血管危险因素至少1项者；④有知情同意的能力。随机分为替米沙坦组40mg/d和降压0号安慰剂组，观察的主要终点为复合心血管事件（非致死性卒中、非致死性心肌梗死或心血管死亡等）。

三、老年高血压治疗的临床试验

（一）安慰剂对照的老年高血压治疗试验

1. *老年收缩期高血压研究*（Systolic Hypertension in the Elderly Program，SHEP）1991年发表的SHEP研究是第一个老年收缩期高血压的临床试验，为一项随机、双盲、安慰剂对照试验，旨在评估降压药物对老年收缩期高血压患者脑卒中事件的预防作用。研究入选了4736例单纯收缩期高血压的老年患者（年龄≥60岁，收缩压160～219mmHg，舒张压＜90mmHg），入选比例1%，平均年龄为72岁，其中男性患者占43%，收缩压平均为170mmHg，舒张压平均为77mmHg。入选患者随机分为对照组（2371例）和治疗组（2365例）；对照组给予安慰剂，治疗组给予氯噻酮12.5mg/d，如血压未达标则剂量加倍，如仍未达标则加上阿替洛尔25～50mg/d或利血平0.05mg/d，血压目标值是自基线160～180mmHg的收缩压降低20mmHg以上，基线收缩压＞180mmHg的患者降至160mmHg以下。

SHEP研究平均随访4.5年的结果显示，治疗组平均收缩压为143mmHg，明显低于对照组的155mmHg；治疗组血压下降26/9mmHg，达目标血压者为65%～72%；对照组血压下降15/4mmHg，达目标血压者32%～40%；治疗组脑卒中的发生率为5.2%，明显低于对照组（8.2%，P=0.0003）；与对照组相比，治疗组非致死性脑卒中、非致死性心肌梗死和心力衰竭分别降低37%、33%和54%；致死性心血管、脑血管和冠心病事件两组间无统计学差异。该研究首次证实了降压药物治疗对老年单纯收缩期高血压的益处，小剂量利尿药和 β - 受体阻滞药治疗能够可减少脑卒中及心血管事件的发生。2001 年的进一步分析结果显示，4736 例患者中 160 例发生致死性或非致死性心力衰竭，治疗组和对照组中致死性或非致死性心力衰竭的发生分别为 55 例（23.3%）和 105 例（44.3%）（危险比为 0.51，$P < 0.001$），即降压药物治疗 48 例可减少 1 例心力衰竭事件，尤其对于既往心肌梗死病史的患者（危险比为 0.19，P=0.002，治疗 15 例可减少 1 例心力衰竭事件发生）。研究表明，收缩压、脉压和平均动脉压与心衰的发生密切相关（$P < 0.001$）。在对平均动脉压进行校正后，心力衰竭与舒张压呈负相关（P=0.002），而与脉压呈正相关（P=0.002）；对于单纯收缩期高血压患者而言，脉压增大也预示着心力衰竭的风险增加。低钾血症（血钾＜ 3.5mmol/L）在治疗组为 7.2%，而对照组仅为 1%（$P < 0.001$）；在校正已知心血管危险因素后发现，合并低钾血症使降压治疗的心脑血管的获益下降。

SHEP 研究随访结果分别在 2005 年《美国心脏病学杂志》和 2008 年《卒中》杂志上发表。2005 年发表的对平均 14.3 年降压治疗的随访结果显示，治疗组心血管死亡率为 19%，低于对照组的 22%（$P < 0.001$）；入选时已有糖尿病的患者（799 例）心血管死亡率和总死亡率均高于非糖尿病患者。安慰剂组 169 例新发糖尿病患者的心血管事件和总死亡率均高于非糖尿病患者；利尿药组 258 例新发糖尿病患者的心血管死亡率和总死亡率与非糖尿病患者无显著差异。结果提示，以利尿药为基础的降压治疗改善了老年高血压患者尤其是合并糖尿病者的长期预后，即使与氯噻酮治疗相关新发糖尿病的患者心血管事件并无显著性增加。

2008 年《卒中》杂志发表的长期使用利尿药治疗、卒中或短暂性脑缺血对老年高血压患者长期死亡率的观察。结果表明，以氯噻酮为基础的降压治疗使心血管死亡降低 14%（P=0.026）。与未发生卒中的患者相比，试验中发生卒中的患者全因性死亡率和心血管死亡率均增加 1 倍，卒中性死亡率升高增加近 2 倍，短暂性脑缺血发作与全因性死亡、心血管死亡率和卒中性死亡无明显相关性。在长达 14 年的 SHEP 研究随访中，发生卒中的单纯收缩期高血压的老年患者近 2/3 死亡，以氯噻酮为基础的降压治疗显著降低了心血管死亡的风险。

2. 欧洲工作组老年人群高血压研究（European Working Party on High blood pressure in the Elderly trial，EWPHE） 1991 年发表的 EWPHE 研究是老年高血压较早的随机、双盲、对照试验之一，旨在评估以利尿药为基础的降压药物对 60 岁以上的老年患者的影响。研究入选 840 例年龄≥ 60 岁的血压为 160 ～ 239/90 ～ 119mmHg 的老年患者，平均年龄为72岁，其中70%为女性，247例患者（29.4%）收缩压≥160mmHg而舒张压＜95mmHg，随机分为治疗组和对照组。治疗组（416例）给予氢氯噻嗪（25mg/d）和氨苯蝶啶（50mg/d），必要时加用甲基多巴（250～2000mg/d），对照组（424例）给予安慰剂，平均随访4.7年。结果显示，与对照组相比，治疗组血压下降19/5mmHg，总的心血管死亡降低38%，致死性心血管事件和非致死性脑血管事件也明显减少，两组的总体死亡率无差异；治疗组中口干、鼻堵、腹泻等不良反应的发生率高于对照组，血肌酐水平较对照组升高，轻度低钾血症和痛风的发生率也高于对照组，新发糖尿病的人数有高于对照组的趋势但无统计学差异。

3. **瑞典老年高血压研究（Swedish Trial in Old Patients with Hypertension，STOP-H）** 1991年发表的STOP-H研究是一项随机、双盲、安慰剂对照、多中心研究，旨在评估降压药物治疗对70～84岁老年高血压患者的益处。研究入选1627例年龄70～84岁、收缩压180～230mmHg和（或）舒张压105～120mmHg的老年高血压患者，随访1～4年，平均25个月。随机分为药物治疗组和安慰剂组，药物治疗组任选下列方案中的1种：阿替洛尔50mg/d、氢氯噻嗪25mg/d+阿米洛利2.5mg/d、美托洛尔100mg/d或吲哚洛尔5mg/d，如治疗2个月后血压仍大于160/95mmHg，则在β-受体阻滞药基础上加用利尿药。结果显示，药物治疗组主要终点事件（脑卒中、心肌梗死或其他心血管死亡）发生率为每年33.5%，明显低于安慰剂组的每年55.5%（P=0.0031），药物治疗组致死性和非致死性脑卒中及总死亡率均显著低于安慰剂组。研究表明，以β-受体阻滞药为基础的降压治疗可改善血压为180～230/105～120mmHg的70～84岁老年高血压患者的心血管预后。

4. **医学研究委员会治疗老年性高血压研究（Medical Research Council trial of treatment of hypertension in older adults，MRC）** 1992年发表的MRC研究是一项随机、单盲、安慰剂对照的临床试验，旨在观察65～74岁高血压患者进行降压治疗能否降低卒中和冠心病的发病率和死亡率以及总体死亡率。研究入选了4396例65～74岁收缩压为160～209mmHg、舒张压＜115mmHg的老年高血压患者，分为利尿药组（氢氯噻嗪25～50mg+阿米洛利2.5～5.0mg）、β-受体阻滞药组（阿替洛尔50mg）和安慰剂组，平均随访5.8年。结果发现，利尿药组和β-受体阻滞药组的血压值均低于安慰剂组，利尿药组较β-受体阻滞药组血压下降更快，血压控制更好；与安慰剂组相比，药物治疗（利尿药或β-受体阻滞药）使卒中降低了25%（P=0.04），冠心病事件降低了19%（P=0.08），心血管事件降低了17%（P=0.03）；利尿药组的获益最明显，卒中降低 31%，冠心病事件减少 44%，心血管事件减少 35%；β - 受体阻滞药组与安慰剂组对比无统计学差异。该研究证实了利尿药治疗老年高血压患者的疗效。

5. **欧洲收缩期高血压试验**（Systolic Hypertension in Europe， Syst-Eur）　1997 年发表的 Syst-Eur 研究是一项随机、双盲、安慰剂对照的临床试验，旨在观察积极降压治疗能否降低老年单纯收缩期高血压患者的心血管并发症以及钙拮抗药能否作为一线降压药物。研究入选了 4695 例年龄≥ 60 岁、收缩压 160 ～ 219mmHg 且舒张压＜ 95mmHg 的老年高血压患者，随机分为尼群地平组和对照组，平均随访 24 个月。尼群地平组和对照组的起始用药分别为尼群地平和安慰剂，必要时合用或换为依那普利和（或）氢氯噻嗪，治疗目标是使收缩压降低 20mmHg 以上、达到 150mmHg 以下。结果显示，尼群地平组的收缩压和舒张压分别平均下降了 23mmHg 和 7mmHg，比对照组分别降低了 10.1mmHg 和 4.5mmHg（P=0.001）；与对照组相比，尼群地平组一级终点事件（致死性和非致死性脑卒中）降低了 42%（P=0.003），其中非致死性脑卒中降低了 44%（P=0.007）；尼群地平组包括猝死在内的所有致死性和非致死性心脏事件发生率降低了 26%（P=0.03），其中非致死性心脏事件降低了 33%（P=0.03），所有心血管事件降低了 31%（P ＜ 0.001）；从绝对治疗益处来看，每治疗 1000 例老年高血压患者 2 年，可预防 29 例脑卒中和 53 例主要的心血管事件的发生；尼群地平组非致死性心肌梗死、所有心力衰竭和所有致死性与非致死性心肌梗死也有降低的趋势，但未达到统计学差异；尼群地平组心血管总死亡率较对照组降低 27%（P=0.07），而全因死亡、非心血管疾病死亡和癌症死亡方面两组间无统计学差异。结果证实，以尼群地平为起始药物的降压治疗，可以降低老年单纯收缩期高血压患者的心血管并发症，明显降低脑卒中事件。

糖尿病患者的亚组分析显示，492 例合并糖尿病患者（10.5%）治疗后收缩压和舒张压平均下降了 8.6mmHg 和 3.9mmHg；尼群地平组总的心血管事件减少 69%，脑卒中减少 73%，心脏事件减少 63%，较无糖尿病的老年高血压患者治疗的获益更大。

6. **中国收缩期高血压试验**（Systolic Hypertension in China，Syst-China）　2005 年发表的 Syst-China 研究是由我国完成的一项随机、双盲、安慰剂对照的临床试验，旨在观察积极降压治疗能否降低我国老年单纯收缩期高血压患者的脑卒中和其他心血管并发症的发生率。研究入选患者特征与 Syst-Eur 研究相似，入选了 2394 例年龄≥ 60 岁、收缩压 160 ～ 219mmHg 且舒张压＜ 95mmHg 的老年高血压患者，随机分为尼群地平组和对照组，平均随访 3 年。尼群地平组给予尼群地平 10mg/d 起始，逐步加量直至 40mg/d（分 2 次），对照组起始给予安慰剂，两组均可加用卡托普利和氢氯噻嗪。

结果显示，对照组收缩压和舒张压分别下降了 10.9mmHg 和 1.9mmHg，而尼群地平组分别下降了 20.0mmHg 和 5.0mmHg；与对照组相比，尼群地平组脑卒中的发生率降低了 38%（P=0.01），全因性死亡率降低 39%（P=0.003），心血管性死亡率降低 39%（P=0.03），致死性脑卒中降低 58%（P=0.02），所有的致死和非致死性心血管事件降低 37%（P=0.004）；从绝对治疗益处来看，每治疗 1000 个老年收缩期高血压患者 5 年，可预防 55 例死亡、39 例脑卒中和 59 例心血管事件的发生；尼群地平治疗也降低了非致死性卒中、心力衰竭和包括猝死在内的所有致死性和非致死性心脏事件的发生率，心肌梗死的发生率与对照组无差异。其中，糖尿病患者的亚组分析显示，尼群地平治疗使合并糖尿病患者的心血管终点事件减少 74%，而无糖尿病患者心血管终点事件减少 34%。

7. **高龄老年人高血压试验**（Hypertension in the Very Elderly Trial，HYVET）2008 年发表的 HYVET 研究是一项多中心、随机、双盲、安慰剂对照试验，是迄今惟一针对 80 岁以上高龄老年高血压患者的大规模临床研究，旨在观察高龄老年高血压患者是否应该降压治疗。研究入选 3845 例年龄 80 ～ 105 岁（平均 83.6 岁）的高龄老年高血压患者，坐位收缩压 160 ～ 199mmHg、坐位舒张压 90 ～ 109mmHg，其中我国入选 1526 例，平均随访 1.8 年（1 ～ 5 年）。随机分为治疗组和安慰剂组，治疗组给予吲达帕胺缓释片 1.5mg/d，降压目标为 150/80 mmHg，如 3 个月后血压未达标，加用培哚普利 2 ～ 4 mg/d。在第二次中期分析时因治疗组卒中及死亡事件显著降低而提前结束。结果显示，治疗组血压为 144/78mmHg，平均降低 29.5/12.9mmHg，安慰剂组血压 161/84mmHg，平均降低 14.5/6.8mmHg，治疗组较安慰剂组血压下降 15.0/6.1mmHg；治疗组降压达标率为 48%，高于对照组的 19.9%（P ＜ 0.001）；与安慰剂组相比，治疗组全因死亡率降低 21%（P=0.02），致死性和非致死性脑卒中发生率降低 30%（P=0.06），脑卒中死亡降低 39%（P=0.05），致死性和非致死性心力衰竭降低 64%（P ＜ 0.001），严重心血管事件（心血管或脑卒中死亡、心肌梗死、心力衰竭）发生率降低 34%（P ＜ 0.001）。研究为高龄老年高血压患者的降压治疗提供了重要证据，结果提示，经过选择的 80 岁以上老年人群将血压控制在 150/80mmHg 以内，可从降压治疗中获益。对 HYVET 研究的入选者进行亚组分析，观察短期和长期降压治疗对高龄老年高血压患者的影响。研究入选 HYVET 研究中的 1712 例高龄老年患者，在主试验中被随机分入药物治疗组的患者继续应用该治疗方案，在主试验中被随机分入安慰剂组的患者开始服用吲达帕胺 1.5mg，如血压控制不佳，联合应用培哚普利 2 ～ 4mg，目标值仍然设定为＜ 150/80mmHg。6 个月后，两组患者的血压值及卒中、心血管事件发生率均无显著差别。与安慰剂组相比，两组患者的总死亡率和心血管死亡率均明显下降，提示无论短期或长期降压治疗都可以使高龄老年高血压患者获益。

HYVET 研究结果遭到一些质疑。首先，由于研究将体弱及合并多种临床疾病的高龄患者排除在外；其次，此研究未包含 1 级高血压的患者。此外，研究者未能确定减少心血管事件和死亡率的理想血压值。

（二）不同降压药物比较的老年高血压试验

1. 瑞典老年高血压研究之二（Swedish Trial in Old Patients with Hypertension-2，STOP-2） 1999 年发表的 STOP-2 研究是一项前瞻性、随机、开放临床试验，旨在评价降压药血管紧张素转换酶抑制剂和钙拮抗药治疗老年高血压的疗效。研究入选人群特征与 STOP-H 研究相似，共入选 6614 例 70 ～ 84 岁、收缩压 180 ～ 230mmHg 和（或）舒张压 105 ～ 120mmHg 的老年高血压患者，平均随访 4 年。随机分为：①传统降压药组 [利尿药和（或）β - 受体阻滞药]，阿替洛尔 50mg/d 或美托洛尔 100mg/d 或吲哚洛尔 5mg/d，和（或）氢氯噻嗪 25mg/d+ 阿米洛利 2.5mg/d；② ACEI 组，依那普利 10mg/d 或赖诺普利 10mg/d；③钙拮抗药组，非洛地平 2.5mg/d 或依拉地平 2.5mg/d。如治疗 2 个月后血压未达到目标值（＜ 160/95mmHg），β - 受体阻滞药组可加服利尿药，利尿药组和钙拮抗药组可加 β - 受体阻滞药，ACEI 组可加服利尿药。结果显示，传统降压药组、ACEI 组和钙拮抗药组的血压下降值无组间差异，分别为 34.8/16.6mmHg、34.5/16.2mmHg、34.5/17.5mmHg；主要联合终点事件发生率、全因死亡率各组间无差异，ACEI 组致死性和非致死性心肌梗死和心力衰竭的发生率分别为 12.8/1000 人年和 13.9/1000 人年，显著低于钙拮抗药组的 16.6/1000 人年和 17.5/1000 人年（*P* 值分别为 0.018 和 0.025）；不良事件方面，钙拮抗药组面红、心悸、踝部水肿发生率高，ACEI 组干咳发生率高。该研究表明，对于老年高血压患者，传统降压药 β - 受体阻滞药、利尿药与 ACEI、钙拮抗药均有效降压，对主要联合终点事件的预防作用一致；ACEI 在降低心肌梗死和心力衰竭方面更有优势。

2. 氯沙坦干预减少高血压终点事件研究 - 单纯收缩期高血压亚组研究（the Losartan for Endpoint Reduction in Hypertension Study，LIFE-ISH） 2002 年发表的 LIFE-ISH 研究观察整个 LIFE 研究中单纯收缩期高血压的治疗终点，是第一个老年单纯收缩期高血压患者使用不同类型降压药物对心脑血管病终点事件比较的临床研究报告。研究对象符合LIFE的入选标准，即年龄55～80岁、收缩压160～200mmHg、舒张压＜90mmHg及心电图有左心室肥厚证据。与LIFE研究方案一致，患者随机分为氯沙坦组和阿替洛尔组，分别给予氯沙坦为基础的或阿替洛尔为基础的降压方案，必要时可加用其他药物，首选氢氯噻嗪，治疗目标是使收缩压＜140mmHg，平均随访时间4.7年。LIFE-ISH研究中共有1326例患者，占所有LIFE研究（9193例）的14.4%。结果显示，氯沙坦组和阿替洛尔组治疗后血压分别为146/75mmHg和146/74mmHg，血压下降值相同（28/9mmHg），两组分别有44.4%和42.9%的患者血压达标；氯沙坦组主要复合终点事件发生率低于阿替洛尔组（11.4% *vs* 15.6%，$P < 0.001$），较阿替洛尔组减少了25%；氯沙坦组脑卒中发生率、心脑血管死亡率、总病死率、新发糖尿病均显著低于阿替洛尔组，脑卒中发生率和心脑血管死亡率的差异在随访1年时即出现；两组心肌梗死发生率和非脑血管病死率无显著差异；氯沙坦组左心室肥厚消退比阿替洛尔组更明显；因不良反应而导致治疗终止，氯沙坦组低于阿替洛尔组。研究表明，在预防ISH患者心脑血管病方面，以氯沙坦为基础的降压治疗似优于以阿替洛尔为基础的降压治疗。

3. **澳大利亚第二次全国高血压研究**（The Second Australian National Blood Pressure Study，ANBP2）　2003年发表的ANBP2是一项开放式标签的随机前瞻性研究，由澳大利亚的家庭医护人员进行。该研究纳入了6083例年龄在65～84岁、收缩压≥160mmHg或舒张压≥90mmHg的患者，随机分成ACEI为基础的治疗或利尿药为基础的治疗，分别推荐依那普利和氢氯噻嗪为起始用药，家庭医生自行选择合适的药物和剂量，均可加用β-受体阻滞药、钙拮抗药和α-受体阻滞药以使血压达标，平均随访4.1年。血压目标值：收缩压降低≥20mmHg、＜160mmHg，若耐受则降至140mmHg以下；舒张压降低≥10mmHg、＜90mmHg，若耐受则降至80mmHg以下。结果显示，ACEI组和利尿药组治疗后血压分别为141/79mmHg和142/79mmHg，血压下降值相同，均为26/12mmHg；ACEI组的心血管事件或死亡为56.1/1000人年，较利尿药组的59.8/1000人年降低了11%（P=0.05），非致死性心血管事件和心肌梗死的发生率也明显低于利尿药组，而脑卒中的发生率两组无差异。该研究表明，对老年高血压患者，应用ACEI治疗在降低心血管事件方面比利尿药更具有优势。

4. **老年人认知功能和预后研究**（The Study on Cognition and Prognosis in the Elderly，SCOPE）　2002年发表的SCOPE研究是一项多中心、随机、双盲、前瞻性研究，旨在评估ARB类药物坎地沙坦对轻度高血压老年患者心血管事件的作用，观察降压治疗能够预防认知功能的减退和痴呆，评估降压治疗对总死亡率、心血管疾病病死率、心肌梗死、脑卒中、肾功能损伤以及住院情况的影响。研究入选 4937 例年龄 70 ～ 89 岁收缩压 160 ～ 179mmHg 和（或）舒张压 90 ～ 99mmHg 的老年高血压患者，已用或未用降压药物，已用降压药物者换为氢氯噻嗪 12.5mg/d，未用者随机给予坎地沙坦 8mg/d 或安慰剂。服用坎地沙坦者为坎地沙坦组（2477 例），服用氢氯噻嗪或安慰剂者为对照组（2460 例，16% 服用安慰剂），平均随访 3.7 年。结果显示，坎地沙坦组平均血压自 166.0/90.3mmHg 降至 145.2/79.9mmHg，对照组自 166.5/90.4mmHg 降至 148.5/81.6mmHg，血压降低值分别为 21.7/10.8mmHg 和 18.5/9.2mmHg，坎地沙坦组比对照组下降 3.2/1.6mmHg；与对照组相比，坎地沙坦组非致死性脑卒中的发生率减少了 28%（*P*=0.04），主要心血管事件减少了 11%，非致死性心肌梗死和心血管死亡率两组无差异；坎地沙坦组新发糖尿病较对照组减少 20%，但无统计学差异（*P*=0.083）。对 2805 例患者的生活质量评估显示，坎地沙坦组有改善生活质量的趋势；对于简易精神状态量表计分在 24 ～ 28 分的患者，坎地沙坦组认知功能下降低于对照组。研究表明，坎地沙坦可降低老年高血压患者的脑卒中发生率，对认知功能轻度降低的患者可能有延缓其下降的作用。

5. **收缩期高血压患者应用联合治疗避免心血管事件发生试验**（avoiding cardiovascular events in combination therapy in patients living with systolic hypertension，ACCOMPLISH）

2008 年发表的 ACCOMPLISH 研究是一项前瞻性、多中心、随机、双盲、对照研究。旨在观察高危老年高血压患者应用不同联合治疗方案对心血管预后的影响。研究入选了美国和欧洲约 672 个中心的 11 506 例患者，年龄≥ 60 岁，收缩压≥ 160mmHg 或接受降压治疗，有心血管、肾或其他靶器官受损证据。患者的平均年龄 68 岁，60% 为男性，46% 在入选前有心血管事件史（如急性冠脉综合征、搭桥或冠脉介入术史），13% 有脑卒中史，60% 有糖尿病史，基线血压值 145/80mmHg，几乎所有患者接受过降压治疗。随机分入以下两个联合治疗组：苯那普利（20mg）加氨氯地平（5mg）组和苯那普利（20mg）加氢氯噻嗪（12.5mg）组，主要终点为初发心血管事件（非致死性、有临床证据的急性心肌梗死，非致死性卒中，因不稳定型心绞痛住院，心脏复苏，冠状动脉血管成形术）和死亡。平均随访 36 个月时，苯那普利加氨氯地平组的平均血压为 131.6/73.3mmHg，苯那普利加氢氯噻嗪组的平均血压为 132.5/74.4mmHg，血压＜ 140/90mmHg 的达标率分别为 81.7% 和 78.5%，苯那普利加氨氯地平组比苯那普利加氢氯噻嗪组收缩压下降 0.7mmHg（*P* ＜ 0.05）；苯那普利加氨氯地平组主要终点事件的发生率为 9.6%，比苯那普利加氢氯噻嗪组（11.8%）相对降低了 19.6%（*P* ＜ 0.001），研究因而提前终止。该研究表明，苯那普利加氨氯地平的联合治疗在降低心血管风险方面明显优于苯那普利加利尿药的联合，而且以苯那普利为核心的联合治疗达到了较高的血压控制率。

2010 年发表了对于肾脏终点的观察，研究设定的肾脏终点是血肌酐水平升高至 2 倍或进展为终末期肾脏病 [eGFR ＜ 15ml/（min · $1.73m^2$）或需要透析]。结果显示，苯那普利加氨氯地平组肾脏终点事件的发生率为 2.0%，比苯那普利加氢氯噻嗪组（3.7%）相对降低了 48%（$P < 0.0001$）。

2010 年发表的糖尿病患者（6946 例）的亚组分析显示，苯那普利加氨氯地平组和苯那普利加氢氯噻嗪组的平均血压分别为 131.5/72.6mmHg 和 132.7/73.7mmHg；主要终点事件的发生率分别为 8.8% 和 11.0%，苯那普利加氨氯地平组较苯那普利加氢氯噻嗪组降低了 21%（P=0.003）；既往有心血管或卒中事件的极高危糖尿病患者，苯那普利加氨氯地平组终点事件的发生率为 13.6%，较苯那普利加氢氯噻嗪组（17.3%）相对降低了 23%（P=0.007）。

（三）比较老年高血压降压强度的临床研究

1. 国际缓释维拉帕米 / 群多普利研究（the International Verapamil SR/ Trandolapril study，INVEST） INVEST 研究是一项国际多中心、前瞻性、随机对照、开放研究，旨在比较在合并冠心病的高血压患者中钙拮抗药为基础的降压方案和 β - 受体阻滞药 / 利尿药联用方案对心血管终点事件的影响。研究对象为≥ 50 岁的合并有冠心病的高血压患者，随机分为钙拮抗药组和非钙拮抗药组，钙拮抗药组患者初始应用维拉帕米缓释片 240mg/d，非钙拮抗药组初始治疗应用阿替洛尔 50mg/d，如血压未达标，加用群多普利和（或）氢氯噻嗪或增加药物剂量，钙拮抗药组避免使用 β - 受体阻滞药，非钙拮抗药组避免使用钙拮抗药。血压目标值为＜ 140/90mmHg，糖尿病或肾损害患者目标值为＜ 130/85mmHg。研究入选了 22 576 例患者，其中＜ 60 岁、60 ～ 69 岁、70 ～ 79 岁和≥ 80 岁的患者分别为 6668 例、7602 例、6126 例和 2180 例，平均随访 2.7 年。2010 年发表的不同年龄组降压水平的分析显示，当治疗后收缩压在≥ 80 岁者为 140mmHg，70 ～ 79 岁者为 135mmHg，60 ～ 69 岁者和＜ 60 岁者为 110mmHg 时，包括死亡、非致死性心肌梗死和非致死性卒中的主要终点事件发生率最低；治疗后舒张压在≥ 80 岁者为 70mmHg，70 ～ 79 岁、＜ 60 岁和 60 ～ 69 岁的患者为 75mmHg，主要终点事件发生率最低。研究提示，无论是收缩压还是舒张压，其与主要终点事件之间均存在 J- 型曲线关系，不同年龄组的血压 J 点水平不同。

2. 日本老年高血压患者最佳收缩压研究（Japanese Trial to Assess Optimal Systolic Blood Pressure in Elderly Hypertensive Patients，JATOS）　2008 年发表的 JATOS 研究是日本进行的一项前瞻性、随机、开放的试验，旨在对比老年高血压患者严格控制血压（使收缩压＜ 140mmHg）与轻度控制血压（使收缩压 140 ～ 160mmHg）对 2 年时终点事件的影响。研究入选 4418 例 65 ～ 85 岁收缩压＞ 160mmHg 的老年高血压患者，随机分为严格治疗组（2212 例）或轻度治疗组（2206 例）。初始降压药物为长效钙拮抗药依福地平，主要终点事件为心血管疾病和肾衰竭的发生率，次要终点事件为总死亡率和药物安全性。结果显示，严格治疗组的平均血压 135.9/74.8mmHg，显著低于轻度治疗组的 145.6/78.1mmHg（$P < 0.001$）；两组均有 86 例患者发生主要终点事件，无统计学差异；严格治疗组和轻度治疗组的总死亡人数分别为 54 例和 42 例，无统计学差异。对所有研究对象的分析显示，年龄与主要终点事件的发生呈正相关（P=0.03）。2010 年发表了对平均收缩压达标患者的亚组分析，结果显示，严格治疗组（1191 例）平均血压水平为 132.3/74.0mmHg，显著低于轻度治疗组（n=1531 例）的平均血压水平（146.6/78.3mmHg），两组主要终点事件的发生率无统计学差异。结果表明，较低的血压水平并未能给患者带来更多的临床获益。

3. 缬沙坦治疗老年单纯收缩期高血压研究（Valsartan in Elderly Isolated Systolic Hypertension Study，VALISH）　2010 年发表的 VALISH 研究是一项前瞻性、随机化、开放标签、盲终点的临床试验，旨在观察单纯收缩期高血压的老年患者严格控制血压（使收缩压＜ 140mmHg）与轻度控制血压（收缩压 140 ～ 150mmHg）对心血管事件的影响。研究入选 3260 例 70 ～ 84 岁收缩压为 160 ～ 199mmHg 的单纯收缩期高血压患者。根据降压治疗情况将患者分为两组，即严格血压控制组（1545 例，目标收缩压＜ 140mmHg）与轻度血压控制组（1534 例，目标收缩压 140 ～ 150mmHg），初始降压药物均为缬沙坦 40 ～ 80mg/d，根据血压是否达标增加缬沙坦剂量（不超过 160mg/d）和（或）加用其他降压药物，平均随访 3.07 年，主要复合终点为猝死、致死性或非致死性卒中、致死性或非致死性心肌梗死、因心力衰竭死亡、其他心血管死亡、因心血管疾病住院和肾功能不全。结果显示，严格血压控制组和轻度血压控制组血压分别降至 136.6/74.8mmHg 与 142.0/76.5mmHg，两组间血压差别为 5.4/1.7mmHg；严格血压控制组与常规血压控制组主要复合终点发生率分别为 10.6 次 /1000 人年和 12.0 次 /1000 人年，无统计学差异；不良反应事件发生率两组均较低，且无差异。该研究再次证实对于 70 岁以上的老年患者，收缩压目标低于 140mmHg 并未能比收缩压目标

140 ～ 150mmHg 更有益。

4. **控制糖尿病心血管危险行动研究**（Action to Control Cardiovascular Risk in Diabetes，ACCORD） ACCORD 研究是由美国国立心脏、肺和血液研究所（NHLBI）、美国国立卫生研究院（NIH）资助，美国国立糖尿病、消化和肾脏疾病研究所（NIDDK）提供研究附加支持的一项大型临床研究，分为降压支、降脂支与降糖支三部分。该研究共入选美国和加拿大 77 个医疗中心 10 251 例高危中老年 2 型糖尿病患者，所有受试者均被纳入降糖支试验，其中 4733 例患者（年龄 40 ～ 79 岁，平均 62 岁，收缩压 130 ～ 180mmHg，正在服用 3 种或以下降压药物并且 24 小时尿蛋白排出率＜ 1.0g）进入降压治疗分支试验。患者被随机分为强化治疗组或标准治疗组，目的是比较强化治疗（收缩压控制在＜ 120mmHg）与标准治疗（收缩压控制在＜ 140mmHg）对预防 2 型糖尿病心血管事件作用的影响。对于接受强化降压的患者，推荐使用利尿药联合 ACEI 或 β- 受体阻滞药作为起始治疗。主要观察终点是非致死心肌梗死、非致死性卒中或心血管死亡的复合终点，平均随访 4.7 年。结果显示强化降压组的卒中发生率明显降低（P=0.01），致死性和非致死性心血管事件未有差别。然而，强化降压组降压相关严重不良事件的发生率较标准降压组明显增高（P ＜ 0.001）。因此，上述研究结果均未能证实强化降压对高危老年患者存在益处。

5. **收缩压干预研究**（systolic blood pressure intervention trial，SPRINT） SPRINT 研究是一个多中心、随机、开放性临床试验，于 2010 年启动，旨在研究强化降低收缩压治疗（使收缩压＜ 120mmHg）是否可以减少心血管和肾脏事件，延缓老年高血压患者认知功能减退、痴呆进展和颅内小血管缺血性疾病的发生。该研究共入选 9361 例年龄≥ 50 岁、收缩压≥ 130mmHg 具有心血管病危险因素的高血压患者，符合以下条件：①除卒中外的临床或亚临床心血管疾病；②慢性肾脏病，eGFR 为 20 ～ 59ml/（min · 1.73m^2）；③ Framingham 评分 10 年心血管风险≥ 15%；④年龄≥ 75 岁。其中符合年龄≥ 75 岁的患者 3250 例。使用自动血压计测量血压，排除了合并糖尿病、卒中、严重肾功能不全 [eGFR ＜ 20ml/（min · 1.73 m^2）]、近期发生急性冠脉综合征或心力衰竭住院及立位 1min 收缩压低于 110mmHg 等患者；患者随机分为强化降压组（收缩压目标值＜ 120mmHg）和非强化降压组（收缩压目标值＜ 140mmHg），观察的主要终点事件是首次发生心肌梗死、急性冠脉综合征、卒中、心力衰竭。结果显示，强化治疗组收缩压降至 121mmHg，标准治疗组收缩压降至 136mmHg，强化降压进一步降低主要心血管事件和全因死亡率，老年亚组分析显示≥ 75 岁患者从强化降压治疗中获益，严重不良反应无明显增加。

6. **心脏终点事件预防评估-3试验**（Heart Outcomes Prevention Evaluation-3 Trial，HOPE-3）　HOPE-3试验是一项大规模国际多中心临床试验，采用随机、双盲、安慰剂对照、2×2析因分析，在不限定血压及血脂水平且无心血管疾病的中危人群中，观察降压（坎地沙坦16mg+氢氯噻嗪12.5mg）、降脂（瑞舒伐他汀10mg）分别及联合治疗对心血管终点事件的影响。入选12 705例，其中29%为中国人；平均年龄65.7岁，随访5.6年；基线血压为138.1/81.9mmHg，坎地沙坦氢氯噻嗪治疗组和安慰剂组收缩压分别降至128.2mmHg和133.9mmHg，结果显示降压治疗使血压下降6.0/3.0mmHg未能减少终点事件；仅在收缩压最高的三分位组（基线收缩压＞143.5mmHg，平均154.1mmHg）减少主要心血管终点事件；而他汀类药物治疗降低主要心血管终点事件。

（四）其他老年高血压研究

1. **老年人高血压非药物干预试验**（Trial of Nonpharmacologic Interventions in the Elderly，TONE）　1998年发表的TONE研究是一项随机对照临床试验，旨在观察老年高血压患者将降压药物改为减轻体重和（或）限钠摄入是否能够控制血压。研究入选了975例60～80岁的高血压患者，正在服用一种降压药物且收缩压＜145mmHg、舒张压＜85mmHg，其中肥胖者为585例，分别随机给予：①减轻体重；②限钠摄入；③减轻体重加限钠摄入；④常规生活方式（对照组）。干预3个月后停用降压药物，平均随访了29个月（15～36个月），主要终点为血压超过150/90mmHg、再次服用降压药物或发生高血压相关并发症。结果显示，与未限钠摄入者相比，限钠摄入者的终点事件发生率降低31%（$P<0.001$）；肥胖患者中，与未减轻体重相比，减轻体重使终点事件降低30%（$P<0.001$）；与对照组相比，限钠摄入使终点事件降低40%（$P<0.001$），减轻体重使终点事件降低36%（$P=0.002$），减轻体重加限钠摄入使终点事件降低53%（$P<0.001$）。研究提示，长期服用降压药物治疗且血压控制良好的老年高血压患者，限钠摄入及减轻体重，能够降低收缩压和舒张压，限钠摄入联合减轻体重更为有效。

2. **老年高血压临床试验的meta分析**　Holzgreve等1993年发表了对5个研究12 483例年龄≥60岁的老年高血压患者的meta分析。结果显示，降压治疗使老年高血压患者总死亡率降低20%，心血管死亡率降低33%，致死性和非致死性卒中减少40%，冠脉事件减少15%。

Staessen 等 2000 年发表了对 8 个研究 15 693 例年龄≥ 60 岁、收缩压≥ 160mmHg 且舒张压< 95mmHg 的单纯收缩期高血压患者的 meta 分析，旨在分析老年单纯收缩期高血压患者血压与心血管风险的关系以及降压治疗的作用。结果显示，收缩压每升高 10mmHg，总死亡率增加 26%（P=0.0001），卒中增加 22%（P=0.02），冠脉事件无统计学差异，而舒张压水平与总死亡率呈负相关；平均 3.8 年的降压治疗使总死亡率、心血管死亡率、所有心血管并发症、卒中和冠脉事件分别降低 13%、18%、26%、30% 和 23%；从绝对治疗益处来看，每治疗 18 例男性患者、19 例年龄> 70 岁患者或 16 例既往心血管并发症的患者可预防 1 次主要心血管事件的发生。

Schall 等 2011 年发表了对 10 个研究 8667 例年龄> 75 岁的单纯收缩期高血压患者的 meta 分析，旨在分析降压治疗对高龄高血压患者心脑血管事件的影响。结果显示，降压治疗的患者平均血压由 175.4/94.6mmHg 降至 150/83mmHg，无降压治疗者平均血压由 170.6/88.6mmHg 降至 164/83mmHg；降压治疗至少 12 个月的患者非致死性卒中、心血管死亡率和心力衰竭的发生率均显著低于无降压治疗者。

Turnbull F 等 2008 年发表的 meta 分析对 31 个试验的 190 606 例患者按年龄分为< 65 岁组和≥ 65 岁组，对比了包括药物治疗与安慰剂、强化治疗与一般治疗、不同药物种类与联合用药。结果显示，不同年龄组间血压下降和主要心血管事件减少的差异与药物种类无关。当以年龄为连续变量进行统计分析时，年龄与疗效间无相互关联，不同年龄组间因血压下降所致的主要终点和次要终点没有统计学差异。该分析表明< 65 岁人群和≥ 65 岁人群均可从降压中获益，不同种类降压药物在不同年龄组心血管保护作用相似。

参考文献

[1] Kannel WB，Gordon T，Schwartz MJ.Systolic versus diastolic blood pressure and risk of coronary heart disease. The Framingham study.Am J Cardiol，1971，27（4）：335-346.

[2] Franklin SS，Gustin W 4th，Wong ND，et al.Hemodynamic patterns of age-related changes in blood pressure. The Framingham Heart Study.Circulation，1997，96（1）：308-315.

[3] Franklin SS，Lopez VA，Wong ND，et al.Single versus combined blood pressure components and risk for cardiovascular disease: the Framingham Heart Study. Circulation，2009，119（2）：243-250.

[4] Vasan RS, Larson MG, Leip EP, et al.Assessment of frequency of progression to hypertension in non-hypertensive participants in the Framingham Heart Study: a cohort study.Lancet, 2001, 358 (9294): 1682-1686.

[5] Heart Outcomes Prevention Evaluation Study Investigators, Yusuf S, Sleight P, et al.Effects of an angiotensin-converting-enzyme inhibitor, ramipril, on cardiovascular events in high-risk patients.N Engl J Med, 2000, 342 (3): 145-153.

[6] Bosch J, Yusuf S, Pogue J, et al.Use of ramipril in preventing stroke: double blind randomised trial.BMJ, 2002, 324 (7339): 699-702.

[7] ALLHAT Officers and Coordinators for the ALLHAT Collaborative Research Group. The Antihypertensive and Lipid-Lowering Treatment to Prevent Heart Attack Trial. Major outcomes in high-risk hypertensive patients randomized to angiotensin-converting enzyme inhibitor or calcium channel blocker vs diuretic: The Antihypertensive and Lipid-Lowering Treatment to Prevent Heart Attack Trial (ALLHAT). JAMA, 2002, 288 (23): 2981-2997.

[8] ALLHAT Collaborative Research Group.Major cardiovascular events in hypertensive patients randomized to doxazosin vs chlorthalidone: the antihypertensive and lipid-lowering treatment to prevent heart attack trial (ALLHAT). JAMA, 2000, 283 (15): 1967-1975.

[9] Progress Collaborative Group.Randomised trial of a perindopril-based blood-pressure-lowering regimen among 6,105 individuals with previous stroke or transient ischaemic attack.Lancet, 2001, 358 (9287): 1033-1041.

[10] Wright JT Jr, Bakris G, Greene T, et al.Effect of blood pressure lowering and antihypertensive drug class on progression of hypertensive kidney disease: results from the AASK trial. JAMA, 2002, 288 (19): 2421-2431.

[11] Dahlöf B, Sever PS, Poulter NR, et al.Prevention of cardiovascular events with an antihypertensive regimen of amlodipine adding perindopril as required versus atenolol adding bendroflumethiazide as required, in the Anglo-Scandinavian Cardiac Outcomes Trial-Blood Pressure Lowering Arm (ASCOT-BPLA): a multicentre randomised controlled trial.Lancet, 2005, 366 (9489): 895-906.

[12] Ibrahim HA, Vora JP.Hypertension in diabetes: a good opportunity to practise

evidence-based medicine? A commentary on the UKPDS.United Kingdom Prospective Diabetes Study.J Hum Hypertens，1999，13（4）：221–223.

[13] Hansson L，Lindholm LH，Niskanen L，et al.Effect of angiotensin-converting-enzyme inhibition compared with conventional therapy on cardiovascular morbidity and mortality in hypertension：the Captopril Prevention Project（CAPPP）randomised trial.Lancet，1999，353（9153）：611–616.

[14] Gong L，Zhang W，Zhu Y，et al.Shanghai trial of nifedipine in the elderly（STONE）. J Hypertens，1996，14（10）：1237–1245.

[15] Hansson L，Zanchetti A，Carruthers SG，et al.Effects of intensive blood-pressure lowering and low-dose aspirin in patients with hypertension: principal results of the Hypertension Optimal Treatment（HOT）randomised trial. HOT Study Group. Lancet，1998，351（9118）：1755–1762.

[16] Brown MJ，Palmer CR，Castaigne A，et al.Morbidity and mortality in patients randomised to double-blind treatment with a long-acting calcium-channel blocker or diuretic in the International Nifedipine GITS study: Intervention as a Goal in Hypertension Treatment（INSIGHT）.Lancet，2000，356（9227）：366–372.

[17] Black HR，Elliott WJ，Grandits G，et al.Principal results of the Controlled Onset Verapamil Investigation of Cardiovascular End Points（CONVINCE）trial.JAMA，2003，289（16）：2073–2082.

[18] Hansson L，Hedner T，Lund-Johansen P，et al.Randomised trial of effects of calcium antagonists compared with diuretics and beta-blockers on cardiovascular morbidity and mortality in hypertension: the Nordic Diltiazem（NORDIL）study.Lancet，2000 ，356（9227）：359–365.

[19] 刘力生，张维忠，郝建生，等 . 非洛地平缓释片在高血压治疗中的达标率和安全性研究 . 中华心血管病杂志，2004，32（4）：291–294.

[20] Liu L，Zhang Y，Liu G，et al.The Felodipine Event Reduction（FEVER）Study: a randomized long-term placebo-controlled trial in Chinese hypertensive patients.J Hypertens，2005，23（12）：2157–2172.

[21] Zhang Y，Zhang X，Liu L，et al.Higher cardiovascular risk and impaired benefit of antihypertensive treatment in hypertensive patients requiring additional drugs on top of

randomized therapy: is adding drugs always beneficial?J Hypertens, 2012, 30 (11): 2202–2212.

[22] Lubsen J, Wagener G, Kirwan BA, et al.Effect of long-acting nifedipine on mortality and cardiovascular morbidity in patients with symptomatic stable angina and hypertension: the ACTION trial.J Hypertens, 2005, 23 (3): 641–648.

[23] Lubsen J, Vokó Z, Poole-Wilson PA, et al.Blood pressure reduction in stable angina by nifedipine was related to stroke and heart failure reduction but not to coronary interventions.J Clin Epidemiol, 2007, 60 (7): 720–726.

[24] Dahlöf B, Devereux RB, Kjeldsen SE, et al.Cardiovascular morbidity and mortality in the Losartan Intervention For Endpoint reduction in hypertension study (LIFE) : a randomised trial against atenolol.Lancet, 2002, 359 (9311): 995–1003.

[25] Julius S, Kjeldsen SE, Weber M, et al.Outcomes in hypertensive patients at high cardiovascular risk treated with regimens based on valsartan or amlodipine: the VALUE randomised trial.Lancet, 2004, 363 (9426): 2022–2031.

[26] Weber MA, Julius S, Kjeldsen SE, et al.Blood pressure dependent and independent effects of antihypertensive treatment on clinical events in the VALUE Trial.Lancet, 2004, 363 (9426): 2049–2051.

[27] Califf RM, Boolell M, Haffner SM, et al.Prevention of diabetes and cardiovascular disease in patients with impaired glucose tolerance: rationale and design of the Nateglinide And Valsartan in Impaired Glucose Tolerance Outcomes Research (NAVIGATOR) Trial.Am Heart J, 2008, 156 (4): 623–632.

[28] Ontarget Investigators, Yusuf S, Teo KK, et al.Telmisartan, ramipril, or both in patients at high risk for vascular events.N Engl J Med, 2008, 358 (15): 1547–1559.

[29] Berl T, Hunsicker LG, Lewis JB, et al.Cardiovascular outcomes in the Irbesartan Diabetic Nephropathy Trial of patients with type 2 diabetes and overt nephropathy.Ann Intern Med, 2003, 138 (7): 542–549.

[30] Parving HH, Lehnert H, Bröchner-Mortensen J, et al.The effect of irbesartan on the development of diabetic nephropathy in patients with type 2 diabetes.N Engl J Med, 2001, 345 (12): 870–878.

[31] Andersen S，Bröchner-Mortensen J，Parving HH，et al.Kidney function during and after withdrawal of long-term irbesartan treatment in patients with type 2 diabetes and microalbuminuria.Diabetes Care，2003，26（12）：3296-3302.

[32] PATS Collaborating Group.Post-stroke antihypertensive treatment study. A preliminary result.Chin Med J（Engl），1995，108（9）：710-717.

[33] Schrader J，Lüders S，Kulschewski A，et al.Morbidity and Mortality After Stroke，Eprosartan Compared with Nitrendipine for Secondary Prevention：principal results of a prospective randomized controlled study（MOSES）.Stroke，2005，36（6）：1218-1226.

[34] Yusuf S，Diener HC，Sacco RL，et al.Telmisartan to prevent recurrent stroke and cardiovascular events.N Engl J Med，2008，359（12）：1225-1237.

[35] Benavente OR，White CL，Pearce L，et al.The Secondary Prevention of Small Subcortical Strokes（SPS3）study.Int J Stroke，2011，6（2）：164-175.

[36] White CL，Szychowski JM，Pergola PE，et al.Can blood pressure be lowered safely in older adults with lacunar stroke? The Secondary Prevention of Small Subcortical Strokes study experience.J Am Geriatr Soc，2015，63（4）：722-729.

[37] Verdecchia P，Staessen JA，Angeli F，et al.Usual versus tight control of systolic blood pressure in non-diabetic patients with hypertension（Cardio-Sis）：an open-label randomised trial. Lancet，2009，374（9689）：525-533.

[38] 王文，马丽媛，刘明波，等.初始低剂量氨氯地平加替米沙坦或复方阿米洛利联合治疗对高血压患者血压控制率影响的阶段报告.中华心血管病杂志，2009，25（8）：701-707.

[39] Lu F，Zhao Y，Liu Z，et al.A 48-week study of amlodipine plus amiloride/hydrochlorothiazide vs. amlodipine plus telmisartan in the treatment of hypertension.Int J Clin Pract，2012，66（8）：792-799.

[40] 刘力生.精益求精以人为本——脑卒中后患者最佳血压控制方案的随机临床试验研究（ESH—CHL—SHOT）.中国心血管病研究杂志，2013，1：32-32.

[41] SHEP Cooperative Research Group.Prevention of stroke by antihypertensive drug treatment in older persons with isolated systolic hypertension. Final results of the Systolic Hypertension in the Elderly Program（SHEP）. JAMA，1991，265（24）：

3255–3264.

[42] Kostis JB, Lawrence-Nelson J, Ranjan R, et al.Association of increased pulse pressure with the development of heart failure in SHEP. Systolic Hypertension in the Elderly（SHEP）Cooperative Research Group.Am J Hypertens, 2001, 14（8 Pt 1）: 798–803.

[43] Franse LV, Pahor M, Di Bari M, et al.Hypokalemia associated with diuretic use and cardiovascular events in the Systolic Hypertension in the Elderly Program. Hypertension, 2000, 35（5）: 1025–1030.

[44] Kostis JB, Wilson AC, Freudenberger RS, et al.Long-term effect of diuretic-based therapy on fatal outcomes in subjects with isolated systolic hypertension with and without diabetes.Am J Cardiol, 2005, 95（1）: 29–35.

[45] Patel AB, Kostis JB, Wilson AC, et al.Long-term fatal outcomes in subjects with stroke or transient ischemic attack: fourteen-year follow-up of the systolic hypertension in the elderly program.Stroke, 2008, 39（4）: 1084–1089.

[46] Staessen J.Mortality and treated blood pressure in patients of the European Working Party on High Blood Pressure in the Elderly.Am J Med, 1991, 90（3A）: 60S–61S.

[47] Dahlöf B, Lindholm LH, Hansson L, et al.Morbidity and mortality in the Swedish Trial in Old Patients with Hypertension（STOP-Hypertension）. Lancet, 1991, 338（8778）: 1281–1285.

[48] MRC Working Party. Medical Research Council trial of treatment of hypertension in older adults: principal results. MRC Working Party.BMJ, 1992, 304（6824）: 405–412.

[49] Staessen JA, Fagard R, Thijs L, et al.Randomised double-blind comparison of placebo and active treatment for older patients with isolated systolic hypertension. The Systolic Hypertension in Europe（Syst-Eur）Trial Investigators.Lancet, 1997, 350（9080）: 757–764.

[50] Gasowski J, Birkenhäger WH, Staessen JA, et al.Benefit of antihypertensive treatment in the diabetic patients enrolled in the Systolic Hypertension in Europe（Syst-Eur）trial.Cardiovasc Drugs Ther, 2000, 14（1）: 49–53.

[51] Wang JG, Staessen JA, Gong L, et al.Chinese trial on isolated systolic hypertension

in the elderly. Systolic Hypertension in China (Syst-China) Collaborative Group.Arch Intern Med, 2000, 160 (2): 211-220.

[52] Beckett NS, Peters R, Fletcher AE, et al.Treatment of hypertension in patients 80 years of age or older.N Engl J Med, 2008, 358 (18): 1887-1898.

[53] Hansson L, Lindholm LH, Ekbom T, et al.Randomised trial of old and new antihypertensive drugs in elderly patients: cardiovascular mortality and morbidity the Swedish Trial in Old Patients with Hypertension-2 study.Lancet, 1999, 354 (9192): 1751-1756.

[54] Kjeldsen SE, Dahlöf B, Devereux RB, et al.Effects of losartan on cardiovascular morbidity and mortality in patients with isolated systolic hypertension and left ventricular hypertrophy: a Losartan Intervention for Endpoint Reduction (LIFE) substudy. JAMA, 2002, 288 (12): 1491-1498.

[55] Wing LM, Reid CM, Ryan P, et al.A comparison of outcomes with angiotensin-converting--enzyme inhibitors and diuretics for hypertension in the elderly. N Engl J Med, 2003, 348 (7): 583-592.

[56] Degl' Innocenti A, Elmfeldt D, Hansson L, et al.Cognitive function and health-related quality of life in elderly patients with hypertension--baseline data from the study on cognition and prognosis in the elderly (SCOPE).Blood Press, 2002, 11 (3): 157-165.

[57] Jamerson K, Weber MA, Bakris GL, et al.Benazepril plus amlodipine or hydrochlorothiazide for hypertension in high-risk patients.N Engl J Med, 2008, 359 (23): 2417-2428.

[58] Bakris GL, Sarafidis PA, Weir MR, et al.Renal outcomes with different fixed-dose combination therapies in patients with hypertension at high risk for cardiovascular events (ACCOMPLISH): a prespecified secondary analysis of a randomised controlled trial.Lancet, 2010, 375 (9721): 1173-1181.

[59] Weber MA, Bakris GL, Jamerson K, et al.Cardiovascular events during differing hypertension therapies in patients with diabetes.J Am Coll Cardiol, 2010, 56 (1): 77-85.

[60] Denardo SJ, Gong Y, Nichols WW, et al.Blood pressure and outcomes in very

old hypertensive coronary artery disease patients: an INVEST substudy.Am J Med, 2010, 123（8）: 719–726.

[61] JATOS Study Group.Principal results of the Japanese trial to assess optimal systolic blood pressure in elderly hypertensive patients（JATOS）.Hypertens Res, 2008, 31（12）: 2115–2127.

[62] Rakugi H, Ogihara T, Goto Y, et al.Comparison of strict- and mild-blood pressure control in elderly hypertensive patients: a per-protocol analysis of JATOS.Hypertens Res, 2010, 33（11）: 1124–1128.

[63] Ogihara T, Saruta T, Rakugi H, et al.Target blood pressure for treatment of isolated systolic hypertension in the elderly: valsartan in elderly isolated systolic hypertension study.Hypertension, 2010, 56（2）: 196–202.

[64] ACCORD Study Group, Cushman WC, Evans GW, et al.Effects of intensive blood-pressure control in type 2 diabetes mellitus.N Engl J Med, 2010, 362（17）: 1575–1585.

[65] Ramsey TM, Snyder JK, Lovato LC, et al.Recruitment strategies and challenges in a large intervention trial: Systolic Blood Pressure Intervention Trial.Clin Trials, 2016, 13（3）: 319–330.

[66] Whelton PK, Appel LJ, Espeland MA, et al.Sodium reduction and weight loss in the treatment of hypertension in older persons: a randomized controlled trial of nonpharmacologic interventions in the elderly（TONE）. TONE Collaborative Research Group.JAMA, 1998, 279（11）: 839–846.

[67] Holzgreve H, Middeke M.Treatment of hypertension in the elderly.Drugs, 1993, 46（Suppl 2）: 24–31.

[68] Staessen JA, Gasowski J, Wang JG, et al.Risks of untreated and treated isolated systolic hypertension in the elderly: meta-analysis of outcome trials.Lancet, 2000, 355（9207）: 865–872.

[69] Schall P, Wehling M.Treatment of arterial hypertension in the very elderly: a meta-analysis of clinical trials.Arzneimittelforschung, 2011, 61（4）: 221–228.

[70] Blood Pressure Lowering Treatment Trialists' Collaboration, Turnbull F, Neal B, et al.Effects of different regimens to lower blood pressure on major cardiovascular

events in older and younger adults：meta-analysis of randomised trials.BMJ，2008，336（7653）：1121–1123.

[71] SPRINT Research Group，Wright JT Jr，Williamson JD，et al.A Randomized Trial of Intensive versus Standard Blood-Pressure Control.N Engl J Med，2015，373（22）：2103–2116.

[72] Williamson JD，Supiano MA，Applegate WB，et al.Intensive vs Standard Blood Pressure Control and Cardiovascular Disease Outcomes in Adults Aged ≥ 75 Years: A Randomized Clinical Trial.JAMA，2016，315（24）：2673–2682.

[73] Lonn EM，Bosch J，López-Jaramillo P，et al.Blood-Pressure Lowering in Intermediate-Risk Persons without Cardiovascular Disease.N Engl J Med，2016，374（21）：2009–2020.

（冯雪茹　刘梅林）

第十章

欧美高血压指南解读

2014年初发表的《2014年美国成人高血压管理指南》(2014 Evidence-Based Guideline for the Management of High Blood Pressure in Adults: Report From the Panel Members Appointed to the Eighth Joint National Committee, JNC8),写作形式与以前有很大的变化。在内容上,特别是有关老年高血压患者"达标"血压值的建议,引起了大家的关注和争论。下面对这一指南的写作背景和它的指导思想做简要的介绍,希望有助于读者对这一指南的理解。

美国的第一个高血压指南(JNC1)出版于1977年。JNC1的主席马文谋瑟(Dr. Marvin Moser)在2014年的一次访谈中指出,高血压指南是"成功的创举"。1972年以来,在高血压指南的指导下,美国的卒中率下降70%、心力衰竭率下降50%。指南的应用也降低了药物治疗的费用(目前90%的抗高血压药物是非专利药)。可以说,美国全国联合委员会(JNC)在美国高血压的诊疗工作中举足轻重。JNC虽然由美国国家心脏、肺和血液研究所(NHLBI)牵头,但受到所有主要心血管专业协会的支持。

这次JNC8的写作与以前有很大的差别,主要来自指导思想的改变。从历史上看,20世纪70～90年代,JNC指南强调治疗高血压的"达标"血压,要"降低、降低、再降低",因此"达标"血压一路下降。分析制定指南的指导思想可以看出,当时是以共识为基础(consensus based)。虽然专家的共识也是以试验(实验)为基础的一种总结方式,但和现代严整的"循证医学(evidence based)"有很大的区别。现代循证医学是以证据为基础的。它的循证过程,特别是在临床上,是对试验(实验)证据的筛选。这一工作由循证专家为主导,循证专家和临床专家共同合作完成,而不是由临床专家独家代理。因此,循证已经成为一个独立的专业,而不是附属于医学或者任何其他的学科专业。经过多年的努力,直至本世纪初,循证医学显示了它独特的优越性。它用随机对照试验（RCT）推翻了一些重要的常规治疗。例如，绝经后的妇女服用雌激素可以预防心肌梗死。RCT 证明此治疗无效，甚至可能伤害患者。美国医学研究院（Institute of Medicine，IOM）在 2001 年发表文章指出，临床医学指南应该以现代“循证医学”为依据，应该避免盲目追求“创新”。在循证医学中，对“证据”可信性要进行分级，IOM 首先把 RCT 定义为循证医学的最高级别，而专家共识属于三级证据。这个指导思想随着时间的推移，逐渐被临床医学界接受。到了 2007 年，NHLBI 的领导层决定，所有 NHLBI 牵头的临床指南（包括高血压指南和高血脂指南），都要严格遵守循证医学模式，由循证专家对临床试验证据（文章）作初选，再由循证专家和临床专家共同合作进行分析和筛选。这种合作将循证专家提供的证据和临床专家的临床经验结合起来，使最终的结果更加循证、客观和具体。在 JNC8 制定过程中，循证专家大部分来自美国俄勒冈州（Oregon）和马里兰州（Maryland），他们的专业就是进行文章 meta 分析和证据分析，他们并不是临床医师。最终指南由临床专家定稿署名发表，而循证专家不作为指南的作者。

JNC8 修订专家委员会成立于 2008 年，由 NHLBI 通过严格的程序，聘请了 17 位临床专家撰写《2014 年美国成人高血压管理指南》（JNC8）。临床专家包括医师、护士和药剂师等不同层面的专家。但到 2013 年，NHLBI 宣布放弃了 JNC8 的领导权，同时也放弃了类似的临床指南撰写工作，并把与心血管疾病有关的指南撰写工作，全部交给了美国心脏病学院（American College of Cardiology，ACC）/ 美国心脏协会（American Heart Association，AHA）。2013 年 6 月在《循环》杂志中，他们高调发表正式声明，宣布 NHLBI 今后不再参与临床指南的撰写工作。

NHLBI 把这个工作交给 ACC/AHA，用心良苦。重要原因之一是 ACC/AHA 这两个机构在撰写临床指南工作上经验丰富。他们的第一个指南发表于 1984 年（《心脏起搏器和抗心律失常器械植入指南》），直到 2014 年，ACC/AHA 共发布了 23 个临床指南，囊括几乎所有心血管疾病，如先天性心脏病、急性冠脉综合征、血管疾病等。另一个原因是，NHLBI 是一个纯研究机构，它以往发表指南的指导思想，是从严格的经典和科学的角度对待临床问题。因此所发表的指南往往与其他临床学会编写的指南有差别。例如，JNC8 在回答“什么时候开始对高血压患者采用药物治疗？”这个问题时，收集了 1498 篇文章，认为其中的 1457 篇文章不合格，不符合 RCT 的标准，因而没有采用他们的结论。其他学会则比较灵活，他们注意到临床科学与实验科学之间有时会有差别。在制定指南时，在一定的程度上采用了非 RCT 临床试验（如注册研究等）的结论。指导思想的差别是 JNC8 与其他指南结论有差别的主要原因。可能 NHLBI 意识到这个问题之后，认为自己不太适合参与临床指南的撰写，从而退出。AHA/ACC 在接手这个工作之后，其高血压病科学顾问团于 2013 年 9 月发表了一个有关高血压的“AHA/ ACC 顾问团意见”。这不是一个 AHA/ACC 的高血压指南，没有用 AHA/ ACC 评述其他指南的格式，只是以综述的形式对于目前高血压的诊疗进行了简单总结，目的可能是表达他们愿意接手美国高血压指南的意愿。

JNC8 与其他指南 [《欧洲高血压诊治指南》，欧洲高血压学会（European Society of Hypertension，ESH）/ 欧洲心脏病学会（European Society of Cardiology，ESC）指南，简称 ESH/ESC 指南] 的最大区别在于 JNC8 坚持“无确凿 RCT 证据不用”的原则，因此只有 12 页 45 篇索引，可信度高。但这样做大大限制了 JNC8 的覆盖程度，很多的具体临床问题（如复方药，24 小时血压监测等）JNC8 无法给出答案。而 ESC/ESH 指南的特点是“大而全”，76 页 700 多篇索引。它的问题是可信度较低，很多证据贫乏的治疗方法也被收入指南（如肾去神经支配射频消融治疗）。这种指南的不少建议，1 ～ 2 年之后，就必须根据新的临床试验结果修改（如肾去神经支配射频消融治疗）。

NHLBI 领导的临床指南（包括 JNC8）强调，临床指南是“临床试验结果的客观荟萃”，而不是“临床工作手册”。其他协会的指南（如 ESH/ESC 指南）则强调实用性，解决具体临床问题。虽然很多时候这些具体的临床指南并没有足够实验结果的支持，往往依赖于非临床试验或其他（如流行病学）实验的延伸（三类证据），或主要来源于专家意见，但他们认为“有解强于无解”，还是将这些意见写进指南。从实践上看，指南满足了一线临床医师根据“临床工作手册”解决具体临床问题的要求，受到临床医师的欢迎。但对于 NHLBI 来说，他们感到压力越来越大，因为纯科学的思维方式与临床实践的思维方式有时会存在明显差别。这可能是 NHLBI 放弃继续领导临床指南的工作的原因之一。

在 NHLBI 放弃之后，JNC8 的 17 位专家认为，大家花了 5 年的心血，工作已经接近尾声，因此决定继续独立工作，最终完成了 JNC8 的撰写，并于 2014 年 3 月在《JAMA》上发表了这个指南。对于他们这种做法，NHLBI 的态度是不反对，也不认可其结论。所以，JNC1 ～ 7 是经过 NHLBI 认可的，而 JNC8 只是冠以 JNC 的名称，而没有 NHLBI 的认可。这从一个侧面体现了美国学术界的民主作风。对于撰写指南的转变，JNC8 专家团的代表，保罗 · 詹姆斯博士（Paul James，M.D.University of Iowa，Iowa City，Iowa）有一个特别声明，表明了他们的态度：JNC8 团队对 NHLBI 把高血压指南的撰写交给 AHA/ACC 表示尊重，他们对 AHA/ ACC 这些机构及其科学顾问团成员在科学上的声誉都很了解，也很尊敬和赏识这些人的资历和学术主张。

JNC8 的另外一个特点是它的出发点非常独特和新颖。JNC8 认为，血压本身是一个心血管疾病的危险因素，而没有一个绝对的高血压阈值，但是在临床实践中第一线的临床医师，特别是大多数非心血管专业的医师又需要一个阈值来解决具体问题。因此，JNC8 把临床医师最关心的 3 个问题总结如下：①当血压达到什么数值时，应该开始高血压药物治疗？②治疗达到什么样血压数值算达标？③不同的抗高血压药物之间有无区别？ JNC8 认为，问题 1 和问题 2 的血压数值应该统一成 1 个，即如果血压在超过 140mmHg 后应该开始药物治疗，则治疗达标的血压应该在 140mmHg 以下。

JNC8 专家团在回答这 3 个问题时候，采用了“一刀切”的态度，即非 RCT（随机对照试验）不用。在回答问题 1（当血压达到什么数值时，应该开始高血压药物治疗？）时，专家们查阅了 1498 篇文章，剔除了其中 1457 篇，认为只有 7 篇合格，18 篇可以接受。在回答问题 2（治疗达到什么样血压数值算达标？）时，专家们查阅了 1980 篇文章，剔除了其中 1915 篇，认为只有 14 篇合格，23 篇可以接受。在回答问题 3（不同的抗高血压药物之间有无区别？）时，专家们筛选了 2668 篇文章，剔除了其中 2570 篇，认为只有 17 篇合格，47 篇可以接受。由此可见，循证专家从纯实验科学的角度来看，大多数的临床文章“不合格”。看来，用这样的标准来检验临床试验结果，会有不同的看法。

不同的意见首先来自 JNC8 的 5 名成员。2014 年 1 月，JNC8 的 5 名成员：杰克逊·莱特（Jackson T. Wright，M.D.，Ph.D.Case Western Reserve University Cleveland，Ohio），劳伦斯·范恩（Lawrence J. Fine，M.D.，Ph.D. National Heart，Lung， and Blood Institute Bethesda， MD），丹尼尔·拉克兰（Daniel T. Lackland，Dr. P.H. Medical University of South Carolina Charleston，South Carolina），欧本佳·欧格蒂格比（Olugbenga Ogedegbe， M.D.，M.P.H.，M.S.New York University School of Medicine，New York）和施蕊·丹尼森（Cheryl R. Dennison，R.N.，A.N.P.，Ph.D. Johns Hopkins University School of Nursing，Baltimore，Maryland）在《JAMA》上发表了他们的不同观点。他们都签字同意发表 JNC8，但是他们认为，发表的 JNC8 对他们的观点未加重视。

需要指出，除此分歧之外，JNC8 委员会在其他方面的意见是统一的。而且，多数派和少数派都认为，JNC8 委员会在整体工作上十分和谐。问题在于目前的确没有确凿的证据证明最佳血压到底是多少，大家都在探索。JNC8 的多数派和少数派都发表自己的看法，这些不同意见是科学领域内的百家争鸣。

有意思的是，类似的争论也发生在欧洲。在 2013 年 ESH/ESC 委员会的讨论中，首次采用了“临床试验数据强弱评分”的概念，这与新版 ESC 的指南接轨，而有别于

2007 年 ESH/ESC 的高血压指南。在讨论某些实验数据的强弱时，委员会的成员争论激烈，甚至到了争吵的程度。联合委员会的主席朱塞佩·曼希亚教授 [Giuseppe Mancia，MD， PhD，University of Milan-Bicocca（Milan，Italy）and S Gerardo Hospital（Monza，Italy）；Chairman of the Organizing Committee，13th European Meeting on Hypertension] 坦言，要想在专家对临床试验数据的强弱达成共识，真是难上加难。他强调，虽然临床试验的证据是客观的，但人们对它的理解是主观的。而指南是基于专家对客观证据的主观理解，都有可能是片面的，甚至是错误的。因此，指南只能是建议和共识，而不是法规和铁证。

以下是《2014 年美国成人高血压管理指南》（JNC8）中的 9 大建议：

一、建议 1

对普通高龄（60 岁以上）的高血压患者，当收缩压高于 150mmHg 或舒张压高于 90mmHg 时，应该开始药物降压。治疗的目标应该定在收缩压＜ 150mmHg 和舒张压的目标＜ 90mmHg（A 级，强烈推荐）。

【附加建议】

对于普通高龄（60 岁以上）的高血压患者，在开始药物治疗后，收缩压常常会低于 140mmHg（比目标 150mmHg 低 10mmHg 以上），但患者可以耐受，对健康或生活质量没有产生不良影响。在这种情况下，没有必要减少抗高血压药物的用量，以求接近收缩压 150mmHg 的目标，药物治疗的剂量不需要调整（E 级，专家意见）。

有趣的是，这个附加建议给人一个不伦不类的感觉，JNC8 的主席苏珊·欧帕瑞耳（Suzanne Oparil）在一次访谈中开玩笑的说，虽然我们不把指南当成法规文件，但是我们不能保证律师在法院会如何解读我们的指南。因此，这个声明式的“附加建议”可能会给我们的医师起一点保护作用。她的这段话，有一点悲壮的味道。

建议 1 是 JNC8 的最强建议，也是最有争议的建议。这一标准不仅与其他的指南 [例如 2013 年 AHA/ACC/CDC 联合发布的《高血压管理科学建议：高血压控制的有效途径》，2013 年 ASH/ISH 发布的《美国社区高血压管理临床实践指南》（2013 年 12 月）以及 2013 年 ESH/ESC 发布的《动脉高血压管理指南》（2013 年 6 月）] 所建议的 140/90mmHg 达标不同，而且即使在 JNC8 的 17 名专家之间也有不同的看法。这就引发了 JNC8 内部有一个多数派意见（12 人）和少数派意见（5 人）。

多数派的 12 位专家认为，考虑到目前没有直接证据证明，在老年（60 岁以上）患者中，用药物把收缩压从 150 降到 140mmHg 能有任何临床效果，又考虑到有间接证明这样做至少在特殊患者中（如舒张压也高的患者、糖尿病患者及肾功能不全患者）有效。因此把标准拆开，在非特殊老年患者（60 岁以上）中，把标准定在 150mmHg 是恰当的。

少数派的 5 位专家强调，他们反对将非特殊老年（60 岁以上）高血压患者的血压控制目标从 JNC7 建议的 140mmHg 增加至 JNC8 建议的 150mmHg。少数派的代表莱特博士解释说：140mmHg 还是 150mmHg 本身并不重要，重要的是增加 10mmHg 这个做法本身，很可能产生负面影响，会让一些 60 岁以上的高血压患者放松警惕，从而减少降压治疗的强度，这样做从整体上看，会对高风险人群有害无益。特别是，增加这 10mmHg 本身的试验样本数并不充足。而且，与几十年来所做的降低心血管疾病发病率，特别是卒中死亡率的努力背道而驰，有可能葬送这些年取得的成就。莱特博士强调，美国的 7200 万高血压患者中，50% 是 60 岁以上的患者。随着年龄的增加，他们成为心脑血管并发症的高危人群，这些患者的心血管疾病的死亡率，是 60 岁以下患者的 35 倍，对这些患者放松警惕，无异于引火烧身。

5 位专家又指出，他们对 JNC8 委员会在如何选用随机临床试验的结果，有不同看法。例如，JNC8 委员会未采用 SHEP 和 HYVET 的结果，而采用的随机临床试验，例如 JATOS 试验、VALISH 试验和 FEVER 试验，在数据解读上，有明显的片面性。另外 JNC8 委员会似乎过分贬低了非随机临床试验的结果。但 5 位专家一致同意，虽然他们不同意把 150mmHg 作为 60 岁以上的高血压患者的血压控制目标，但他们支持把 150mmHg 作为 80 岁以上高血压患者的血压控制目标。这与上述其他学会的指南是一致的。

从另外一个角度上看，两派的观点区别并不大，几乎所有的专家都认为所有的临床试验都明确显示，血压越高，降压的收益（降低临床风险的比例）越大。收缩压从 180mmHg 降至 170mmHg 的收益比收缩压从 150mmHg 降至 140mmHg 的收益要高很多。最近一项超大规模注册研究发现（注意，注册研究结果不符合 JNC8 的筛选标准）至少在肾衰竭透析的患者中，血压和死亡率存在一条 J- 型曲线，即最佳血压为 130 ～ 140mmHg。血压 120 ～ 130mmHg 和 140 ～ 150mmHg 的临床风险相似，低于 120mmHg 或高于 150mmHg 风险都会增高。而两派的分歧正是在这个临界点附近。

而对于老年患者，所有协会都认为血压不应该降的太低，只不过不同的协会对老年患者的定义不同，ESH/ESC 指南把老年患者定义为 80 岁以上，把标准也定在 150mmHg。因此欧洲指南和 JNC8 的区别在 80 岁或者 60 岁。而对于应该如何定义老年患者，临床一线医师的感觉最重要，有研究结果表明，一般医师把老年定义为比自己大

10～15 岁的患者。很多医师在处理临床患者的血压达标标准时，都有意无意的用自己的标准，这从侧面反映出临床工作的多重性和复杂性。

对于这个问题，AHA/ACC 科学顾问团在他们 2013 年 9 月的意见书-综述中有类似的看法：

·对于大多数高血压患者，控制血压的目标是血压＜ 140/90mmHg。

·对于某些特殊的高血压患者群体，控制血压的目标可以更低一些。

·对于所有高血压患者，都应该鼓励他们通过生活习惯和生活方式的改变来控制血压。

·对于大多数高血压患者，应该鼓励他们进行自我血压监测。

JNC8 的多数派意见与欧洲的指南在这点上相似。2013 年 ESH/ESC 指南委员会认为，以往欧洲指南（2003 年指南和 2007 年指南）中对高危患者高血压药物治疗的达标血压值（130/80mmHg）偏低，缺乏临床试验证据支持，可能有负面效应。因此在指南中，对于普通患者，指南推荐的药物治疗的达标血压值为＜ 140/90mmHg。在药物治疗期间，如果收缩压达到 130～139mmHg，此时无需进一步降低血压。有两个例外：一是糖尿病患者药物治疗的达标舒张压为 80～85mmHg。二是年龄超过 80 岁的患者，达标收缩压是 140～150mmHg，舒张压＜ 90mmHg。

制定达标血压必须十分谨慎的原因是这一标准必须以实验数据为准则。一旦标准写入指南，将对以后的临床试验产生很大的影响。比如，一旦在缺乏证据的情况下把 130/80mmHg 作为达标指标写入指南，就很难去研究 140/90mmHg 时患者的表现。因为在这种情况下，临床试验道德监督委员会可能会以“不人道”的理由拒绝批准进行实验。因此，指南应该宁缺毋滥，不要制定没有证据的标准。

关于血压的监测。2007 年 ESH/ESC 指南中已经注意到家庭血压监测的重要性，而在 2013 年 ESH/ESC 指南中，它的重要性得到进一步肯定。认为应该大力提倡患者使用家庭用血压监测器，这有利于发现和诊断所谓“白大衣高血压”、隐匿性高血压和高波动性高血压等临床的复杂情况。但必须同时强调，高血压诊断的“金标准”仍然是诊室血压，因为在绝大部分临床试验中，高血压的诊疗数据是根据诊室血压获得的。

关于对患者的随访。2013 年 ESH/ESC 指南强调密切随访患者，这对控制血压至关重要。对任何一次诊室的血压结果掉以轻心，片面地认为这就是患者的一般血压水平，是极端危险的，可能引起误诊、误判和延误增加剂量或更换药物的时间。这种现象是全世界的通病，是全世界范围内高血压治疗达标率低的重要原因之一。因此应该大力鼓励一线临床医师努力克服这种“临床惯性”。

二、建议 2

此建议专指舒张压高的 60 岁以下患者。对于这些患者，当舒张压高于 90mmHg，应该开始药物降压。治疗的目标为舒张压< 90mmHg。有证据显示，刻意把舒张压降到 85mmHg，甚至 80mmHg 以下，在临床上没有看到更好的效果（在患者年龄 30 ～ 59 岁时，此建议为 A 级，强烈推荐，在患者年龄 18 ～ 29 岁时，此建议为 E 级，专家意见）。

三、建议 3

此建议专指收缩压高的 60 岁以下的患者，对于这些患者，当收缩压高于 140mmHg，应该开始药物降压。治疗的目标是收缩压< 140mmHg（此建议为 E 级，专家意见）。

建议 2 和建议 3 是针对年轻患者的（< 60 岁）。对于收缩压，开始药物治疗的收缩压阈值> 140mmHg；达标值< 140mmHg。这些标准都低于 60 岁以上的老年患者（开始药物治疗的收缩压> 150mmHg；血压的达标值< 150mmHg）。对于舒张压，无论年轻患者还是老年患者，血压阈值和治疗达标值相同，均为舒张压> 90mmHg 开始药物降压；治疗目标为< 90mmHg。

小结

1. 什么时候开始高血压药物治疗？老年患者血压达到 150/90mmHg 时，中年患者血压达到 140/90mmHg 时。

2. 治疗的达标血压值：老年患者血压< 150/90mmHg，中年患者血压< 140/90mmHg。

3. 特殊患者（高血压合并糖尿病或慢性肾病）除外。

四、建议 4

对于 18 岁以上的高血压合并 CKD 的患者，当收缩压> 140mmHg 或舒张压> 90mmHg 时，应该开始药物降压。治疗目标：收缩压< 140mmHg；舒张压< 90mmHg（E 级，专家意见）。

需要说明的是，此建议更适用于 18 ～ 69 岁的患者。对 70 岁以上的患者，由于 CKD 的定义模糊。制定这些患者的收缩压达标值，目前还缺乏足够的临床证据。因此，对于70岁以上的患者，收缩压降压的达标值要因人而异，要考虑到患者的一般情况，其他合并疾病以及是否有蛋白尿等。

五、建议5

对于18岁以上的高血压合并糖尿病的患者，当收缩压＞140mmHg或舒张压＞90mmHg时，应该开始药物降压。治疗的目标应该是：收缩压＜140mmHg；舒张压＜90mmHg（E级，专家意见）。

目前没有很好的临床证据支持在糖尿病患者中，降低收缩压到130mmHg会收到更好的临床效果。相反，有证据证明，140mmHg和120mmHg没有区别。同样，也没有证据表明，降低舒张压到85mmHg比90mmHg有更好的临床效果。因此，将140/90mmHg定为一个适用于所有高血压合并糖尿病患者的达标血压。

小结

1. 特殊患者（高血压合并糖尿病或CKD）属于高危人群，什么时候开始高血压药物治疗最合适？＞140/90mmHg。

2. 特殊患者（高血压合并糖尿病或CKD），达到什么血压数值算达标？＜140/90mmHg。

六、建议6

对于中国患者，包括合并有糖尿病的患者，首选的抗高血压治疗药有4种：噻嗪类利尿药、钙拮抗药（CCB）、血管紧张素转换酶抑制剂（ACEI）和血管紧张素受体拮抗剂（ARB）（B级，中度建议）。

此建议的原文是适用于除黑人以外的其他种族的患者（包括中国患者），这是美国的一个有趣的特殊现象，强调黑人的特殊性，以示没有种族歧视。

需要指出，在JNC8中，β-受体阻滞药第一次没有成为首选抗高血压治疗药。这与其他除ESH/ESC指南以外的协会（如加拿大，瑞典高血压指南）的看法一致，只有ESH/ESC指南仍然把β-受体阻滞药作为首选。主要是因为有一个大规模随机对照临床试验证明β-受体阻滞药比ARB抗卒中的效果差。但必须同时指出，另有数个大规模随机对照临床试验证明β-受体阻滞药在抗高血压的总体效果上，与其他4个首选的抗高血压治疗药的效果相似。

基于没有大规模随机对照临床试验，对其他类抗高血压治疗药物与上述4个大规模随机对照临床试验进行一对一的比较，这些药物，比如 α1- 受体 +β- 受体联合阻滞药（卡维地洛），血管舒张 β- 受体阻滞药（奈必洛尔），中央 α2- 肾上腺素受体激动剂（可乐定），直接血管扩张药（肼屈嗪），醛固酮受体拮抗药（螺内酯），肾上腺素能神经元的破坏因子（利血平）和袢利尿药（呋塞米），没有被放入首选的抗高血压治疗药物系列。

七、建议 7

对于黑人患者，包括合并有糖尿病的患者，首选的抗高血压治疗药应包括噻嗪类利尿药或 CCB（黑人，非糖尿病患者：B 级，中等建议，黑人糖尿病患者：C 级，弱推荐）。

八、建议 8

对于 18 岁以上的高血压合并 CKD 的患者（包括糖尿病患者和非糖尿病患者），降压药中应包括 ACEI 或 ARB，以保护和改善肾脏功能（B 级，中等建议）。

此建议主要是强调 ACEI 和 ARB 对肾的保护功能。由于高血压还可引起其他心血管合并症，上述 2 种药的治疗效果并不优于（但也不劣于）其他药物。

与建议 4 相似，此建议更适用于 18 ～ 74 岁的患者，而对 75 岁以上的高血压合并 CKD 的患者，没有足够的临床证据支持这 2 种药优于其他 2 种首选的抗高血压药。因此，对于这些患者，4 种首选的抗高血压药都可以选择。

特别指出，这两类药物可能引起血清肌酐增高以及高血钾，虽然在这两种情况下并不需要马上停药，但对患者的检测必须重视，一旦问题加重，应该减量或停药。

对于建议 4 ～ 8，AHA/ACC 科学顾问团建议，如果高血压患者同时患有以下疾病，建议在选择抗高血压药物时选用：

· 冠状动脉疾病 / 心肌梗死后：β- 受体阻滞药，ACEI。

· 收缩性心力衰竭：ACEI 或 ARB，β- 受体阻滞药，醛固酮拮抗药，噻嗪类利尿药。

· 舒张性心力衰竭：ACEI 或 ARB，β- 受体阻滞药，噻嗪类利尿药。

· 糖尿病：ACEI 或 ARB，噻嗪类利尿药，β- 受体阻滞药，CCB。

· 肾功能不全：ACEI 或 ARB。

· 卒中或短暂性脑缺血发作：噻嗪类利尿药，ACEI。

在这方面，2013 年 ESH/ESC 指南继承以往的观点，对抗高血压治疗的五大类药物，一视同仁：利尿药（噻嗪，氯噻酮，吲达帕胺）、β- 受体阻滞药、CCB、ACEI 和 ARB，都可以作为首选药物。委员会主席罗伯特·法伽德教授（Robert Fagard，比利时鲁汶大学）说，对于具体的患者，这五类药物降压的效果会有一定差异；但都可以作为第一线用药，又都不是绝对的第一线用药，应个体化，因人而异。2013 年 ESH/ESC 指南委员会的一些成员甚至主张应该避免使用“第一线”这个词。认为这个概念有问题，因为在临床实践中没有所谓的“标准患者”。一线的临床医师应该对患者量体裁衣，针对每个患者的合并症发生率，靶器官损害程度，有无禁忌证，以及特定药物对其他疾病的影响，甚至药物的价格等方面来决定五类药物哪一种应该作为首选。可能产生的不利影响，可以帮助临床医师个性化治疗。2013 年 ESH/ESC 指南还指出，对于高风险的患者，也可以从开始就用复方制剂，2 种甚至 3 种药物联用。这个观点在 2014 年得到进一步的证实。在 2014 年的 ESC 会议上，有临床试验表明，对于高血压患者，复方药物降压的临床疗效要高于单一药物。这一观点的理论依据是：第一，由于高血压的病因是多因素的，多通道的，复方药物，多方出击可以系统治疗，事半功倍。第二，复方药物治疗高血压达标快，对患者的心理作用大，有利于增加患者的信心，大大减少患者自动停药的比例。第三，早一天达标，患者早一天脱离高危人群，这对于高危患者尤其重要。

关于药物的选择，2013 年 ESH/ESC 指南还指出，3 种利尿药 [氢氯噻嗪（HCTZ）、氯噻酮（Chlortralidonetablets）和吲达帕胺（Indapamide）] 之间，由于缺乏一对一的临床试验数据，无法确认哪一个药更优。因此，3 种药的价值等同。具体选择哪种，可以由一线的医师决定。在这一点上，JNC8 与 ESH/ESC 指南有所区别，JNC8 指出，临床试验数据绝大多数是基于氯噻酮和吲达帕胺的实验结果，而氢氯噻嗪（HCTZ）类的数据很少，因此氯噻酮和吲达帕胺应该作为首选，这种观点也得到除 ESH / ESC 指南以外的其他协会高血压指南的支持。对于有关 ACEI 和 ARB 可以致癌的疑虑，有一项荟萃实验的结果，有力地证明它是无稽之谈，临床医师可以放心，大胆地使用 ACEI 和 ARB 类药物。2013 年 ESH/ESC 指南仍然把 β - 受体阻滞药作为一线药物，这与 JNC8 略有区别。另外，2013 年 ESH/ESC 指南认为 ACEI 和 ARB 在降压效果方面没有差别，两类药物的价值等同。

这些论点与 JNC8 相比，更为具体，但由于 2013 年 ESH/ESC 指南采取了 RCT 以外的、临床试验数据强弱评分较低的数据，使它的可靠度有所降低。JNC8 的标准是宁缺毋滥，这也是 JNC8 与其他临床指南的最大区别。

2013 年 ESH/ESC 指南有很多非常具体的建议，但都没有大规模临床试验（RCT）的数据支持，充其量只有小规模临床试验数据，或者只有非随机、非对照组校准的临床试验数据支持，因此不会被 JNC8 认可（JNC8 只采用 RCT 的结果）。这也是 JNC8 和其他指南在指导思想上的差别。JNC8 指南不可能很具体，但它的结论是经得起时间考验的。欧洲或其他指南可以非常具体，但由于证据较弱，有些建议往往在更新时会被推翻。一个具体的例子就是，在 2007 年 ESH/ESC 的指南中，肾去神经支配或压力感受器刺激被认为是有效的，成为治疗顽固性高血压的方法之一。但近期的 RCT 证明，与常规药物治疗相比，肾去神经支配对顽固性高血压无特殊疗效。一方面，2013 年 ESH/ESC 指南呼吁需要更多的临床试验证据来确定它的最终定位。另一方面，2013 年 ESH/ESC 指南仍然把它作为一类推荐，只是把推荐的强度降低为 C 级证据。

小结

1. 对于普通患者，4 大类抗高血压药物的疗效相似，均可作为首选药物（如果相信欧洲的指南，则 β - 受体阻滞药也可以作为首选）。

2. 高血压合并 CKD 的患者，ACEI 或 ARB 应该作为首选。

九、建议 9

高血压治疗的目的是实现血压达标。而达标必须有时间限制。如果在一个月内没有实现血压达标，降压药需要加量，或从首选的抗高血压药（噻嗪类利尿药，CCB，ACEI，ARB）中，选择添加第二种药（注意，不要在同一个患者身上同时使用 ACEI 与 ARB）。医师应该不断调整治疗方案，直至达标。如果 2 种药物仍然不能达标，可从以下的 5 种药物中，选择添加第三种药物（噻嗪类利尿药，CCB，ACEI，ARB 或 β - 受体阻滞药）。如果使用超过 3 种药物仍然不能达标，可以考虑选用其他类抗高血压药物或转诊到高血压专家门诊进行处理。这些属于少数、复杂的情况（E 级，专家意见）。

此建议并不是一个独立的建议，只是用来强化上述的 8 个建议。

有独立的美国高血压病专家指出，美国有 78 万成年高血压患者。在心血管疾病和卒中的防治过程中，高血压是一个主要的、可以控制的危险因素。但据统计，在美国只有 81.5% 的高血压患者了解自己的病情，74.9% 的高血压患者在接受药物治疗，但只有 52.5% 的患者血压得到控制。因此，在目前的心血管疾病和卒中的防治工作中，迫切需要从整体、系统级的层面，找到有效方法。

纵观 JNC8 专家组高血压指南和其他高血压指南，分歧最大之处在于老年人血压控制的目标。这可能是专家们对目前关于高血压治疗的大规模临床试验的结果有不同的解读。在 JNC8 发表后的 2014—2015 年，没有重大的关于高血压治疗的大规模临床试验的结果公布，但这种情况随着 SPRINT 结果的公布，有所改变。

SPRINT（Systolic Blood Pressure Intervention Trial）是美国国家心肺和血液研究所（NIHBI）2009 年筹备，2010 年 11 月开始实施的一个为期 8 年，耗资 1.57 亿美元的高血压临床研究。2015 年 8 月 20 日，SPRINT 的数据安全性监控委员会（data safety monitoring board，DSMB），根据强化降压组显著获益，建议提前终止此研究。NIHBI 的主任接受建议，SPRINT 的药物治疗正式终止，2015 年 9 月 11 日，SPRINT 的主要结果在官网宣布，2015 年 11 月 9 日，SPRINT 研究结果在《新英格兰医学期刊》上正式发表。

SPRINT 的结果，与另外一个 NHLBI 的高血压临床实验（ACCORD，Action to Control Cardiovascular Risk in Diabetes1999—2009）的结论有冲突。SPRINT 研究与 ACCORD 研究形成互补，ACCORD 研究纳入了 4733 名 2 型糖尿病患者伴有其他心血管危险因素的高血压患者（40 ～ 54 岁，确诊患有心血管疾病或者＞ 55 岁伴有至少 2 项其他心血管危险因素），排除过度肥胖（BMI ＞ 45）、慢性肾病（sCRE ＞ 1.5mg/dl）、及其他严重疾病患者。SPRINT 研究纳入了 9361 例≥ 50 岁且伴有至少 1 项其他心血管危险因素的高血压患者，排除卒中、糖尿病、充血性心力衰竭、肾性蛋白尿、CKD[eGFR ＜ 20ml/（min・1.73m^2）]、多囊肾和肾小球肾炎患者。ACCCORD 研究平均期约 4.7 年，SPRINT 研究平均期约 3.26 年。ACCORD 研究和 SPRINT 研究都将患者随机分配至收缩血压治疗控制标准低于 120mmHg 组（强化降压组）和低于 140mmHg（标准降压组）。两组患者分别须服用 3 种和 2 种降压药物。主要复合终点为：首次发生心肌梗死、急性冠脉综合征、卒中、心力衰竭或心血管死亡。

ACCORD 研究结果显示强化降压组较标准降压组的主要复合终点发生率没有显著区别，提示强化降压治疗对于糖尿病合并心血管危险因素患者改善愈后没有意义。SPRINT 研究结果显示强化降压组较标准降压组的心血管事件减少 30%、全因死亡率降低 25%；提示积极有效的降压治疗对于改善非糖尿病合并心血管危险因素患者预后具有积极意义。

本文的目的不是解读 ACCORD 研究和 SPRINT 研究（或者其他临床实验），而是想通过这个实例，来讨论一个重要的问题：当指南和最新的临床实验结果有冲突时，一线临床医师应该如何应对？首先，现阶段临床科学发展的水平已经成熟到不可能用 1、2 个临床实验来推翻以往结果所积累，特别是这个积累是经过严格科学步骤整合过的指南。如何将最新的结果和指南统一起来，也只能通过同样严格科学步骤来更新，别无他法。相信 ACC/AHA 指南委员会的专家们正在努力进行这项工作。其次，临床医师在应用一项临床实验结果时，必须严格地按照临床实验的步骤去重复，才能在最大限度接近实验的疗效。以 SPRINT 研究为例：第一，选择了 50 岁以上，合并心血管危险因素，非糖尿病，非卒中后的，有收缩性高血压的患者，收缩压应在 130 ～ 180mmHg。如果严格按照这种方式来选择患者，在美国大概有 1/12 的成年人（1700 万人）符合标准，换句话说 5/6 的美国高血压患者不适合应用 SPRINT 研究结果。中国医师面对高血压患者时，适用的比例也应该大致如此，既绝大部分患者不适用。第二，在测量血压时，先要求患者静息 5min，采用自动血压计，坐位测量 3 次，取平均值。特别是：要求在测量血压时，没有医护人员在场（这与 ACCORD 研究不同），而且，在随访时，必须要求测量患者的直立血压（直立 1min 后测量，这与 ACCORD 研究不同）以排除直立性低血压。只有这样，才能达到 SPRINT 研究所得出的积极有效的降压治疗对于改善非糖尿病合并心血管危险因素患者预后具有积极意义的效果。可见，细微之处见真谛。

综上所述，高血压的治疗是一个非常活跃的临床科学领域，新方法和新思维层出不穷。美国、欧洲及其他地区的高血压防治指南也在不断更新。作为临床医师，只有通过学习，理解，体会指南背后的科学思维方式，才能不断地完善和提高自己的临床水平。

参考文献

[1] James PA，Oparil S，Carter BL，et al.2014 evidence-based guideline for the management of high blood pressure in adults：report from the panel members appointed to the Eighth Joint National Committee（JNC 8）. JAMA，2014，311（5）：507-520.

[2] Carroll JG. Crossing the Quality Chasm： A New Health System for the 21st Century. BMJ，2001，323（4）：1192.

[3] Gibbons GH，Shurin SB，Mensah GA，et al.Refocusing the agenda on cardiovascular guidelines：an announcement from the National Heart，Lung，and Blood Institute. Circulation，2013，128（15）：1713-1715.

[4] Go AS，Bauman MA，Coleman King SM，et al.An effective approach to high blood pressure control：a science advisory from the American Heart Association, the American College of Cardiology, and the Centers for Disease Control and Prevention.Hypertension，2014，63（4）：878-885.

[5] Wright JT Jr，Fine LJ，Lackland DT，et al.Evidence supporting a systolic blood

pressure goal of less than 150 mm Hg in patients aged 60 years or older：the minority view. Ann Intern Med，2014，160（7）：499-503.

[6] Weber MA，Schiffrin EL，White WB，et al.Clinical practice guidelines for the management of hypertension in the community：a statement by the American Society of Hypertension and the International Society of Hypertension.J Clin Hypertens（Greenwich），2014，16（1）：14-26.

[7] Mancia G，Fagard R，Narkiewicz K，et al.2013 ESH/ESC Guidelines for the management of arterial hypertension: the Task Force for the management of arterial hypertension of the European Society of Hypertension（ESH）and of the European Society of Cardiology（ESC）.J Hypertens，2013，31（7）：1281-1357.

[8] Wenger NK.Prevention of cardiovascular disease: highlights for the clinician of the 2013 American College of Cardiology/American Heart Association guidelines.Clin Cardiol，2014，37（4）：239-251.

[9] SPRINT Research Group，Wright JT Jr，Williamson JD，et al.A Randomized Trial of Intensive versus Standard Blood-Pressure Control.N Engl J Med，2015，373（22）：2103-2116.

[10] ACCORD Study Group，Cushman WC，Evans GW，et al.Effects of intensive blood-pressure control in type 2 diabetes mellitus.N Engl J Med，2010，362（17）：1575-1585.

（范大立）

第十一章

内分泌疾病继发高血压

继发性高血压的临床表现与高血压相似。既往认为，继发性高血压占高血压人群的5%。随着人们对继发性高血压认识的提高以及诊断技术的进展，有学者认为继发性高血压约占高血压人群的20%，且在难治性高血压中比例更高。内分泌疾病继发高血压常见的疾病包括原发性醛固酮增多症及嗜铬细胞瘤，临床症状往往不典型，病程较长，并发症较多，容易误诊。

第一节 原发性醛固酮增多症

原发性醛固酮增多症（primary aldosteronism，简称原醛症）在1955年首次被描述，是由于肾上腺皮质发生病变分泌过多的醛固酮（PAC），血浆肾素（PRA）活性受抑制，临床以高血压、低血钾、高醛固酮和低肾素为主要特征的综合征。简单的抽血化验（血浆醛固酮与肾素活性比值，ARR）就可筛查本病。应用PAC/PRA比值作为筛查试验，继之进行醛固酮抑制确诊试验发现高血压人群中原发性醛固酮增多症的患病率在10%以上，在难治性高血压中高达20%。

【病因分类】

1. **醛固酮瘤** 最常见，约占原醛症的65%～80%。主要为肾上腺皮质腺瘤，绝大多数为一侧单个腺瘤，直径大多为1～2cm。患者血浆醛固酮浓度与血浆促肾上腺皮质激素（ACTH）的昼夜节律呈平行，而对血浆肾素的变化无明显反应。

2. **特发性醛固酮增多症（简称特醛症）** 多见，约占原醛症的15%～40%。双侧肾上腺球状带增生，有时伴结节。病因不清，可能与肾上腺球状带细胞对血管紧张素Ⅱ

的敏感性增强有关，应用血管紧张素转换酶抑制剂可使患者醛固酮分泌减少，改善高血压和低血钾。

3. **家族性高醛固酮血症**　罕见，分为家族性高醛固酮血症Ⅰ型和家族性高醛固酮血症Ⅱ型。家族性高醛固酮血症Ⅰ型，也称为糖皮质激素可治疗性原醛症（GRA），为常染色体显性遗传，占原醛症不足1%。特点为发病年龄较早，血压较高，传统降压药物治疗效果欠佳，醛固酮分泌增多，18-羟皮质醇和18-氧代皮质醇水平较高，外源性糖皮质激素可抑制醛固酮激素分泌。家族性高醛固酮血症Ⅱ型是指家族性醛固酮分泌瘤、家族性特醛症或两者都有。家族性高醛固酮血症Ⅱ型比Ⅰ型常见，占原醛症患者的比例亦不足2%。

4. **醛固酮癌**　少见，为分泌大量醛固酮的肾上腺皮质癌，往往还分泌糖皮质激素、雄激素。肿瘤体积大，直径多在5cm以上，切面常显示出血、坏死。

5. **迷走的分泌醛固酮组织**　少见，可发生于肾内的肾上腺残余或卵巢、睾丸肿瘤。

【临床表现】

原醛症的患者大多在30～60岁，临床症状不特异。原醛症的发展可分为以下阶段：①早期：仅有高血压，无低血钾症状，醛固酮分泌增多及肾素系统受抑制，导致血浆醛固酮/肾素活性比值上升；②高血压，轻度钾缺乏期：血钾轻度下降或呈间歇性低血钾或在某种诱因下（如应用利尿药）出现低血钾；③高血压，严重钾缺乏期。

主要临床表现如下：

1. **高血压**　为最早且最常出现的症状，可早于低钾血症3～4年出现。随着病情进展，血压渐高，大多数在170/100mmHg左右，少数患者血压高达210/130mmHg。患者常诉头痛、头晕、耳鸣等，可有弱视及高血压眼底改变等。对常用降压药效果不及原发性高血压，部分患者可呈难治性高血压，出现心血管病变及脑卒中。

2. **神经肌肉功能障碍**

（1）肌无力及周期性瘫痪：很常见，通常血钾越低，肌肉受累越重。常见诱因为劳累、服用氢氯噻嗪、呋塞米等促进排钾的利尿药、受冷、紧张、腹泻等。麻痹多累及下肢，严重时可累及四肢、甚至全身，出现呼吸及吞咽困难。初发时常伴有感觉异常，如蚁走感、麻木感或肌肉隐痛，反射常减低或消失，一般为双侧对称性，可持续数小时、数天，甚至数周。发作自每年几次至每周每天多次不等，轻者神志清醒，重者可出现神志模糊甚至昏迷。一般可自行恢复，重者必须及早抢救，给予口服或静脉滴注钾剂。

（2）肢端麻木，手足搐搦：约有1/3患者出现手足搐搦，伴以束臂加压征

（Trousseaus 征）及面神经叩击征（Chvostek 征）阳性，可持续数天至数周，可与周期性瘫痪交替出现，发作时存在各种反射亢进。在低钾严重时，由于神经肌肉应激性降低，手足搐搦可比较轻微或不出现，而在补钾后，应激功能恢复，手足搐搦变得明显。肢端麻木及手足搐搦与碱中毒时游离钙降低有关，低镁血症时上述症状更为明显。周期性低钾血症在亚裔人中并不少见，但在白种人中十分罕见。

3. **肾脏表现**

（1）慢性失钾致肾小管上皮细胞呈空泡变性，浓缩功能减退，患者常诉多尿，尤其是夜尿增多，以致失水引起口渴、多饮。尿比重偏低，但垂体后叶素治疗无效。

（2）常易并发尿路感染。

（3）尿蛋白增多，少数患者发生肾功能减退。多尿和夜尿增多在男性患者中常常被误诊为前列腺疾病。

4. **心脏表现**

（1）心电图呈低血钾图形：Q-T 间期延长，T 波增宽、降低或倒置，U 波明显，T、U 波相连成驼峰状。

（2）心律失常：期前收缩、阵发性室上性心动过速较为常见，最严重时可发生心室颤动。由于患者合并高血压，故后期常伴心肌肥大，心脏扩大，甚至发生心力衰竭。

5. **其他表现** 儿童患者可因长期缺钾等代谢紊乱而出现生长发育障碍。血钾降低可抑制胰岛素分泌或致胰岛素抵抗，患者可出现糖调节受损，如糖耐量减低甚至发生糖尿病。

【诊断】

原醛症的诊断可分为 3 个步骤：筛查试验、确诊试验和病因诊断。

1. **筛查试验** 高血压患者很少出现自发性低钾血症，一旦出现则强烈提示盐皮质激素增多。研究发现大多数原醛症患者的基线血钾水平在正常范围，因此低钾血症并不是原醛症的筛查标准。患者出现高血压合并低钾血症（不管是否存在低钾原因）、难治性高血压（应用 3 种降压药而血压仍未达标）、高血压 2 级（收缩压≥ 160mmHg 或舒张压≥ 100mmHg）、高血压合并肾上腺意外瘤、青年发病的高血压患者都应进行原醛症的筛查。此外，进行继发性高血压筛查时（如肾血管疾病或嗜铬细胞瘤），应考虑到原醛症。

疑诊原醛症的患者，可以在门诊检测随机（最好是上午 8：00 ～ 10：00）血浆醛固酮和肾素浓度进行筛查。患者在服用降压药物期间（某些药物除外）以及在未进行体位刺激情况下也可进行筛查试验。几乎所有原醛症患者的血浆肾素活性明显受抑制[＜1ng/(ml·h)]。低钾会降低醛固酮分泌，因此最好在进行诊断试验前使血钾恢复正常水平。盐皮质激素受体拮抗药（如螺内酯和依普利酮）是唯一确定会干扰试验结果的药物，因此需要在筛查试验前停药至少6周时间。血管紧张素转换酶抑制剂（ACEIs）和血管紧张素受体阻滞剂（ARBs）有导致血浆肾素活性“假性升高”的潜在可能。因此，服用ACEIs或ARBs药物的患者，即使血浆肾素活性升高或者PAC/PRA比值偏低也不能除外原醛症。然而，如果服用ACEIs或ARB患者的血浆肾素活性降低，则提示可能为原醛症。β-受体阻滞药降低PRA水平的同时也会降低PAC水平，因此并不会引起假阳性结果。

1981年首次提出将PAC/PRA比值作为原醛症的筛查试验。例如，一个高血压合并低钾血症的患者会出现以下情况：①当PAC和PRA同时升高，且PAC/PRA＜10时，需考虑继发性醛固酮增多症（如肾血管疾病）；②当PRA和PAC同时被抑制时，需考虑异位盐皮质激素受体激动药分泌过多（如皮质醇增多症）；③当PRA受抑制[＜1ng/(ml·h)]，而PAC升高时，需考虑原醛症。尽管这项筛查试验具有不确定性，且目前尚未标准化，PAC/PRA比值作为原醛症的筛查试验已被广泛接受。重要的是，不同PRA检测方法的下限值不同，因此PAC/PRA比值会有明显差异。PAC/PRA比值的临界值高低是由实验室决定的，更具体的说，是由PRA检测方法决定的。在一项回顾性研究中，PAC/PRA比值＞30且PAC＞20ng/dl诊断醛固酮分泌瘤的敏感性为90%，特异性为91%。PAC/PRA比值增高提示筛查试验阳性，应进行进一步检查。

PRA的检测耗时，各个实验室检测结果变异性大，并且需要特殊的先决条件。为克服上述缺点，一些实验室开始应用活性肾素的单克隆抗体检测血浆肾素浓度（PRC）来替代PRA。数个研究发现PRC是很好的替代PRA指标。通常认为，当PAC＞15ng/dl，而PRC低于检测下限值时，判定PAC/PRC筛查结果为阳性。

2. 确诊试验 仅凭PAC/PRA比值升高并不能诊断原醛症，必须证实存在醛固酮不适当分泌才能确诊。影响肾素-血管紧张素-醛固酮轴的药物和激素非常多，并且许多患者的血压显著升高，因此进行“药物干扰”下的评估是不可避免的。大多数情况下钙拮抗药和α-受体阻滞药不影响确诊试验的准确性。服用盐皮质激素受体拮抗药（如螺内酯，依普利酮）的患者出现PRA未受抑制时，其试验结果很难解释。因此，在试验评估结束前以及最终治疗方案制定前，不应开始盐皮质激素受体拮抗药治疗。如果一个疑诊为原醛症的患者正在接受螺内酯或依普利酮治疗，应该在进行确诊试验前停用该药至少

6周。由于低血钾会抑制醛固酮分泌，因此在进行确诊试验前应使血钾水平恢复正常。

PAC/PRA 比值升高的患者可以选择下述 4 种试验之一，并根据结果作为确诊或排除原醛症的依据，即生理盐水试验、口服高钠负荷试验、卡托普利试验、氟氢可的松抑制试验。其中生理盐水试验及卡托普利试验方法简单易行，应用较多。4 种试验方法如下：

（1）生理盐水试验：生理情况下细胞外液容量扩张或肾小管腔内钠离子浓度升高时，反馈抑制肾素分泌、醛固酮分泌减少，肾脏排钠增多，从而使高钠及高容量状况得以纠正，体内代谢维持平衡；而原醛症患者醛固酮分泌呈自主性，不受高钠摄入的抑制。方法：首先空腹留取肾素、醛固酮、血电解质，之后静脉滴注 0.9% 氯化钠溶液 500ml/h，4h 后再次留取上述标本。临床意义：若不能将醛固酮水平抑制到 5ng/dl 以下，可能为原醛症；如醛固酮＞ 10ng/dl 则原醛症的诊断成立。试验过程应监测血压、心率。禁忌证：因该实验可导致短时间内血容量升高，故血压控制困难、心功能不全、肾功能不全者不宜应用。原醛症患者因高钠摄入不能抑制醛固酮生成，钠摄入后到达肾远曲小管钠离子浓度升高，钠钾交换增加，低血钾更为明显，故严重低钾血症患者禁忌。

（2）口服高钠负荷试验：同生理盐水试验。试验方法：3 天高盐饮食后测定 24h 尿醛固酮含量。临床意义：原醛症患者高盐饮食不能将尿醛固酮抑制到低于 10μg/24h。24h 尿钠和尿肌酐也应该同时测定，以确认摄入高盐和充足的尿样采集。该试验对确诊原醛症有 96% 的敏感性和 93% 的特异性。

（3）氟氢可的松抑制试验：氟氢可的松为盐皮质激素，正常人应用后可抑制醛固酮水平。方法：每 6h 口服氟氢可的松 0.1mg 或每 12h 口服 0.2mg，同时连续 4 天，每日口服氯化钠缓释片＞ 200mmol。第 4 天测定。临床意义：若直立体位的醛固酮水平未被抑制到 5ng/dl 以下，可确诊原醛症。禁忌：因氟氢可的松为盐皮质激素，有水钠潴留作用，故重度高血压或充血性心力衰竭的患者禁用。

（4）卡托普利试验：卡托普利为 ACEI 类降药，可抑制肾素血管紧张素转化，进而减少醛固酮分泌。方法：普食卧位，如排尿则应于次日 4 时以前，4 ～ 8 时应保持卧位，上午 8 时测血压，取血检测血浆醛固酮和肾素活性，取血后立即口服卡托普利 25mg，服药后 2h 再次测定上述指标。如 ARR 仍＞ 25 或血浆醛固酮＞ 12ng/dl 或下降＜ 20ng/dl，可确诊原醛症。该试验诊断原醛症的灵敏性为 71% ～ 100%，特异性为 91% ～ 100%。

3. 病因诊断 由于目前大多数增生病例不需要手术治疗，而醛固酮分泌瘤患者行单侧肾上腺切除后，血钾水平都恢复正常，血压得到改善，并且 30% ～ 60% 的患者高血压得到治愈，故本病确诊后需进一步明确病因，主要鉴别醛固酮瘤及特醛症，也需考虑少见的病因。

（1）动态试验（主要用于鉴别醛固酮瘤与特醛症）：醛固酮瘤的分泌受体位变化（由卧位至立位）和肾素-血管紧张素的影响较小，而与 ACTH 昼夜变化有关。上午直立位前后血浆醛固酮浓度变化：正常人在隔夜卧床，上午 8 时测血浆醛固酮，如保持卧位到中午 12 时，血浆醛固酮浓度下降，和血浆 ACTH、皮质醇浓度的下降相一致；如上午 8 时至 12 时取立位时，则血浆醛固酮上升，这是由于站立后肾素-血管紧张素升高的作用超过 ACTH 的影响。特醛症患者在上午 8 时至 12 时取立位时血浆醛固酮上升明显，并超过正常人，主要由于患者站立后血浆肾素有轻度升高，加上此型对血管紧张素的敏感性增强所致；醛固酮瘤患者在此条件下，血浆醛固酮反而下降，这是因为患者肾素-血管紧张素系统受抑制更重，立位后也不能升高，而血浆 ACTH 浓度下降的影响更为明显。尽管动态试验可能判断患者是否为醛固酮瘤，但并不能辅助定位。

（2）地塞米松抑制试验：主要用于诊断 GRA。在 GRA 患者中，因醛固酮增多可被小剂量糖皮质激素持久抑制，故口服地塞米松 2mg/d（0.5mg，每 6h），服药 3 ～ 4 周后，醛固酮可降至正常，低 PRA、高血压及低血钾等症状可被改善并恢复至正常或接近正常。长期应用小剂量地塞米松（如 0.5mg/d）即可使患者维持正常状态。

（3）影像学检查：可协助鉴别肾上腺腺瘤与增生，并可确定腺瘤的部位。肿瘤体积直径达 5cm 或更大者，提示肾上腺癌。

1）肾上腺 B 超：无创伤性检查，可检测出直径＞ 1.0cm 的腺瘤，但难以鉴别较小的腺瘤和特发性增生。

2）肾上腺 CT 和 MRI：对所有定性诊断为原醛症的患者均应做肾上腺定位检查以鉴别其亚型分类及定位，并除外肿物较大的肾上腺皮质癌。肾上腺 CT 扫描为首选的无创性定位方法，因肾上腺腺瘤较小，应采用高分辨 CT 连续薄层、造影剂对比增强扫描并行冠状位及矢状位三维重建显像，从而提高肾上腺腺瘤的诊断阳性率。但较小的肿瘤如果完全被正常组织包围，则检出较为困难。核磁共振显像（MRI）在原醛症亚型中对较小腺瘤的分辨率低于 CT 扫描，故不推荐在原醛症中首选 MRI 检查。

但是，肾上腺 CT 不能准确鉴别醛固酮瘤和特醛症。一项纳入 203 例原醛症患者的研究中，所有患者都进行了 CT 扫描和肾上腺静脉取血检查，只有 53% 的患者 CT 结果是准确的，若根据 CT 结果进行决策，43 例（22%）患者会被误认为不用进行肾上腺切除术，48 例（25%）患者将接受不必要或不合适的手术治疗。一项系统回顾分析纳入了 38 个临床研究共计 950 例原醛症患者，其中有 359 例（38%）患者的肾上腺 CT/MRI 结果与肾上腺静脉采血结果不符。若根据 CT/MRI 结果，将有 19% 患者接受毫无治疗作用的手术，同时有 19% 理应进行肾上腺切除手术的患者将接受药物治疗。因此，对于那些高度怀疑醛固酮瘤而且有意愿接受手术治疗的患者，肾上腺静脉采血是制定治疗方案的必需检查。

（4）肾上腺静脉采血：肾上腺静脉采血是鉴别原醛症患者单侧和双侧病变的“金标准”。肾上腺静脉采血是一个复杂的过程，右侧肾上腺静脉细小导致定位和插管困难，因此肾上腺静脉采血的成功率主要取决于血管造影操作者的熟练程度。肾上腺静脉采血的并发症包括有症状的腹股沟血肿、肾上腺出血以及肾上腺静脉破裂。是否进行肾上腺静脉采血应结合患者的意愿、年龄、临床合并症，有选择的进行肾上腺静脉采血检查。

（5）基因检测：GRA 是由于 *CYP11B1* 基因（编码 11β-羟化酶）启动序列和 *CYP11B2* 基因（编码醛固酮合成酶）的编码序列发生非对等交换，产生了一个新的嵌合基因。嵌合基因由 3’端 11β-羟化酶受 ACTH 调节的启动序列和 5’端醛固酮合成酶的端编码序列相互融合，从而具有醛固酮合成酶活性的产物在肾上腺束状带异位表达。基因检测是诊断 GRA 既敏感又特异的方法，无需测量尿液 18- 羟皮质醇和 18- 氧代皮质醇混合产物，不必进行地塞米松抑制试验。建议下列患者 GRA 基因检测：有原醛症家族史，青年发病的原醛症（如＜ 20 岁），具有早发卒中家族史的原醛症患者。

【鉴别诊断】

对于有高血压、低血钾的患者，鉴别诊断至关重要，误诊将导致错误的治疗。需鉴别以下疾病：

1. **原发性高血压** 原发性高血压患者服用排钾利尿药（如氢氯噻嗪、呋塞米等）或伴发慢性腹泻而失钾，根据病史可以鉴别。

2. **伴高血压、低血钾的继发性醛固酮增多症** 肾素活性过高所致继发性醛固酮增多症可伴高血压、低血钾，需与原醛症鉴别。肾素过多症又可分为原发性或继发性。原发性者由分泌肾素肿瘤所引起，继发性者因肾缺血所致。

（1）分泌肾素的肿瘤：多见于青年人，高血压、低血钾皆甚为严重，血浆肾素活性甚高。肿瘤可分为两类：①肾小球旁细胞肿瘤；② Wilm’s 瘤、卵巢肿瘤。

（2）继发性肾素增高所致继发性醛固酮增多包括：①高血压病的恶性型，肾普遍缺血，伴肾素增多，部分患者可呈低血钾，血压高，进展快，常有氮质血症或尿毒症。一般无碱中毒，由于肾功能不良，可有酸中毒。②肾动脉狭窄所致高血压，进展快，血压高，在上腹中部或肋脊角区可闻及血管杂音。由全身性、多发性大动脉炎所致者可在颈部、腋部听到血管杂音或一侧桡动脉搏动减弱或不能触及。放射性核素肾图显示患者肾功能异常。肾动脉造影可确诊。

（3）一侧肾萎缩，也可引起严重高血压及低血钾。

3. **非醛固酮所致盐皮质激素过多综合征** 患者呈高血压、低血钾性碱中毒，肾素－血管紧张素系统受抑制，但血、尿醛固酮不高，反而降低。按病因可再分为两组：

（1）真性盐皮质激素过多综合征：患者因合成肾上腺皮质激素酶系缺陷，导致产生大量具盐皮质激素活性的类固醇（脱氧皮质酮，DOC）。应采用糖皮质激素补充治疗。

1）17-羟化酶缺陷：出现以下生化及临床异常：①性激素（雄激素及雌激素）的合成受阻，于女性（核型为46，XX者）引起性幼稚症，于男性（核型为46，XY者）引起假两性畸形。②糖皮质激素合成受阻，血、尿皮质醇低，血17-羟孕酮低，血ACTH升高。③盐皮质激素合成途径亢进，伴孕酮、DOC、皮质酮升高，引起钠潴留、排钾、高血压、高血容量，抑制肾素－血管紧张素活性，导致醛固酮合成减少。

2）11β-羟化酶缺陷：引起以下生化及临床症状：①血、尿皮质醇低，ACTH高。②雄激素合成被兴奋，男性呈不完全性性早熟，伴生殖器增大；女性出现不同程度男性化，呈假两性畸形。③11β-羟化酶阻滞部位前的类固醇：DOC产生增多，造成盐皮质激素过多综合征。

上述两种酶系缺陷皆伴有双侧肾上腺增大，可被误诊为增生型醛固酮增多症，甚至有误行肾上腺切除术者。

（2）表象性盐皮质激素过多综合征（apparent mineralocorticoid excess，AME）：其病因为先天性11β-羟类固醇脱氢酶（11β-HSD）缺陷，是罕见的常染色体隐性遗传病，多见于儿童和青年人，目前世界上只有不到50个患者确诊本病。先天性的表象性盐皮质激素过多综合征的临床表现为高血压、低血钾、代谢性碱中毒、PRA降低、PAC降低、血皮质醇水平正常。24小时尿皮质醇/皮质素的异常比值可以确诊本病。治疗包括通过盐皮质激素受体拮抗药阻断盐皮质激素受体或通过地塞米松抑制内源性皮质醇分泌。

4. **Liddle综合征** 1963年Grant Liddle首次描述了一种常染色体显性遗传疾病，患者呈高血压、肾素受抑制，但醛固酮低，并常伴低血钾和不适当尿钾排泄。由于患者的PAC和PRA水平都很低，因此本病还被称为假性醛固酮增多症。Liddle综合征由阿米洛利敏感的肾小管上皮钠通道的β或γ亚单位突变造成，钠通道活性增加，从而引起钠离子重吸收增加、钾离子排泄增加、高血压和低血钾。因此，阿米洛利和氨苯蝶啶对于治疗高血压和低血钾非常有效，而螺内酯对于本病并无治疗作用。由于阿米洛利和氨苯蝶啶治疗对本病疗效确切，螺内酯和地塞米松治疗无效以及 24h 尿皮质醇 / 皮质素比值正常，Liddle 综合征和表象性盐皮质激素过多综合征非常容易鉴别。

【治疗】

治疗目标是减少原醛症相关的高血压、低血钾和心血管损害的发病率和死亡率。原醛症的病因诊断有助于制定合适的治疗方案。控制血压不应是治疗原醛症的唯一目标。除了肾、结肠之外，盐皮质激素受体还存在于心、脑和血管。醛固酮分泌过多与心血管疾病的发病风险相关。因此，所有原醛症患者的治疗方案应包括控制血醛固酮水平正常或阻断盐皮质激素受体。然而，所有临床医师必须认识到大多数长期高醛固酮血症患者都会伴有不同程度肾功能不全，但往往被醛固酮分泌过多导致的肾小球高滤过状态所掩盖。真正的肾功能不全程度只有在给予有效的药物或手术治疗之后才会显现出来。

原醛症的治疗分手术治疗和药物治疗两方面。醛固酮瘤的根治方法为手术切除。特发性增生者手术效果差，应采用药物治疗。有时难以确定为腺瘤或特发性增生，可先用药物治疗，继续观察，定期作影像学检查，有时原来未能发现的小腺瘤，在随访过程中可显现出来。

1. *手术治疗*　腹腔镜下单侧肾上腺切除对于醛固酮瘤或单侧肾上腺增生患者是较好的选择。尽管单侧肾上腺切除术后几乎所有患者的高血压都会得到改善，但是醛固酮瘤患者高血压的远期治愈率却只有 30% ～ 60%。肾上腺切除术后患者持续高血压往往与以下因素直接相关：家族中有 1 个以上一级亲属患高血压，术前应用 2 种以上降压药，高龄，血肌酐升高，高血压病程，常常同时伴有原发性高血压。

与传统开腹手术相比，腹腔镜下肾上腺切除术患者的住院时间短、远期发病率低，是首选的手术方案。因为醛固酮瘤患者的肾上腺瘤体积小且多发，因此需要切除整个肾上腺。为了降低手术风险，术前应给与补钾药物和（或）盐皮质激素受体拮抗药纠正低钾血症，并且在术后停用。术后 1 ～ 2 天，应检测 PAC 以确保达到生化治愈。术后连续 4 周应每周监测血钾水平，并给予高钠饮食以避免长期慢性肾素 - 血管紧张素 - 醛固酮轴受抑制引起低醛固酮血症导致高钾血症的发生。约 5% 的醛固酮瘤患者术后会出现严重高钾血症，可能需要短期内补充氟氢可的松。由于醛固酮分泌过多引起的高血压通常在术后 1 ～ 3 个月内得到缓解。

目前已有应用射频消融术治疗醛固酮瘤的相关报道。但是，需要长期研究证明其安全性及有效性，射频消融术方可应用于临床。

2．**药物治疗** 特醛症和醛固酮瘤患者应进行药物治疗。此外，醛固酮瘤患者的药物治疗方案中应包含盐皮质激素受体拮抗药。成功的药物治疗有赖于限钠饮食（每日＜100mmol/L）、维持理想体重、戒烟以及规律的有氧运动。无口服补钾治疗时，为了维持血钾水平在正常高值，服用螺内酯的起始量为12.5～25mg/d，必要时可增加至400mg/d。应用螺内酯治疗后，低钾血症会很快纠正，而高血压可能需要4～8周时间才能改善。经过数月药物治疗，螺内酯可以减至25～50mg/d的低剂量维持，药物滴定的目标是维持血钾水平在正常高值。患者在接受螺内酯治疗的前4～6周，应频繁监测血钾和血肌酐（尤其是合并肾功能不全或糖尿病的患者）。螺内酯增加地高辛的半衰期，因此应用地高辛的患者在开始螺内酯治疗时需调整药物剂量。避免与水杨酸药物同时应用，因为这类药物会干扰肾小管对活性代谢物的分泌作用、降低螺内酯的疗效。然而，螺内酯是非选择性盐皮质激素受体拮抗药。因此，其作用于睾酮受体，会使男性乳房发育、勃起功能障碍、性欲减退，由于对孕酮的激动作用会使女性月经不规律。

依普利酮是一种竞争性和选择性固醇类盐皮质激素受体拮抗药。和螺内酯相比，依普利酮的9，11-环氧基团显著降低了分子的孕酮激动作用和抗雄激素作用，与雄激素受体结合力只有0.1%，与孕酮受体结合力不足1%。依普利酮治疗原醛症的起始剂量为每次服用25mg，每日2次（由于依普利酮比螺内酯的半衰期短，因此需要每天给药2次），剂量滴定目标是无口服补钾治疗时，维持血钾水平在正常高值。FDA批准依普利酮治疗高血压的最大剂量是100mg/d。研究显示相同剂量时，依普利酮的药效不足螺内酯的50%。应用依普利酮期间，需要密切监测血压、血钾以及血肌酐水平，不良反应包括眩晕、头痛、疲劳、腹泻、高甘油三脂血症以及肝酶升高。

醛固酮合成酶抑制剂目前尚在临床试验阶段，可能成为原醛症很好的治疗选择。

特醛症患者往往需要2种降压药物才能使血压得到良好控制。高血容量是导致药物抵抗的一个主要原因，因此，联合应用小剂量噻嗪类（例如氢氯噻嗪12.5～50mg/d）或磺胺类利尿药与盐皮质激素受体拮抗药是有效的。由于这些利尿药会进一步加重低钾血症，因此治疗期间需密切监测血钾水平。

GRA可用糖皮质激素治疗。在接受治疗前，GRA需要通过基因检测确诊。通常成人用地塞米松0.5～1mg/d，用药后3～4周症状缓解，一般血钾上升较快而高血压较难纠正，可加用其他降血压药治疗，如钙拮抗药等。于儿童，地塞米松的剂量为0.05～0.1mg/（kg·d），也可用氢化可的松12～15mg/m^2体表面积，分3次服用，后者对儿童生长发育的影响较小。

第二节 嗜铬细胞瘤

分泌儿茶酚胺的肿瘤起源于肾上腺髓质嗜铬细胞和交感神经节，分别称为嗜铬细胞瘤和肾上腺外分泌儿茶酚胺的副交感神经节瘤（肾上腺外嗜铬细胞瘤）。因二者的临床表现、治疗方法相似，许多临床医师将肾上腺嗜铬细胞瘤和肾上腺外分泌儿茶酚胺的副交感神经节瘤统称为嗜铬细胞瘤。瘤组织持续或间断地释放大量儿茶酚胺，引起持续性或阵发性高血压和多个器官功能及代谢紊乱。高血压中嗜铬细胞瘤的发生率为0.05%～0.1%。本病以20～50岁最多见，男女发病率无明显差异，发病年龄主要在30～50岁。

常用"10规则"来描述分泌儿茶酚胺肿瘤的特征：10%是肾上腺外肿瘤，10%为儿童患者，10%是多发或双侧，术后复发率为10%，10%是恶性，10%是家族性，10%的良性散发性肾上腺嗜铬细胞瘤为意外瘤。上述"10规则"并不是精确的10%。例如，目前至少有一项研究提示接近20%的儿茶酚胺分泌肿瘤是家族性的。

嗜铬细胞瘤80%～90%位于肾上腺者髓质，大多为单侧单个病变，少数为双侧性或一侧肾上腺瘤与另一侧肾上腺外瘤并存，多发性者较多见于儿童和家族性患者。肾上腺外嗜铬细胞瘤主要位于腹部，多在腹主动脉旁。

肾上腺髓质的嗜铬细胞瘤可产生去甲肾上腺素和肾上腺素，以前者为主，极少数只分泌肾上腺素。嗜铬细胞瘤可产生多种肽类激素，其中一部分可能引起嗜铬细胞瘤中一些不典型的症状，如面部潮红（舒血管肠肽，P物质），便秘（鸦片肽，生长抑素），腹泻（血管活性肠肽、血清素、胃动素），面色苍白、血管收缩（神经肽Y）及低血压或休克（舒血管肠肽、肾上腺髓质素）等。

尽管儿茶酚胺分泌肿瘤罕见，由于本病引起的高血压可以在术后得到治愈，本病发作时有致命风险，且约10%的肿瘤是恶性的，因此，对于本病的筛查、确诊、定位以及切除肿瘤非常重要。

一、嗜铬细胞瘤

【临床表现】

临床表现以心血管症状为主，兼有其他系统的表现。大多数患者由于循环中儿茶酚胺过多呈现出症状，部分患者可能并没有症状。嗜铬细胞瘤的临床表现与肿瘤所分泌的肾上腺素及去甲肾上腺素的量、比例及释放方式（阵发性或持续性）有关。阵发性症状可突然发作，临床表现变化多样，典型症状为心悸、苍白、颤抖和出汗。发作可以是自发性的或由体位变化、紧张焦虑情绪、药物（例如甲氧氯普胺、麻醉药）、运动或增加腹内压的动作诱发。尽管患者的发作类型表现多样，同一个患者的每次发作表现却是相似的。但是，临床医师必须意识到，大多数出现发作性症状的患者并不是嗜铬细胞瘤。

1. 心血管系统表现

（1）高血压为最主要症状，有阵发性和持续性两型，持续性者亦可有阵发性加剧。

1）阵发性高血压型：为特征性表现。发作时血压骤升，收缩压往往达200～300mmHg，舒张压亦明显升高，可达130～180mmHg，伴剧烈头痛，面色苍白，大汗淋漓，心动过速，心前区及上腹部紧迫感，可有心前区疼痛、心律失常、焦虑、恐惧感、恶心、呕吐、视物模糊、复视。约10%的患者可表现为典型的“头痛、心悸、出汗”三联征。诱发因素可为情绪激动、体位改变、吸烟、创伤、小便、大便、灌肠、扪压肿瘤、麻醉诱导和药物（如组胺、胍乙啶、甲氧氯普胺）等。发作时间一般数分钟，长者可达1～2h或更久。发作频繁者一日数次，少者数月一次。随着病程演进，发作渐频，时间渐长，一部分患者可发展为持续性高血压伴阵发性加剧。

2）持续性高血压型：高血压患者有以下情况者，要考虑嗜铬细胞瘤的可能性：对常用降压药效果不佳，但对α-受体阻滞药、钙拮抗药有效；伴交感神经过度兴奋，伴直立性低血压或血压波动大。一部分患者病情发展迅速，呈急进性高血压过程，表现为：舒张压高于130mmHg，眼底损害严重，短期内可出现视神经萎缩，以至失明，可发生氮质血症、心力衰竭、高血压脑病。需迅速用抗肾上腺素药控制病情，并及时手术治疗。

（2）低血压、休克：可能原因为：①肿瘤骤然发生出血、坏死，以致停止释放儿茶酚胺；②大量儿茶酚胺引起严重心律失常或心力衰竭，致心排血量锐减；③由于肿瘤主要分泌肾上腺素，兴奋肾上腺素能β受体，促使周围血管扩张；④大量儿茶酚胺使血管强烈收缩、组织缺氧、微血管通透性增加，血浆外溢，血容量减少；⑤肿瘤分泌多种扩血管物质，如舒血管肠肽、肾上腺髓质素等。

（3）心脏表现：大量儿茶酚胺可引起儿茶酚胺性心肌病，伴心律失常，如期前收缩、阵发性心动过速，甚至心室颤动。部分患者可发生心肌退行性变、坏死、炎性改变。患者可因心肌损害发生心力衰竭，或因持久性血压过高而发生心肌肥厚、心脏扩大及心力衰竭。

2. 代谢紊乱

（1）基础代谢增高：儿茶酚胺可使体内耗氧量增加，基础代谢率上升。代谢亢进可引起发热及体重减轻。

（2）糖代谢紊乱：肝糖原分解加速及胰岛素分泌受抑制而肝糖异生加强，可引起血糖过高，糖耐量减低。

（3）脂代谢紊乱：脂肪分解加速、血游离脂肪酸增高。

（4）电解质代谢紊乱：少数患者可出现低钾血症，可能与儿茶酚胺促使 K^+ 进入细胞内及促进肾素、醛固酮分泌有关。

3. 其他临床表现

（1）消化系统：由于儿茶酚胺可使肠蠕动及张力减弱，故可引起便秘、腹胀、腹痛，甚至肠扩张。此外，儿茶酚胺可使胃肠壁内血管发生增殖性及闭塞性动脉内膜炎，可造成肠坏死、出血、穿孔。胆石症发生率较高，与儿茶酚胺使胆囊收缩减弱、Oddi 括约肌张力增强，引起胆汁潴留有关。

（2）腹部肿块：少数患者在左侧或右侧中上腹部可触及肿块，个别肿块可很大，扪及时应注意有可能诱发高血压。

（3）泌尿系统：病程长、病情重者可发生肾功能减退。膀胱内嗜铬细胞瘤患者排尿时常引起高血压发作，有时可致排尿时昏厥。

（4）血液系统：在大量肾上腺素作用下，血容量减少，血细胞重新分布，周围血中白细胞增多，有时红细胞也可增多。

（5）伴发其他疾病：嗜铬细胞瘤可伴发于一些因基因种系突变而致的遗传性疾病。遗传性嗜铬细胞瘤常为多发性，手术治疗后易复发。

【诊断】

当高血压患者伴有下列 1 项或几项时应怀疑存在嗜铬细胞瘤的可能：伴有阵发性交感神经兴奋的表现（如自限性非劳力性心悸、出汗、头痛、震颤和苍白）；难治性高血压；既往有嗜铬细胞瘤切除手术史而现在高血压复发或出现阵发性高血压；有嗜铬细胞瘤家族史；易患嗜铬细胞瘤的遗传综合征（例如 MEN2）；偶发的肾上腺致密占位；肾上腺意外瘤且其影像学特征符合嗜铬细胞瘤（如静脉注入对比剂后 CT 扫描明显强化、MRI 扫描时 T2 序列高信号、囊性变或出血性改变、体积＞4cm，或者双侧）；有胃间质瘤或肺软骨瘤的病史（Carney 三联征）。对临床提示本病者，应做以下检查（图 11-1）。

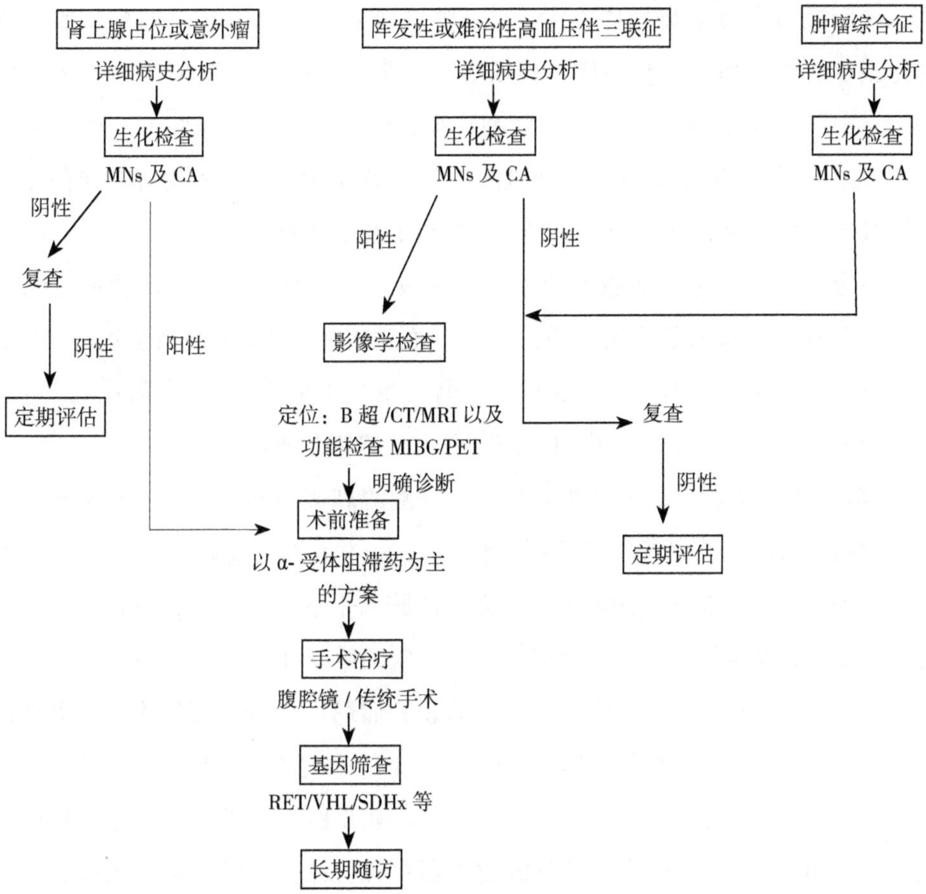

注：MNs，间羟肾上腺素类似物；CA，儿茶酚胺；MIBG，间碘苄胍。

图 11-1　嗜铬细胞瘤的诊断流程

1. 生化检查　持续性高血压型患者尿儿茶酚胺（catecholamine，CA）及其代谢物香草基杏仁酸（vanillyl mandelic acid，VMA）、甲氧基肾上腺素（Metanephrine，MN）和甲氧基去甲肾上腺素（norMetanephrine，NMN）皆升高，常在正常高限的 2 倍以上，其中 MN、NMN 的敏感性和特异性最高。文献报道 24h 尿对嗜铬细胞瘤的诊断敏感性为 70% ～ 80%，特异性为 80% ～ 90%；24h 尿香草基杏仁酸的敏感性为 63%，而特异性相对较好为 94%。阵发性者平时儿茶酚胺可不明显升高，而在发作后才高于正常，故需测定发作后血或尿儿茶酚胺。摄入咖啡、可乐类饮料及左旋多巴、拉贝洛尔、普萘洛尔、四环素等药物可导致假阳性结果。此外，在人们处于较大压力或患病状态时（例如休克、低血糖、高颅内压、卒中、阻塞性睡眠呼吸暂停）儿茶酚胺分泌也会增多。由于受各种难以控制的因素影响，嗜铬细胞瘤的诊断符合率仅为 70%。目前国际上推荐使用血、尿间羟肾上腺素类似物（MNs）主要包括 MN 和 NMN 作为嗜铬细胞瘤诊断首先的生化指标。测定血浆 MN、NMN 诊断嗜铬细胞瘤的敏感性为 97% ～ 99%，特异性为 82% ～ 96%；测定尿 MN、NMN 诊断嗜铬细胞瘤的敏感性为 96% ～ 97%，特异性为 45% ～ 82%。血浆 MNs 能反映肿瘤细胞产生的游离代谢产物，不受肾功能的影响。若 MNs 水平高于正常参考值 3 倍以上，则近 100% 的患者能明确诊断。

需要注意的是，严重肾功能不全患者的尿液儿茶酚胺及其代谢产物检测结果是不可靠的。在非嗜铬细胞瘤的血液透析患者中，血浆 NMN 的水平升高至正常上限值的 3 倍，血浆 MN 水平仍在正常范围。因此，当肾衰竭患者的血浆 NMN 超过正常上限值 3 倍以上或 MN 超过正常范围时，我们就需要考虑嗜铬细胞瘤的可能。

2. 可乐定抑制试验　由于血浆儿茶酚胺检测的高假阳性率，可乐定抑制试验可以帮助鉴别嗜铬细胞瘤。予患者口服可乐定（0.3mg），并在服药前以及服药后 3h 检测血浆儿茶酚胺水平，原发性高血压患者的血浆儿茶酚胺水平下降至 500pg/ml 以下，而嗜铬细胞瘤患者的血浆儿茶酚胺水平并不会降低。该试验的敏感性为 87%，特异性为 100%。

3. 定位诊断　生化检查确诊分泌儿茶酚胺肿瘤后，应进行定位诊断。首选的定位诊断方法是肾上腺和腹部的影像检查（MRI 或 CT）（敏感性＞ 95%，特异性＞ 65%）。大约 90% 的肿瘤在肾上腺，98% 的肿瘤在腹腔。如果腹部影像学检查未发现肿瘤，建议进行 ^{123}I-MIBG 闪烁扫描检查。这种放射性药物在分泌儿茶酚胺的肿瘤中蓄积，但这项检查的敏感度并不理想（敏感性 80%，特异性 99%）。一项纳入 282 例经手术证实分泌儿茶酚胺肿瘤患者的研究表明，影像学检查中 CT 的敏感性为 89%，MRI 的敏感性为 98%，^{123}I-MIBG 闪烁扫描的敏感性为 81%。如果腹部 CT 平扫上肾上腺肿物＜ 10HU，那么肿物几乎 100% 为良性。CT 平扫上的嗜铬细胞瘤平均为 44HU，在增强 CT 的 10min 延迟像上平均为 83HU。

如果 CT 或 MRI 发现 1 个典型（＜ 10cm）的单侧肾上腺嗜铬细胞瘤，那么 ^{123}I-MIBG 闪烁扫描检查不但没有必要，而且其结果可能会干扰临床医师的判断。但是，如果 CT 或 MRI 发现 1 个副神经节瘤，仍推荐患者进一步完善 ^{123}I-MIBG 闪烁扫描检查，因为患者存在多发副神经节瘤和恶性疾病的风险较高。

儿茶酚胺的分泌存在周期性，并且双侧肾上腺存在生理性分泌不对称现象。因此，不推荐进行选择性静脉采血检测儿茶酚胺。

【治疗】

嗜铬细胞瘤和副神经节瘤应行手术全部切除，术前充分的药物治疗是手术成功的关键。大多数分泌儿茶酚胺的肿瘤是良性的，而且可以经手术完全切除，高血压经手术治疗后通常可被治愈。

1. **术前准备**　所有分泌儿茶酚胺肿瘤的患者在术前都应接受一定的药物准备。但是，目前并没有随机对照研究比较现有的这些药物治疗效果。联合应用 α - 受体阻滞药、β - 受体阻滞药可以有效控制患者血压并且可以避免出现术中高血压危象。α - 受体阻滞药在术前 7 ～ 10 天开始使用，不仅可以使血压水平降至正常，还能扩充循环血容量。降压目标值为 120/80mmHg（坐位）且收缩压＞ 90mmHg（立位），上述两项目标均应根据患者年龄以及合并疾病进行适当调整。患者应在接受 α - 受体阻滞药物的第 2 天或第 3 天开始高钠饮食，因为儿茶酚胺导致容量减少并且 α - 受体阻滞药会引起直立性低血压。患者接受充分的 α - 受体阻滞药治疗后，通常在术前 2 ～ 3 天开始应用 β - 受体阻滞药治疗。

（1）α - 受体阻滞药：酚苄明是用来控制血压和心律失常的术前首选用药，它是一种不可逆的、长效的、非特异性 α - 受体阻滞药，起始剂量是 10mg 1 ～ 2 次 /d，可以每 2 ～ 3 天增加 10 ～ 20mg，直到血压和症状控制满意，靶剂量为每日 20 ～ 100mg，每日剂量需要根据相同年龄段正常收缩压范围低限值调整。几乎所有服药患者都会出现直立性低血压，服药期间需要密切监测血压。当患者需要长期接受药物治疗时（如转移性嗜铬细胞瘤），推荐应用不良反应较少的选择性 α 1- 受体阻滞药哌唑嗪、特拉唑嗪、多沙唑嗪。但 α 1- 受体阻滞药通常不用于术前准备，因为这些药物不能完全阻断 α 受体。

（2）β - 受体阻滞药：只有在 α - 受体阻滞药起效后，才能应用 β - 受体阻滞药。单独使用 β - 受体阻滞药抑制了血管扩张作用，α - 肾上腺素缩血管作用不再受到拮抗，会引起更严重的高血压。推荐应用 β - 受体阻滞药控制与高循环儿茶酚胺和 α 受体阻断相关的心动过速。因此应用 β - 受体阻滞药时应非常谨慎，从小剂量开始应用。例如，普萘洛尔的起始剂量为 10mg，每 6 小时服用 1 次。服药的第 2 天，β - 受体阻滞药应改为长效剂型，单次给药（假如患者可耐受 β - 受体阻滞药），必要时可增加药物剂量以达到控制心动过速的目的（目标心率为 60 ～ 80 次 / 分）。现已证实拉贝洛尔（α - 受体阻滞药和 β - 受体阻滞药）可以有效控制嗜铬细胞瘤相关高血压。但是，有报道表明患者在服用拉贝洛尔期间出现反常的高血压反应，可能是因为 α - 受体没有完全阻断。因此拉贝洛尔作为首选药物其安全性是受争议的，主要用于肿瘤转移患者的治疗。

（3）儿茶酚胺合成抑制药：α - 甲基间酪氨酸（甲酪氨酸）应谨慎使用，并且只有在其他药物都无效时才能应用。尽管一些中心将甲酪氨酸用于术前准备，目前大多数中心将其用于那些由于心肺原因不能接受 α-受体阻滞药和 β-受体阻滞药联合治疗的患者。甲酪氨酸通过阻断酪氨酸羟化酶从而抑制儿茶酚胺合成。甲酪氨酸的不良反应有致残风险，包括镇静、抑郁、腹泻、焦虑、梦魇、结晶尿、尿石症、溢乳症和锥体外系表现。

（4）钙拮抗药：能够阻断去甲肾上腺素介导的钙离子转运入血管平滑肌。尼卡地平是最常用的钙拮抗药，术前口服和术中静脉输注尼卡地平以控制血压。钙拮抗药作为抗高血压的主要药物，可能与 α-受体阻滞药和 β-受体阻滞药同样有效。

2. 急性高血压危象 急性高血压危象可在术前或术中发生，需要应用静脉硝普钠、酚妥拉明和尼卡地平进行治疗。由于硝普钠起效快、药效短，它是控制术中高血压发作理想的血管扩张剂。静脉使用硝普钠时速度应控制在 0.5 ～ 5mg/（kg・min），并且每隔数分钟进行调量，直至血压控制达标。酚妥拉明是一种非选择性的短效 α-受体阻滞药，起始剂量可以给予 1mg，必要时可以反复注射 5mg 药物或持续静脉输液。酚妥拉明药物起效时间为 2 ～ 3min，药效持续 10 ～ 15min。静脉输注尼卡地平起始速度是 5mg/h，根据血压进行药物滴定，直至血压控制满意（静脉输液速度可每 15min 增加 2.5mg/h，最大速度为 15mg/h）。

3. 麻醉和手术 手术切除儿茶酚胺分泌肿瘤的风险非常高，因此需要经验丰富的外科医师、麻醉医师团队实施手术。应在手术当天早上服用最后 1 次 α-受体阻滞药和 β-受体阻滞药。应避免使用芬太尼、氯胺酮和吗啡，因为这些药物具有刺激嗜铬细胞瘤释放儿茶酚胺的潜在风险。此外，副交感神经阻滞剂阿托品会导致心动过速，也应该避免使用。通过静脉给予丙泊酚、依托咪酯或巴比妥盐联合合成阿片类药物进行麻醉诱导。大部分麻醉气体都可以使用，但应避免使用氟烷和地氟烷。用药期间需要密切监测心血管和血流动力学指标，并需要持续监测动脉内压和心律。如果患者存在心力衰竭或心脏储备下降，还需要监测肺毛细血管楔压。本病手术的成功率在 98% ～ 100%。术前和围术期治疗措施对成人和儿童患者均适用。

过去，切除嗜铬细胞瘤手术常选择前正中线腹部入路方法。然而，对于单发的、直径＜ 8cm 的肾上腺嗜铬细胞瘤病例，目前多选择腹腔镜下手术切除。如果嗜铬细胞瘤发生于肾上腺内，那么整个腺体都需要切除。重要的是，不能破坏肿瘤的包膜，囊性嗜铬细胞瘤不能进行穿刺；术中脱落的嗜铬细胞瘤细胞会继续生长并导致复发性肾上腺肿瘤，而且可能无法治愈。当手术切除难度高、侵袭性生长、与周围组织粘连、外科医师经验不足时，应将腹腔镜手术改为开腹手术。如果肿瘤是恶性的，应尽可能多的切除肿瘤组织。如果术前计划进行双侧肾上腺切除术，患者在等待进入手术室期间应给予糖皮质激素治疗。如果术中必须进行计划外的双侧肾上腺切除术，患者应在手术室内开始接受糖皮质激素治疗。腹腔副神经节瘤患者应进行前正中线腹部手术治疗，腹部正中切开时需十分谨慎。

嗜铬细胞瘤切除术后可能会发生低血压，需要补充晶体和胶体治疗。术前应用 α-受体阻滞药的患者术后很少发生低血压。如果双侧肾上腺均在术中被处理过，术后出现的低血压还需要考虑肾上腺皮质功能不全。术后早期可能会发生低血糖，因此术后需要监测血糖，术后的静脉液体中应包含 5% 葡萄糖。

通常，患者的血压在出院时即恢复正常，还有一些患者的血压会在术后 4 ～ 8 周得到改善。但是也有长期持续的高血压患者，原因可能为肾动脉一端被意外结扎，压力感受器重置，血流动力学变化，血管结构改变，血管对升压物质的敏感性改变，肾功能或结构改变，或者合并原发性高血压。

4. **长期术后随访**　术后 1 ～ 2 周，患者应复查 24h 尿儿茶酚胺。如果结果正常，提示嗜铬细胞瘤已经完全切除。良性嗜铬细胞瘤切除后的生存率与对照组几乎相同。如果术后 24h 尿儿茶酚胺仍较高，提示体内存在残留病变，或者存在其他原发病灶或潜在的肿瘤转移。双侧肾上腺切除术后患者需要接受终生的糖皮质激素和盐皮质激素替代治疗，每年需要复查 24h 尿儿茶酚胺或血浆 MNs，每年进行生化检查评估有无转移性肿瘤、肾上腺有无肿瘤复发或迟发的多发性原发肿瘤。影像学检查并不是必须定期复查的，除非患者的儿茶酚胺和（或）MNs 水平升高。

二、恶性嗜铬细胞瘤

一般来说，恶性和转移性嗜铬细胞瘤患者需要进行手术切除。临床医师应首先评估恶性疾病的进展速度，并根据肿瘤的侵袭性制定治疗目标。恶性嗜铬细胞瘤的治疗手段非常有限，应尽可能切除转移病灶以减轻肿瘤负荷，可以采用外照射放疗方法治疗手术无法切除的病灶，还可以考虑联合化疗。尽管恶性嗜铬细胞瘤患者的 5 年生存率 ＜ 50%，但患者的预后是不同的：大约 50% 患者具有惰性疾病特点，其生存期往往超过 20 年，而另外 50% 患者疾病快速进展，往往在确诊后 1 ～ 3 年死亡。

参考文献

[1] Young WF Jr.Endocrine hypertension：then and now.Endocr Pract，2010，16（5）：888-902.

[2] 陈绍行，杜月凌，张瑾，等.在高血压患者中筛选原发性醛固酮增多症国人血浆醛固酮/肾素活性比值标准的探讨.中华心血管病杂志，2006，34（10）：868-872.

[3] 张惠兰，刘振江，邵娇梅，等.血浆醛固酮/肾素活性比值在诊断原发性醛固酮增多症患者的价值.中华心血管病杂志，2006，34（10）：873-876.

[4] Funder JW，Carey RM，Fardella C，et al.Case detection，diagnosis, and treatment of patients with primary aldosteronism: an endocrine society clinical practice guideline.J Clin Endocrinol Metab，2008，93（9）：3266-3281.

[5] 陈灏珠.实用内科学.12版.人民卫生出版社，2006：1196.

[6] Weinberger MH，Fineberg NS.The diagnosis of primary aldosteronism and separation of two major subtypes.Arch Intern Med，1993，153（18）：2125-2129.

[7] Ahmed AH，Gordon RD，Taylor P，et al.Effect of atenolol on aldosterone/renin ratio calculated by both plasma Renin activity and direct Renin concentration in healthy male volunteers.J Clin Endocrinol Metab，2010，95（7）：3201-3206.

[8] Mulatero P，Monticone S，Bertello C，et al.Confirmatory tests in the diagnosis of primary aldosteronism.Horm Metab Res，2010，42（6）：406-410.

[9] Young WF，Stanson AW，Thompson GB，et al.Role for adrenal venous sampling in primary aldosteronism.Surgery，2004，136（6）：1227-1235.

[10] Kempers MJ，Lenders JW，van Outheusden L，et al.Systematic review: diagnostic procedures to differentiate unilateral from bilateral adrenal abnormality in primary aldosteronism.Ann Intern Med，2009，151（5）：329-337.

[11] Sukor N，Gordon RD，Ku YK，et al.Role of unilateral adrenalectomy in bilateral primary aldosteronism：a 22-year single center experience.J Clin Endocrinol Metab，2009，94（7）：2437-2445.

[12] Liu SY，Ng EK，Lee PS，et al.Radiofrequency ablation for benign aldosterone-producing adenoma：a scarless technique to an old disease.Ann Surg，2010，252（6）：1058-1064.

[13] 童安莉，曾正陪．嗜铬细胞瘤发病机制的分子生物学进展．中华内分泌代谢杂志，2001，17（6）：390-392.

[14] Kudva YC，Sawka AM，Young WF Jr.Clinical review 164：The laboratory diagnosis of adrenal pheochromocytoma: the Mayo Clinic experience.J Clin Endocrinol Metab，2003，88（10）：4533-4539.

[15] Neumann HP，Bausch B，McWhinney SR，et al.Germ-line mutations in nonsyndromic pheochromocytoma.N Engl J Med，2002，346（19）：1459-1466.

[16] Pacak K，Linehan WM，Eisenhofer G，et al.Recent advances in genetics, diagnosis, localization, and treatment of pheochromocytoma.Ann Intern Med，2001，134（4）：315-329.

[17] Lenders JW，Pacak K，Walther MM，et al.Biochemical diagnosis of pheochromocytoma: which test is best?JAMA，2002，287（11）：1427-1434.

[18] Eisenhofer G，Goldstein DS，Walther MM，et al.Biochemical diagnosis of pheochromocytoma：how to distinguish true- from false-positive test results.J Clin Endocrinol Metab，2003，88（6）：2656-2666.

[19] Jalil ND，Pattou FN，Combemale F，et al.Effectiveness and limits of preoperative imaging studies for the localisation of pheochromocytomas and paragangliomas: a review of 282 cases. French Association of Surgery（AFC），and The French Association of Endocrine Surgeons（AFCE）.Eur J Surg，1998，164（1）：23-28.

[20] Baid SK，Lai EW，Wesley RA，et al.Brief communication：radiographic contrast infusion and catecholamine release in patients with pheochromocytoma.Ann Intern Med，2009，150（1）：27-32.

（周伟炜　刘梅林）